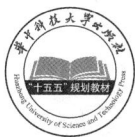

高等职业教育"十五五"规划护理专业"双元制"融媒体新形态教材

供护理、助产等专业使用

护理伦理与法律法规

HULI LUNLI YU FALV FAGUI

主 编 乔 瑜 何见平

副主编 王 云 谢桂英 付四伟

编 者 （以姓氏笔画为序）

王 云 邢台医学院

付四伟 广东茂名健康职业学院

乔 瑜 邢台医学院

李 月 邢台医学院

李 琴 湖北职业技术学院

李明姣 云南新兴职业学院

杨玉丹 咸宁市妇幼保健院

何见平 湖北职业技术学院

周小群 广东省湛江卫生学校

孟书静 邢台医学院

柳 猛 湖北科技学院附属第二医院

崔 艳 湖北职业技术学院

谢桂英 重庆三峡医药高等专科学校

裴本胜 咸宁职业技术学院

华中科技大学出版社

http://press.hust.edu.cn

中国·武汉

内 容 简 介

本书为高等职业教育"十五五"规划护理专业"双元制"融媒体新形态教材。

本书共十二章,包括绪论,护理伦理理论,护理伦理规范体系,护理人际关系伦理,基础护理、整体护理和心理护理伦理,临床特定部门和特殊患者护理伦理,公共卫生伦理与社区卫生护理伦理,医学科研与新技术应用伦理规范,执业护士管理法规制度,护士活动相关法律法规,医疗事故法律法规,护理伦理的评价与修养。

本书可供护理、助产等专业学生及医院护士等相关医护工作人员使用。

图书在版编目(CIP)数据

护理伦理与法律法规 / 乔瑜,何见平主编. -- 武汉 : 华中科技大学出版社,2025. 8. -- ISBN 978-7-5772
-2234-9

Ⅰ. R47-05;D922.16

中国国家版本馆 CIP 数据核字第 2025PL4702 号

护理伦理与法律法规   乔 瑜 何见平 主编
Huli Lunli yu Falü Fagui

策划编辑:居 颖
责任编辑:居 颖 袁梦丽
封面设计:原色设计
责任校对:李 琴
责任监印:曾 婷
出版发行:华中科技大学出版社(中国·武汉)   电话:(027)81321913
           武汉市东湖新技术开发区华工科技园   邮编:430223
录   排:华中科技大学惠友文印中心
印   刷:武汉市籍缘印刷厂
开   本:889mm×1194mm 1/16
印   张:11.5
字   数:332 千字
版   次:2025 年 8 月第 1 版第 1 次印刷
定   价:48.00 元

高等职业教育"十五五"规划护理专业
"双元制"融媒体新形态教材

编写委员会

主任委员　　胡　野

委　　员　（以姓氏笔画为序）

万齐元	湖北健康职业学院	李海艳	白城医学高等专科学校
马瑜红	南阳医学高等专科学校	杨桂荣	湖北职业技术学院
王　冰	天门职业学院	杨晓波	广西卫生职业技术学院
王　芳	咸宁职业技术学院	吴俊端	广西卫生职业技术学院
王　瑜	陕西能源职业技术学院	张俊玲	广州卫生职业技术学院
王苹芳	张家界学院	张艳秋	云南新兴职业学院
申社林	邢台医学院	张健泓	广州华商职业学院
兰小群	广东创新科技职业学院	胡英君	博尔塔拉职业技术学院
刘朋勃	云南工商学院	钟　飞	张家界学院
刘端海	枣庄科技职业学院	黄贺梅	郑州铁路职业技术学院
李小山	重庆三峡医药高等专科学校	路风贤	石家庄人民医学高等专科学校
李玉荣	湖北职业技术学院	谭　工	重庆健康职业学院

编写秘书　　居颖

网络增值服务

使用说明

欢迎使用华中科技大学出版社教学资源服务网 bookcenter.hustp.com/index.html

1 教师使用流程

（1）登录网址：**https://bookcenter.hustp.com/index.html**（注册时请选择教师用户）

注册 > 登录 > 完善个人信息 > 等待审核

（2）审核通过后，您可以在网站使用以下功能：

浏览教学资源　　建立课程　　　管理学生　　　布置作业　查询学生学习记录等

教师

2 学生使用流程

（建议学生在PC端完成注册、登录、完善个人信息的操作）

（1）PC 端操作步骤

① 登录网址：https://bookcenter.hustp.com/index.html（注册时请选择普通用户）

注册 > 完善个人信息 > 登录

② 查看课程资源：（如有学习码，请在个人中心 - 学习码验证中先验证，再进行操作）

选择课程

首页课程 > 课程详情页 > 查看课程资源

（2）手机端扫码操作步骤

手机扫码 → 登录 → 查看数字资源

注册

总 序

近年来,以习近平同志为核心的党中央高度重视教材建设,加强了党对教材工作的全面领导,明确教材是国家事权,专门成立了国家教材委员会,充分体现出教材建设的重要性和紧迫性。《国家职业教育改革实施方案》《国务院办公厅关于加快医学教育创新发展的指导意见》《"健康中国2030"规划纲要》《全国护理事业发展规划(2021—2025年)》等文件明确要求,要以人民为中心,为人民提供全方位全周期健康服务,加快补齐护理领域短板弱项,增加妇儿、老年、康复、中医等领域护理服务供给,发展社区和居家护理、安宁疗护等服务,护士队伍结构要进一步优化,护理服务要更加贴近群众和社会需求。

面对新时代的要求,高等卫生职业教育顺应形势调整目标。根据医学发展整体化的趋势,医疗卫生服务体系需要全方位、多层次、各种专业的专门人才。护理专业与临床医学专业互为羽翼,在维护人民群众身体健康、提高生存质量等方面发挥了不可替代的作用。为了进一步贯彻落实文件精神,适应护理专业职业教育改革发展的需要,服务于"健康中国"对高素质技能人才的需求,充分发挥教材建设在人才培养中的基础性作用,华中科技大学出版社经过调研,在全国卫生健康职业教育教学指导委员会专家和国家"双高"院校建设核心团队的指导下,组织全国30余所高职高专医药院校的近300位老师共同编写了本套高等职业教育"十五五"规划护理专业"双元制"融媒体新形态教材。

本套教材体现教材的信息化建设水平,打造具有时代特色的"融合教材",服务并推动教育信息化。本套教材充分反映了各院校的教学改革成果和研究成果,教材编写体系和内容均有所创新,在编写过程中重点突出以下特点。

1.专家指导,铸造精品 在全国卫生健康职业教育教学指导委员会专家的指导下,紧跟医学教育改革的发展趋势和精品教材建设工作,具有鲜明的高等卫生职业教育特色,旨在打造一批精品教材。

2.岗课赛证,融通协同 对接健康中国战略,面向基层医疗确定教学内容,聚焦"岗课赛证"融通,以校企双元为依托,以案例为载体,以项目为导向,突出实用性,根据最新颁发的国家标准、规范、政策、准则要求,基于岗位胜任力进行编写,重点强调培养学生用理论去解决实际问题的能力,打造"书-岗-课-网"新形态一体化教材。

3.课程思政,德育并举　落实立德树人的根本任务,注重医德医风教育,着力培养学生"敬佑生命、救死扶伤、甘于奉献、大爱无疆"的精神,以"融盐于水"的理念体现课程思政。教学中的思政元素注重体现职业素养、创新素养、科学精神、人文伦理、安全意识、规范意识、工匠精神、团队精神等。

4.创新形态,理念先进　采用"互联网＋"思维编写教材,配套类型多样的数字资源,构建信息量丰富、学习手段灵活、学习方式多元的新形态一体化教材体系,推进教材的数字化建设。

本套教材得到了许多专家和领导的大力支持与高度关注,我们衷心希望本套教材能在相关课程的教学中发挥积极作用,并得到读者的青睐。我们也希望本套教材在使用过程中,通过教学实践的检验和实际问题的解决,能不断得到完善和提高。

高等职业教育"十五五"规划护理专业"双元制"融媒体新形态教材
编写委员会

随着医疗卫生体制改革的深化和医学模式的转变,护理工作已从单纯的疾病护理拓展到全生命周期的健康照护,这要求护理人员不仅要具备精湛的专业技能,更要具备良好的伦理判断能力和法律风险防范意识。特别是近年来医疗纠纷与伦理争议事件频发,进一步凸显了护理人员掌握伦理准则和法律法规的紧迫性。在此背景下,护理专业人才培养面临新的机遇与挑战。

护理伦理与法律法规作为护理专业教育的核心课程,其教材建设亟须适应新时代护理行业发展需求,为培养具有高尚伦理素养和扎实法律意识的复合型护理专业人才提供有力支撑。本教材旨在为护理专业学生构建系统、全面的伦理与法律知识体系,介绍护理伦理与法律法规的核心内容,帮助学生在学习阶段就树立正确的伦理观念和法律意识,为其未来的职业发展奠定坚实基础。

本教材编写过程中,始终坚持以"立德树人"为根本导向。将社会主义核心价值观融入护理伦理教育全过程,培养学生的职业道德和社会责任感;以"双元制"人才培养模式为指引,注重理论与实践的有机结合,既传授系统伦理理论和法律知识,又借助实际案例分析提升学生实践应用能力;以融媒体技术为支撑,打造新形态教材,实现纸质教材与数字化资源的有机融合。

本教材的编写遵循理论联系实际、科学性、实用性并重的原则。坚持以护理伦理与法律法规的基础理论为支撑,紧密结合临床护理实践场景。在内容编排上,既系统阐释护理伦理的原则规范、法律条文的法理逻辑,又通过护理工作中的伦理困境、案例等分析,将理论知识与护理岗位的真实情境深度融合。严格遵循护理伦理学与卫生法学的学科体系,确保概念界定准确、理论架构严谨、法律条文援引规范。以护理岗位人才培养目标为导向,紧密结合护理岗位需求,将伦理规范和法律法规要求融入护理实践各个环节,突出教材的实践性和实用价值。

教材内容主要包括以下几个部分:护理伦理理论与规范体系,帮助学生掌握护理伦理的基本概念、原则和规范;护理人际关系伦理,探讨护理人员与患者、家属、医护团队等主体之间的伦理关系;基础护理、整体护理和心理护理伦理,临床特定部门和特殊患者护理伦理,公共卫生伦理与社区卫生护理伦理,结合不同护理场景的特点,阐述相应的伦理要求;医学科研与新技术应用伦理规范,关注护理领域科研活动和新技术应用中的伦理问题;执业护士管理法规制度、护士活动相关法律法规、医疗事故法律法规,系统介绍与护理工作相关的法律规定和法律责任;护理伦理的评价与修养,引导学生掌握伦理评价方法,提升自身伦理修养。

在教材编写设计上,注重教学逻辑与学习规律的结合。每章开篇设置"学习目标""案例导入",明确学习方向,激发学习兴趣;正文主要采用理论阐述,并根据章节主题,设置"知行领航站"等内容,启发学生思考,激发学习兴趣,引导学生向榜样学习。章末设置"本章小结"和"能力检测",帮助学生梳理知识要点、巩固所学。教材的数字化资源与纸质内容相互补充、有机衔接,形成立体化的学习体系。

本教材中有关内容、表格等参考了国内相关教材,在此深表谢意!同时,感谢参与教材出版的所有人员付出的辛勤劳动!感谢相关医院和法律机构给予的支持与帮助!感谢教材出版单位团队的指导和细致工作,让教材得以高质量呈现。

教材编写过程中,编者对文稿反复校对与修改,但编写时间和水平有限,教材中难免存在不足之处,恳请广大师生和同行在使用过程中提出宝贵意见和建议,以便不断完善本教材,更好地服务于护理专业教育事业。

编　者

目 录

MULU

第一章 绪 论

扫码看课件

学习目标

1.知识目标:理解道德与伦理的含义,识记伦理学与护理伦理学的概念,掌握基本的卫生健康法律与法规。

2.能力目标:能够从不同的护理伦理角度分析实际临床案例,能用护理伦理与法律法规的要求规范自己的护理行为。

3.素质目标:培养学生树立正确的伦理和法律意识,帮助学生在学业生涯中树立正确的价值观。

引 言

护理伦理与法律法规是护理学与伦理学、卫生法学的交叉学科,以护理职业道德规范和护理法律法规为研究对象,旨在培养护理专业学生的伦理、人文、法律素养,增强护理专业学生与患者、医生等的交流沟通能力。护理伦理与法律法规对医疗卫生服务社会关系具有双重调节作用,可保障现代社会个人生命健康利益实现最佳满意状态,进而构建和谐的护患、护医关系。学习这门课程,可提高学生解决伦理法律问题的能力,使其能够更好地为患者服务。

案例导入

患者李某,男,40岁,因肝癌转移在家接受一般性治疗。由于患者疼痛难忍,多次恳求妻子王某帮他结束生命。夫妇俩平日感情深厚,王某不忍丈夫在生命的晚期经受这些痛苦,于是王某含泪给丈夫服了农药,丈夫不久死亡。事后李某的弟弟向法院起诉王某,结果王某被判处有期徒刑3年。

试对王某的行为从伦理和法律两个角度进行分析。

第一节 护理伦理概述

一、道德、职业道德与伦理学

(一)道德

1.道德的含义 "道德"在古代汉语中为复合词,由"道"和"德"两个不同的词组成。"道德"一词可追溯到先秦时期的《道德经》一书。老子提出:"道生之,德畜之,物形之,势成之,是以万物

Note

莫不尊道而贵德。道之尊,德之贵,夫莫之命而常自然。"老子所说的"道"与"德"是两个概念。其中,"道"原本的含义是"道路",后来引申为反映客观规律性的道理、规范、规则、法制等含义。"德",古人常解释为"德者,得也","德"与"得"的含义均为获得。"道""德"二字同时使用,见于《荀子·劝学》:"故学至乎礼而止矣,夫是之谓道德之极。"意思是人们只要按照礼去做,就可以达到道德的最高境界。如东汉许慎在《说文解字》中所说:"德,外得于人,内得于己也",德与善并行不悖,既能使他人有所得,又能使自己有所获,以善德施于他人,使众人各得其利益,以善念存诸内心,使己亦受用其益处。因此,古人所使用的"德"字,更倾向于现代汉语中道德的概念。

在西方古代文化中,"道德"(morality)一词,起源于拉丁语的"mores",原意为风俗、习俗、性格,后引申为道德品质、行为规范、价值评价等含义。柏拉图认为,道德是神的意志的体现,是对人们思想行为的规范,人们按照神所规定的道德行事,就是可取的、正确的、可以被接受的,否则就是错误的,是被抵制的。

恩格斯指出:"一切以往的道德归根到底都是当时的社会经济状况的产物。"一定社会的道德,是在一定的社会经济条件下产生的,任何道德都是以社会经济为基础,并由其决定道德的性质。也就是说,有什么样的经济基础,就会有什么样的道德标准和道德体系。

因此,道德是在一定社会经济基础背景下,在人们的社会实践活动中形成的,它用善恶作为评价标准,是用以调节人与人、人与社会、人与自然之间关系的心理意识、行为规范的总和,且依靠传统习俗、内心信念和社会舆论来维持。也就是说,道德是指社会环境中的个体,在与他人、集体、社会、自然界相互交往、协作实践的过程中,承担着各种社会角色,形成各种社会关系,其中必然存在矛盾和冲突。个人在面对和处理各种关系或者矛盾时,都会遵循一定的行为规范或原则,这种规范和原则就是道德。道德既是人们行为遵循的原则,又是评价人们思想和行为的标准。

要准确地理解和把握道德的含义还要注意以下几点。

(1)道德的本质:道德属于上层建筑,经济基础决定上层建筑。在各种关系中,各方面利益的取舍问题是道德的基本问题。人们的行为只有影响到他人、集体、社会和自然界时,才具有道德意义,与道德无关的行为称为非道德行为。

(2)道德的评价标准:道德以行为的善、恶为评价标准。按照善恶标准进行划分时,道德行为一般分为善的行为和恶的行为。所谓善的行为,就是有利于他人、集体、社会和自然界的行为,又称为道德行为;一切有害于他人、集体、社会和自然界的行为都是恶的行为,又称为不道德行为。

(3)道德的评价方式:道德依靠传统习俗、内心信念和社会舆论等非强制性的力量来调节人们的行为。在人们的生产、生活等各个领域,都存在道德的调节现象,范围非常广泛。

2.道德的本质

(1)阶级性:道德属于上层建筑,在存在阶级的社会中,道德始终具有阶级性,是阶级的道德。在阶级社会里,道德反映和维护不同阶级的经济地位和利益关系。不同阶级社会的道德有着不同的善恶标准和行为规范,往往由统治阶级的道德引领社会道德的方向,以此调节人们参与社会活动的行为规范。

(2)发展性:随着社会经济的发展、科技的进步,社会道德随之发生变化,道德标准和内容也随之改变。这是由于不同社会发展阶段,生产力水平、文化背景以及当时社会具体的情况存在差异,社会个人在与他人、集体、社会进行社会活动和建立社会关系的过程中,会形成不同的评价标准和行为规范,但是旧的道德观念往往会长期影响人们的思想、行为和信念。

(3)自律性:道德作为上层建筑,不具有强制性。也就是说,道德是人们在社会实践活动中,内心逐步形成的自我道德标准,并以此来约束和调节自己的行为,使自己的行为符合社会道德标准,进而建立良好社会关系。通过道德教育和自我调节,人们不断提高自我道德素养,逐渐形成带有个人倾向的自我道德信念和道德评价体系。

(4)实践性：道德用来调节人与人、人与社会、人与自然的关系，所以道德的价值体现在人与人、人与社会、人与自然之间发生实践活动的过程中。因为道德产生于社会生活实践，受现实社会经济关系的制约，所以道德是否能够满足社会大多数人的现实需要，必须通过社会实践活动才能体现出来。

3. 道德的功能

(1)认识功能：道德的认识功能是指通过道德标准、道德判断和道德理想等特有方式，能够让人们正确认识自己与他人、社会的关系，以及对家庭、社会、民族和环境应有的责任和义务，正确认识到社会生活中道德规范存在的意义和价值，从而提高辨别善与恶、应当与不应当、正当与不正当的能力，提升个人综合素养，指导个人选择更具人生价值的发展方向。

(2)教育功能：道德的教育功能是指通过营造社会舆论、形成社会风尚，向人们传播道德评价标准，以此激励人们向道德楷模学习，有助于培养人们形成道德自觉意识和行为习惯，使其逐步内化为道德品质，有利于促进人们塑造理想人格，提升内心道德境界。

(3)调节功能：道德的调节功能是指通过评价、示范、劝导等方式，指导人们规范或纠正自己的行为，从而调节人与人、人与社会和人与自然的关系。也就是说，在面临个人与集体、社会，局部与整体，近期与长远等利益权衡选择时，道德可以确保各种关系保持协调平衡，保障整个社会的稳定健康发展。

知识链接

道德的起源

关于道德的起源问题，在历史上不同的学派有不同的观点，主要概括为以下几种。

(1)神启论：神启论认为，道德是上帝意志创造的，是神对人类启示的结果。神启论把道德的起源归结为"神""上帝"的启示，属于一种客观唯心主义的道德起源学说。

(2)天赋道德论：天赋道德论认为，道德是人们与生俱来的特质，其起源于人的天性。如孟子说："仁义礼智，非由外铄我也，我固有之也。"这属于一种主观唯心主义的道德起源学说。

(3)自然起源论：自然起源论认为，道德起源于人的自然本性，认为人和动物都有道德，只不过人的道德是动物本能的反应和延续，如"生存竞争""母爱"等现象。这属于旧唯物主义观点。

(4)马克思主义道德起源说：马克思主义的唯物史观第一次科学地解释了道德的起源。它揭示出道德是人类社会实践的产物，人类的各种行为规范，如风俗习惯、道德规范、规则、法律等都是为了适应人类的生产、生活及秩序的需要而产生的。道德是人类社会所特有的行为。马克思主义道德起源说弥补了之前各种观点未能科学说明道德起源的弊端。

尽管以上4种理论在当时的社会发展中发挥了一定的作用，但脱离了当时的社会实践。

（二）职业道德

1. 职业道德的含义 所谓职业，是社会分工和劳动分工的产物，是人们在社会生活中所从事的作为主要谋生手段的工作。在社会实践过程中，人们为了确保各类职业活动能够正常进行，逐步建立起来的用于调整职业活动中各种利益关系、解决各种矛盾冲突的道德原则、道德规范、道德标准,就是职业道德。也就是说,职业道德是指从事一定职业的人们必须遵循的与特定职业工作和职业活动相适应的道德原则、道德规范和道德标准的总和。职业道德一方面涉及每位从业者如何对待自己的工作,如何在工作中履行责任、承担义务、行使权利、享受利益;另一方面,职业道德也是全体从业者的集体行为表现。每个职业的职业道德水平,会对整个社会道德水平产生影响。

职业道德的基本内容包括职业态度、职业理想、职业责任、职业纪律、职业良心、职业情感、职业作风等。

职业态度是职业道德的本质内容,是从业者对待职业和职业相关的人、事、物的内在感受、情感和意向,它体现了从业者在职业活动过程中的客观状态和行为方式。

职业理想是从业者在依据个人条件和社会要求,为自己设立的职业奋斗目标,即个人渴求达到的职业境界,是人们对职业活动和职业成就的前瞻性反映。

职业责任是指从业者在一定职业活动中所承担的特定职责,它包括从业者应该做的工作和应该承担的义务。

职业纪律是一种特殊的行为规范,是指从业者在职业活动过程中必须遵守的从业准则和程序,是从业者执行职务、履行职责、完成自己承担的工作任务的行为保障。

职业良心是指从业者对于职业责任的自觉认知。由于职业良心是一种源自内心的对于职业的认识和看法,因而往往成为从业者职业道德的重要支撑,并潜在影响着职业道德的各个方面。

职业情感是指从业者对所从事职业的主观体验,是人们将职业内化后的心情意境和外显化的情绪表现。

职业作风是指从业者在职业活动过程中的惯性行为表现。

2. 职业道德的三要素 职业道德包括职业道德活动、职业道德关系和职业道德意识三个要素。职业道德活动是指在职业道德意识支配下,体现利益追求并可以用善恶加以评价的群体活动或个人行为的客观表现。职业道德关系是指在职业道德活动中形成的、可以进行善恶评价的利益关系。职业道德意识是指人们在道德活动中,为调节各种利益关系而形成的思想、观点、理论、规范等主观意识。

3. 护理职业道德 护理职业道德简称护理道德,是指护理人员在执业过程中应当遵循的,用以调节护理人员与护理人员之间、护理人员与其他医务人员以及与社会之间关系的行为准则和道德规范的总和。护理工作的着眼点不仅仅是人所患的疾病,更强调的是患病的人。护理的对象不仅局限于患者,也包括亚健康人群及健康人群。护理的目标是在尊重人的需要和权利的基础上,提高人的生命质量,促进健康,预防疾病,减轻痛苦。护理人员的共同愿景不仅是要维护和促进个体健康水平,更重要的是面向家庭、社区,为提高整个人类的健康水平发挥应有的作用。因此,护理道德的突出特点在于护理是充满着关爱和照顾的"善举"。而"善"是道德的重要范畴,是伦理的客观要求和重要准则,更是护理道德首要的、应有的内涵,不力求"善"的人不可能做好护理职业。

护理道德作为一种特殊的职业道德,强调的是护理人员在执业过程中应具备的职业态度、职业理想、职业良心、职业情感、职业责任,以及应当遵守的职业纪律、职业作风,这些是对从事护理工作的全体成员的要求。当然,护理人员除在执业过程中扮演护理人员角色之外,在生活中还可能扮演着女儿、母亲、教师等角色,在扮演其他角色时则应当遵循相应的其他角色规范和道德要求。护理道德经过长期的发展,已经形成了包括救死扶伤、忠于职守、尊重人权、敬畏生命,公平公正等为主要内容的规范体系和具体内容。

(三)伦理学

1. 伦理的含义 伦理在我国古代文化中最早是作为两个词使用的。"伦"是指人与人之间的关系,"理"就是道理、规则。"伦理"作为一个词始见于我国春秋战国时期的著作《礼记·乐记》："凡音者,生于人心者也;乐者,通伦理者也。"许慎在《说文解字》中解释说,"伦,辈也,从人,仑声,一曰道也""理,治玉也,从玉"。此处的解释告诉我们,"伦",即人伦,"理"即事物的条理和道理。伦理即人伦之理,即调整人伦关系的条理、道理、原则。人们说"玉不琢,不成器",指的就是人伦关系只有加以条理、规范才成为伦理。伦理概念的出现及伦理思想的积淀,是人类社会对道德生活理性思考的结果。

2. 伦理学 伦理学是以道德为研究对象的理论体系。它研究道德的起源、作用、本质及发展规律,研究人类社会发展过程中道德问题的理论和实践。伦理学主要关注人们的行为、品质、修养以及相互关系的道理与规则,从一定意义上说,伦理学是对道德生活的哲学概括。因此,伦理学也称为道德哲学。

伦理学是一门古老的学科,古希腊哲学家苏格拉底就曾阐述当时的社会道德规范,并提出"美德即知识"的著名论断。亚里士多德也曾在雅典学院系统传授道德研究的学科。亚里士多德的弟子尼各马可对其学说进行整理,写成《尼各马可伦理学》,并成为西方最早的伦理学著作。在中国,尧舜时期即有了伦理思想的萌芽。春秋末年,儒家学派创始人孔子开始讲授伦理学,其弟子依据其语录编写而成的《论语》,成为我国第一部伦理学著作。"伦理学"作为学科名称最早出现于我国清代末年。

伦理学的主要分支包括以下几个方面。

(1)元伦理学:元伦理学主要研究伦理学的基本概念和道德判断的性质。它不关注具体的道德行为应该怎么做,而是深入探讨道德语言的意义、道德判断的真假等问题。例如,"善"这个概念到底是什么意思?道德判断是基于客观事实还是主观情感?元伦理学试图通过逻辑分析和语义分析的方法来回答这些问题。

(2)规范伦理学:规范伦理学是伦理学的核心组成部分,它致力于构建和论证道德原则和规范,为人们的行为提供具体的道德指导。规范伦理学还包括美德伦理学,它着重强调个人的品德修养,认为一个有道德的人应该具备善良、勇敢、智慧等诸多美德。

(3)应用伦理学:应用伦理学将伦理学的理论和原则应用于具体的领域和实际问题。例如,生物伦理学研究生命科学和医学领域中的道德问题,对基因编辑、器官移植、安乐死等问题的伦理层面进行考量。环境伦理学关注人类与自然环境的道德关系,探讨如何在保护环境和推动经济发展之间实现平衡。企业伦理学则研究企业经营活动中的道德问题,如企业应承担的社会责任、商业贿赂等不良现象。

3. 道德与伦理的关系 道德与伦理既相互联系,又有所区别。伦理是道德现象的概括,是道德的理论化和系统化呈现,道德是伦理的根基和内在体现。伦理侧重于反映人们求善的理论,反映人伦关系和维护人伦关系应遵循的规则,常用以表述道德思想、理论和原则等,更多地用于理论研究、学术探讨等场景,具有客观性和社会性。道德侧重于反映人们求善的实践,常用以表述具体道德行为、道德规范和道德表现,反映道德活动及道德活动主体行为是否合适,更强调主体的内在操守与实践行动,同时涉及个体的修养及行为表现,既具有主观性,也具有社会性。例如,一个人在公共场合乱扔垃圾,我们可以说这种现象"不道德",但一般不说它"不伦理",但是道德与伦理本质上是相通的。

二、护理伦理与护理伦理学

(一)护理伦理

护理伦理是指在护理工作情境中,护理人员所遵循的,调整与其他护理人员、与患者、与其他医务人员(如医生、医疗技术人员、后勤人员、管理人员等)以及与社会之间关系的行为准则、道德规范的总和。护理伦理是在长期护理实践中逐渐形成的,是护理人员在专业工作中应当遵循的行为规则、规范。护理伦理告诉护理人员在护理工作中应该做什么、必须做什么、怎么做,以及什么不可以做、不应该做或不能做。护理伦理对护理实践有着重要的指导意义,学习和研究护理伦理可以从整体上提高护理人员的职业素养,充分体现以患者为中心的整体护理服务理念,有利于建立和谐的护患关系。

(二)护理伦理学

护理伦理学是运用一般伦理学原理,针对护理工作情境中各种人际关系进行调节,研究护理道德关系、护理道德现象及其发展规律的科学。它是护理学和伦理学相融合的一门交叉学科,护理伦理的本质是医学人文精神和医学伦理道德在护理领域的具体运用和体现,也是生命伦理在护理领域的具体体现。

护理伦理学最初是医学伦理学的组成部分,在早期出版的医学伦理学著作中几乎都包含护理伦理学的内容。但是,随着护理学作为一门单独学科的形成和发展,护理伦理学也开始从医学伦理学中分化出来,成为一门新的独立学科。护理伦理学作为一门新兴的学科,已经受到社会的普遍关注。从事护理实践工作的护理人员在临床护理服务实践过程中,不断融合其他学科的知识和新成果,积极地探索和研究适合我国国情的护理伦理规则和规范,使得护理伦理学的发展充满生机和活力,护理伦理内容和研究方法得到了丰富和创新。

三、护理伦理学的研究对象和研究内容

(一)护理伦理学的研究对象

任何一个学科都有其特定且属于自己的研究领域和研究对象。护理伦理学是在护理实践情境中,以护理道德作为研究对象,具体包括护理道德现象和护理道德关系。

1. 护理道德现象 所谓道德现象,是指人们用善恶标准进行评价,依靠传统习惯、内心信念、社会舆论来维持的一类社会现象,它包括道德活动现象、道德规范现象和道德意识现象。护理道德现象,则是在护理实践中具体呈现出的护理道德活动现象、护理道德意识现象和护理道德规范现象三部分的总和。

护理道德活动现象,是指在护理实践活动中,人们按照一定的善恶标准进行的护理道德评价、护理道德教育、护理道德修养等活动,也称为护理道德实践;护理道德意识现象,是指在护理实践活动中形成的、影响护理道德活动的、具有善恶评价价值的观点、观念、理念、信念、理想和理论体系;护理道德规范现象,是指在一定社会背景下,于护理实践中形成的具有指导、评价和调节作用的行为标准。即在护理职业工作中,形成的什么"应该做"和"不应该做"的行为客观要求,同时也包括在一定社会、国家、区域或团体里以格言、誓言、戒律等形式自觉表达的、传递善恶的标准,进而概括形成的行为规则规范。

2. 护理道德关系 护理道德现象通过一定的护理道德关系得以体现,或者说护理道德现象是护理人员在护理实践情境中各种道德关系的具体展现。所以,护理道德关系主要包括在以下几个方面。

(1)护理人员与患者的关系:此关系简称护患关系,其中不仅仅包括护理人员与患者之间的关系,还包括护理人员与患者家属、护理人员与患者所在工作单位之间的关系。这种关系是护理实践中首要的、根本的人际关系。护患关系是否协调融洽,直接关乎患者的安危、护理工作的服务质量、医院的声誉与发展,直接影响社会主义精神文明建设与和谐社会关系的构建。因此,护患关系是护理伦理研究的最主要对象,是护理伦理研究的核心问题。

(2)护理人员与其他医务工作者的关系:主要包括护理人员之间的关系、护理人员与医生之间的关系、护理人员与医疗技术人员的关系以及护理人员与医院后勤人员、管理人员的关系。

在医疗实践中,护理人员与其他医务工作者能否共同协调完成医疗服务,能否共同妥善应对医疗突发事件,取决于他们之间是否相互尊重、支持、理解、信任、协调和配合。建立良好的护医关系,有利于充分发挥医疗团队的集体力量,提高为患者服务的质量,提高医院的社会声誉,整体上有助于推动医院的良性发展。护医关系是护理伦理研究的重要内容。

（3）护理人员与社会之间的关系:人具有社会属性,而护理实践活动是在一定的社会关系中开展的。因此,护理人员在护理工作中,既要考虑到患者本人的利益,还要兼顾患者家属、后代及社会责任等。如计划生育、有缺陷新生儿的处理、卫生资源的分配、人体实验、器官移植、人工辅助生殖等问题的处理,不仅关乎个人利益,还涉及社会利益。护理伦理是护理实践的产物,因此随着护理实践的发展,护理伦理也处于动态发展之中。近年来,随着医学科学的发展,特别是生物医学的迅速发展和临床应用,每当某项新技术问世并投入使用,都会涉及护理伦理问题。护理人员在处理这些问题时,不能单从个人利益出发,一定要充分考虑国家、社会的利益。

（二）护理伦理学的研究内容

护理伦理学的研究内容非常丰富,涉及范围广泛,概括起来主要包括以下几个方面。

1. 护理伦理理论 护理伦理理论是护理伦理学的构建基础。研究各个历史阶段护理道德现象及其具体内容,阐明护理道德的起源、研究对象、研究任务、内涵本质、发展规律及其与哲学、伦理学、心理学、法学等学科的关系;论述护理伦理的产生、发展历程及展望,护理伦理的特点及社会作用,护理伦理与护理学、护理模式转变、医学科学发展的关系。护理伦理理论主要内容包括生命神圣论、生命质量论、生命价值论、人道主义论、道义论、功利论等。

2. 护理伦理规范 护理伦理规范包括护理伦理的基本原则、具体行为规范,是护理伦理学的核心内容,是指导护理实践、进行价值判断的基本依据。在护理实践中,不同专业的护理工作需要有相应的护理操作要求。所以,护理伦理规范也会存在一定的差异性。

3. 护理伦理实践 护理伦理实践包括护理伦理的评价、教育及修养。主要阐明在护理实践中,依据护理道德理论,对护理活动进行道德评价,研究如何将护理道德理论有效运用于护理实践,探索开展护理道德教育、提升护理人员道德修养的途径和方法。

第二节 卫生法律法规概述

一、卫生法律法规

（一）卫生法律法规基本概念

卫生法律法规简称卫生法,是指根据《中华人民共和国宪法》的规定,为保障公民健康权,发展卫生事业而由国家制定或认可的、并以国家强制力保障实施的、旨在调整和保护人体生命健康活动中形成的法律规范体系。也就是说,卫生法是国家意志和利益在卫生领域的具体体现,旨在调整医疗卫生服务活动中所形成的各种社会关系的法律、法令、条例、规程等一系列具有强制性效力的规范性文件的总称。

卫生法以权利和义务的形式来调整卫生法律关系,由国家强制力保障其实施,其根本目的是维护和促进人类的健康。

医学是卫生立法的基础,卫生法是保障和促进医学科学发展的法律手段。医学的进步促使医学技术不断更新和发展,人工辅助生殖、器官移植、基因技术在临床上的运用给卫生立法提出了新的要求,从而丰富了卫生法的内容,而卫生法的完善又进一步推动了医学的持续发展。

(二)卫生法律法规的作用

1. 引导作用 卫生法对医疗卫生从业人员的行为具有引导作用。卫生法律所包含的规范内容,可以引导人们在法律范围从事专业实践活动,同时对违反法律规范的人将承担后果进行规定,来指引人们权衡得失,自觉守法。《中华人民共和国医师法》通过"违反本法规定,非医师行医的,由县级以上人民政府卫生健康主管部门责令停止非法执业活动,没收违法所得和药品、医疗器械,并处违法所得二倍以上十倍以下的罚款,违法所得不足一万元的,按一万元计算""违反本法规定,医师未按照注册的执业地点、执业类别、执业范围执业的,由县级以上人民政府卫生健康主管部门或者中医药主管部门责令改正,给予警告,没收违法所得,并处一万元以上三万元以下的罚款;情节严重的,责令暂停六个月以上一年以下执业活动直至吊销医师执业证书""违反本法规定,构成犯罪的,依法追究刑事责任;造成人身、财产损害的,依法承担民事责任"等规定引导人们必须合法行医。

2. 评价作用 卫生法具有对医疗卫生从业人员行为进行评价的作用。例如,有关部门对相关人的违法行为进行处理。通过这种评价,可以促使医疗卫生从业人员调节个人行为标准,树立正确的价值观,从而引导医疗卫生从业人员采取合法行为。

3. 教育作用 卫生法通过评价医疗卫生从业人员行为,教育医疗卫生从业人员采取正当合法作用。

4. 强制作用 卫生法具有以强制手段来制止医疗卫生从业人员的不当行为,并强制不法行为的实施者做出赔偿、补偿或予以惩罚,以维护患者的基本利益,平衡医疗领域的各种关系。

二、护理法规的含义及分类

护理法规是卫生法的一部分。护理法规是指根据《中华人民共和国宪法》的规定,为保障人们生命健康,调节护理实践情境中各种社会关系而制定的一系列法律、法令、条例、规章等具有强制性的规范性文件的总称。

目前护理法规基本上可以分为以下几大类。

第一类是国家主管部门通过立法机构制定的法律法令,主要包括法律和法规两部分。

(1)由全国人民代表大会及其常务委员会制定,具有最高法律效力的属卫生法律。例如《中华人民共和国基本医疗卫生与健康促进法》,它是我国卫生健康领域的基础性、综合性法律。该法律规定了医疗卫生机构的职责、公民的基本健康权益、医疗卫生服务的提供方式等内容,为护理工作提供了宏观的法律指导。护理人员在工作中必须遵守这些法律规定,保障公民的健康权益。

(2)由国务院颁布和制定的属卫生行政法规。例如《护士条例》,它对护士的执业资格、执业规则、法律责任等方面做出了明确规定。护士在执业过程中,其注册、执业范围、权利义务等都受到《护士条例》的严格规范。

第二类是根据国家法律法规,由政府或地方主管部门制定的法规。例如《湖南省护士执业注册管理实施办法》是为了规范湖南省护士执业注册管理,根据《护士条例》《护士执业注册管理办法》等文件精神制定的实施办法。

第三类是政府授权各专业团体制定的有关会员资格的认定标准和护理实践的规定、章程、条例等。例如《中华护理学会章程》。

除上述三类以外,如《中华人民共和国劳动法》《中华人民共和国教育法》,乃至各类医疗卫生机构自身所制定的规章制度,对护理实践也具有重要影响。

三、护理法规立法原则及其意义

(一)护理法规立法的基本原则

1. 遵循合宪性和法制统一性原则 合宪性是指护理法规立法必须以宪法为根本依据的原则;法制统一性是指护理法规立法要从国家整体利益出发,维护社会主义法制的统一和尊严。同时,护理法与其他法律一样,具备权威性、强制性的特征。

2. 遵循护理法规立法体现现代护理观的原则 随着护理学科的逐步发展,护理管理已经形成较完整的理论体系。护理立法应能体现护理专业的专业性、技术性和义务性特点,以增强护理人员的责任感,提高护理服务质量。例如,只有经过正规培训且检验合格的护理人员才有资格从事实际护理服务工作。

3. 遵循护理法规立法符合我国护理专业实际的原则 护理法规的制定,要在借鉴发达国家护理立法经验的基础上,从我国的经济发展水平、政治制度和文化背景等实际情况出发,考虑全国不同地区医疗发展水平,以及护理教育和护理服务的实际状况,制定切实可行的护理法规条款。

4. 遵循护理法规立法要关注国际化趋势的原则 随着世界社会经济和科学文化的飞速发展,各个国家地区,在护理法规立法方面必然会显现共性。因此,我国在制定护理法规时,一定要从促进世界法治文明发展的角度,关注国际上的变化趋势,使得制定的护理法规条款尽量与国际基本要求相适应。

(二)护理法规立法的意义

1. 促进护理管理水平提升 护理法规的制定与实施,能够推动护理管理逐步实现制度化,从而确保护理实践工作的稳定性及连续性,有效预防护理差错及事故的发生,保障护理工作的安全及护理质量的提高。因此,护理立法使护理管理纳入规范化、标准化、现代化的轨道,对于提高护理质量有着重要的意义。

2. 促进护理教育质量提高 护理法规集中体现了在现有护理实践情境中,调节各类医疗关系,保障患者生命健康的先进法律思想及护理观念。这些观念和思想为护理活动的展开和护理人才的培养制定了一系列标准。护理法规立法从法律、制度上保障了护理人员必须不断地接受继续护理学教育的权利与义务,使护理人员在知识和技能上不断学习和提高,这对于保证护理质量和护理专业的发展具有深远意义。

3. 维护护理对象的正当权益 通过护理法规立法,强制规定护理人员在护理实践中必须遵守的行为规范,对于违反护理法规的行为,要依法追究护理人员的法律责任,从而最大限度地保护护理对象的合法权益。

4. 维护护理人员的合法权益 通过护理法规立法,护理人员在医疗服务活动中的地位、作用和职责范围等将有法可依,护理人员在护理工作中所行使的权力、履行的义务和职责将受到法律的保护、国家的支持、人民的尊重,任何组织或人都不可随意侵犯和剥夺。

知识之窗

护理伦理与护理法律法规

护理伦理与护理法律法规是研究护理实践活动中的伦理规范与法律规范的学科,其目的在于通过伦理与法律法规手段来规范和调整各种护理人际关系,规范护理人员的护理行为,使患者利益、社会利益及护理人员自身利益得到协调发展,保障医疗护理实践活动的顺利开展。因此,两者在目的和作用上具有一致性,在内容上相互渗透,相互补充。

但护理伦理与护理法律法规又有区别,护理法律法规为护理伦理的实施提供了法律保障,护理伦理是护理法律法规的重要补充和拓展。护理法律法规是运用法学理论和原则,研究并解决护理实践中的法律问题,使护理事故和纠纷等问题按照相应的法律法规得到妥善解决,具有权威性和强制性;护理伦理通过社会舆论、传统习惯和人们的内心信念发挥作用,它要求人们自觉遵守,不具备强制性和不可抗拒性。在发挥作用范围方面,护理伦理比护理法律法规的范围要广泛得多。

从某种意义上说,护理伦理规范的是人们的理想行为。其实现一方面需要借助教育手段,使之"内化"成护理人员自觉的行为;另一方面,护理伦理规范通过行政立法"外化"为法律法规、条例,这些规范则便具有强制性,成为护理人员必须遵守的准则。但不是所有的护理伦理规范都能转化为法律法规和条例。因此,有必要对护理人员进行护理伦理知识和护理法律法规知识的教育和宣传,提升护理人员的职业素质,使护理人员在护理伦理和护理法律法规的规范和指导下做好护理工作,维护患者的利益和护理人员自身的利益,以达到护理活动的最终目的。

第三节　护理伦理与卫生法规的发展

一、护理伦理的发展

护理伦理是在伦理观念的产生、发展前提下,于护理实践中逐渐形成发展起来的。我国的护理伦理继承了我国传统优良的医护道德,吸收了国际护理伦理的精华。

(一)我国护理伦理的形成和发展

我国护理伦理起源于原始社会,在各个时期的医护实践过程中,不断补充和完善,形成了我国特有的护理伦理体系。

1. 护理伦理的起源　原始社会生产力水平极其低下,人们在生活劳动中不可避免地会出现受伤、感染疾病、发生食物中毒等状况,所以人们在长期与疾病做斗争的过程中,尝试积累了一些简单治疗疾病的方法和药物知识。

2. 护理伦理的形成　随着社会生产力的发展,在秦汉时期医生作为一种专门的职业开始出现。在这个时期,已建立了医事考核制度,并形成了护理道德要求。《黄帝内经》是我国第一部医学典籍,其中就有"不治已病,治未病"的记载,还有"天覆地载,万物悉备,莫贵于人"的记载,内容强调医务人员应以品德为重、需博学多闻、医术精专、诊治认真,重视医护道德。这标志着护理伦理的初步形成。

3. 护理伦理的发展和完善　到了汉代,我国医学有了较大的发展,护理道德也随之得到了发展。东汉时期,被后人称作"医圣"的张仲景,是我国著名的医学家,著有《伤寒杂病论》一书。他除了具备精湛的医术外,还有高尚的医德医风,他提倡仁术济世,"上以疗君亲之疾,下以救贫贱之厄",他的主张对后世医德的发展有着积极的影响。

杏林春暖

三国时期,有一位当时和华佗、张仲景齐名,史称"建安三神医"的名医董奉,他隐居庐山,给人治病不收取报酬。患者来致谢,病轻而被他治愈者就让患者在他房子周围山坡上栽一棵杏树,病重而被他治愈者就栽五棵。前来看病的人很多,如此数年,山坡上有杏树十万余棵,郁然成林。董奉又将杏子变卖成粮食用来接济周围的贫苦百姓和南来北往的饥民,这就是历史上有名的杏林佳话。从此,人们就用"杏林春暖"来赞扬医德高尚的医生。

隋唐时期,随着社会经济的繁荣发展,医学科学得到了迅速发展,医德理论也随之得到体系化发展。这个时期名医辈出,其中被历代名医推崇的"大医精诚"孙思邈最具代表性,其不朽著作《备急千金要方》中全面论述了医护道德,他提出医家必须具备"精"和"诚","精"是指精湛的医术,"诚"是指高尚的医德,他认为只有具备了"精"和"诚"的医生才是大医。

宋、元、明、清时期,护理伦理随着当时生产力的发展和医学科学的进步,得到了进一步发展。如宋代张杲所著的《医说》,明代陈实功所著的《外科正宗》,清代喻昌所著的《医门法律》等都对我国医护道德的发展做出了重要贡献。

民国时期,宋国宾所著的《医学伦理学》是我国第一部医学伦理学,为我国医护伦理的发展做出了积极的贡献。

(二)国外护理伦理的形成与发展

1. 国外古代护理伦理的形成 国外古代护理伦理最具影响的主要包括古希腊、古罗马、古印度和古阿拉伯的护理伦理传统。

古希腊被誉为"西方医学之父"的杰出医学家希波克拉底,既是西方传统医学的创始人,也是西方医德的奠基人。希波克拉底在《希波克拉底誓言》中全面而生动地论述了医生与患者、医生与患者家属、医生与社会之间的关系,他非常重视医生的个人品行和行为道德水平。《希波克拉底誓言》是西方最早的医德经典性文件,它把为患者谋福利作为医疗行为的最高标准。

古罗马护理伦理是在继承古希腊医学和护理伦理的基础上发展起来的。这一时期最著名的医学家是盖伦。在护理伦理方面,他提出了"轻利"的道德要求。他认为作为医生,不可能一边赚钱,一边从事伟大的艺术——医学。

古印度护理伦理是古代东方护理伦理的代表,古印度医生关于医德的论述最早可见于公元前5世纪名医妙闻的医学著作《妙闻集》,其中提出医生要有一切必要的知识,要洁身自持,要使患者信仰,并尽一切力量为患者服务。还指出正确的知识,广博的经验,聪明的知觉和对患者的同情,是为医者四德。

古阿拉伯护理伦理形成于公元8—13世纪。古阿拉伯名医迈蒙尼提斯是倡导护理伦理的杰出代表。他所著的《迈蒙尼提斯祷文》是护理伦理史上堪与《希波克拉底誓言》媲美的重要护理伦理文献。文中提出"启我爱医术,复爱世间人""愿绝名利心,尽力医患者""无分爱和憎,不问富与贫""凡诸疾病者,一视如同仁"等一系列的护理伦理规范,对护理伦理的发展产生了积极的作用。

2. 国外近现代护理伦理的发展 国外古代护理伦理有着许多优秀的内容,如尊重患者、医术精进、平等对待、服务患者、保守秘密等,但确有明显的局限性,渗透着浓厚的宗教神学色彩。

Note

近现代随着医学科学的发展,护理学逐渐成为一门相对独立的学科,护理伦理日益社会化、规范化和系统化。南丁格尔认为护理工作是一门艺术,护理人员要有一颗同情的心和一双愿意工作的手,这为护理伦理的形成打下了坚实的基础。《南丁格尔誓言》是护理史上第一个国际性的护理伦理准则。1965年公布了《护士守则》,1973年公布了新的《国际护士守则》,使护理伦理逐步规范化。

随着医学模式的转变,护理伦理观念也在发生转变,逐渐形成了"以患者为中心"的核心理念,强调在护理实践中,更加关爱患者,更加重视对患者人性化的服务意识。护理伦理教育越来越受到重视,提高护理人员的伦理修养,有利于更好地为人民的健康服务。

(三)社会主义护理伦理的发展

社会主义护理伦理是对历史上传统医护道德的扬弃,新民主主义革命时期初步形成时的医护道德与政治密切结合,体现了社会主义的护理伦理原则和对医护道德的指导。1941年,毛泽东在延安为中国医科大学毕业生题词:"救死扶伤,实行革命的人道主义。"1939年毛泽东在《纪念白求恩》中高度赞扬白求恩"毫不利己,专门利人"的人道主义精神,这个评价激励着广大医护工作者在医疗实践中刻苦学习、勇于奉献。这一时期的护理道德以马克思主义为指导。发扬革命的人道主义精神是社会主义护理道德形成的基础。

中华人民共和国成立后,社会主义护理道德逐步完善和发展。这一时期我国的医疗卫生政策主要是为人民服务、预防为主和实行中西医结合,体现了发展社会主义医疗卫生事业是为绝大多数人谋利益。实行改革开放以来,随着我国医疗卫生事业的蓬勃发展,党和政府制定了一系列的卫生政策,对我国的护理伦理提出了更高的要求,对护理伦理的研究更加重视。各大、中专医护院校相继开设了护理伦理课程,这从整体上提高了护理人员的素质,促进了我国医疗卫生事业更大的发展。

进入21世纪后,我国护理伦理在与国际接轨的过程中,不断吸收国际先进的护理伦理理念,如生物-心理-社会医学模式下的整体护理伦理观念。同时,结合我国的文化传统和社会实际情况,进行本土化融合。随着护理学科的发展,护理工作的领域也不断拓展,包括社区护理、老年护理、临终关怀护理等。护理伦理也随之在这些领域发挥着重要的作用。例如,在社区护理中,护理人员要遵循公正原则,为社区人群提供公平的健康服务;在临终关怀护理中,注重维护患者的尊严和生命质量,体现了人道主义精神和有利原则。在尊重患者个人权利的同时,也考虑到家庭在医疗决策中的重要作用,形成了具有中国特色的护理伦理观念。

二、护理法律法规的发展

护理法律法规是护理人员执业的法律依据,可以使护理人员明确护理工作中自身的法律责任,知道自己应该做什么、不应该做什么,懂得运用法律武器处理护理工作中遇到的法律纠纷,保护患者和自己的合法权益。

(一)国外护理法规立法概况

护理法规立法源于20世纪初。1903年美国北卡罗来纳、新泽西等州首先颁布了《护士执业法》,作为护士执业的法律规范。

1919年英国率先颁布了《英国护理法》,这是世界上第一部护理法。

荷兰于1921年颁布了本国的护理法,随后芬兰、意大利、美国、加拿大、波兰等国也相继颁布了本国的护理法或护士法。日本于1948年正式颁布了护士法。

1968年,国际护士协会成立了护理立法委员会,并专门制定了世界护理法上划时代性的纲领性文件——《系统制定护理法规的参考指导大纲》,为各国的护理立法提供了系统且权威的指导。

为了促进护理事业的发展,提高医疗护理质量,保障护理向专业化的方向发展,许多国家纷纷颁布了适合本国政治、经济、文化及护理特点的护理法规。

(二)国内护理立法概况

中华人民共和国成立后,我国政府和有关部门十分重视护理队伍的稳定、护理人才的培养和护理质量的提高。1956年卫生部拟定了《国家卫生技术人员职务名称和职务晋升暂行条例(草案)》。1981年卫生部颁布了《关于在"卫生技术人员职称及晋升条例(试行)"中增设"主管护师"职称等几个问题的通知》。1982年卫生部颁布了《全国医院工作条例》《医院工作制度》《医院工作人员职责》,其中规定了护理工作制度和各级各类护理人员的职责。1987年,国务院发布了《医疗事故处理办法》。1988年卫生部制定了包括护理人员在内的《医务人员医德规范及实施办法》等规章和文件。

为了加强护士管理,提高护理质量,保障医疗和护理安全,保护护士的合法权益,1993年3月26日卫生部颁布了《中华人民共和国护士管理办法》。《中华人民共和国护士管理办法》是关于护士的资格、权利、责任和行为规范的法规,该法规明确了护理的概念、独立性、教育制度、教学内容、教师的资格、考试和注册制度、护士的执业及行政处分原则等,对护理工作有约束、监督和指导的作用。

2002年4月4日国务院颁布了《医疗事故处理条例》。为了维护护士的合法权益,规范护理行为,促进护理事业发展,保障医疗安全和人体健康,2008年5月12日正式实施《护士条例》。《护士条例》首次以行政法规的形式规范护理活动,标志着我国护理管理工作正逐步走上规范化、制度化轨道。

《临床输血技术规范》:规范了临床输血的操作流程,包括血液的采集、储存、运输、检验、输注等环节。护理人员在输血护理中需严格按照该规范执行,确保输血安全有效。

《医院感染管理办法》:加强了医院感染管理,有效预防和控制医院感染,保障医疗安全。护理人员在日常护理工作中需遵守医院感染防控的各项规定,做好消毒隔离、无菌操作等工作。

《医疗机构消毒技术规范》:规定了消毒的基本原则、消毒方法、消毒效果监测等内容,护理人员需依据该规范做好医疗器械、病房环境等的消毒工作,防止交叉感染等。

随着我国法律制度的不断完善和人们法律意识的增强,越来越多的人开始在就医过程中运用法律武器来维护自己的合法权益,这对护理人员的职业道德、技术水平和服务质量等提出了更高的要求。

护理立法的不断完善不仅保障了护理行为的合法性,提高了护理质量,更有利于护理管理科学化和护理人员道德素质的提高。

案例介绍

德国一位女牙医助理在一次车祸中受重伤,送到医院后被判定为脑死亡,后来的全面检查表明:当时该患者腹中4个月的胎儿完全正常,如果凭借现代医术使患者植物人状态长期维持下去,就可以保证胎儿发育成熟,直至出生;如果让"患者"体面地死去,就必须撤掉生命维持系统。

请问:我们应该是停止医疗救助让她有尊严地去世,还是让她"活"下去直至胎儿发育成熟呢?

Note

第四节 学习护理伦理与卫生法律法规的意义和方法

一、学习护理伦理与卫生法律法规的意义

（1）有利于提高护理质量，护理伦理要求护理人员以患者为中心，提供人性化的护理服务。例如，尊重患者的自主权，在进行护理操作前充分告知患者操作的目的、过程和可能的风险，让患者能够积极配合。这有助于减少护理纠纷，使护理工作能够顺利开展，从而提高整体护理质量。卫生法律法规明确了护理工作的标准和规范。护理人员按照这些标准进行操作，如严格遵守医疗废物处理规定、消毒隔离制度等，可以有效防止医院感染等不良事件的发生，保障患者的医疗安全，进而提升护理服务的质量。

（2）有利于提高护理人员的道德水平，培养出更多更优质的高素质护理人员。护理人员不但要努力地学习专业的护理知识，掌握护理技能，更重要的是要具有高尚的道德素养和品质。护理人员应把患者的身心健康与生命安危放在首位，全心全意为患者服务。护理人员是医学事业的中坚力量，学习护理伦理和卫生法律法规有利于让护理人员全方位地了解护理伦理和护理法规的基本内容，在工作中自觉地培养道德素质与技能水平，进而整体性地推动医疗卫生事业的发展。

（3）有利于建立良好的护患关系，提高医疗卫生的工作效率。护理人员在学习护理伦理和卫生法律法规后，可以有意识地形成治学严谨、办事认真的学习态度与工作作风。在具备专业知识技能的情况下，为患者提供优质舒心的服务，更有利于取得患者及患者家属的信任，获得他们在医疗方面的积极配合，建立良好的护患关系。在环境良好的护理条件下，良好的护患关系不但能够让患者保持良好乐观的治疗心态，还有利于疾病的治疗与恢复，医疗卫生效率也会得以提高。反之，如果患者处于糟糕的环境中，又遇到道德败坏、素质低下的医护人员，则会产生消极、悲观、焦虑、紧张的精神状态，影响治疗效果，也可能引发不必要的医患纠纷，带来许多难以解决的问题。

（4）有利于维护医疗卫生单位的秩序，推动医疗卫生事业的整体发展。护理人员在护理伦理和卫生法律法规的规范下，会更加理性地进行自己的护理实践，自觉增强自身对护理事业的责任感与使命感，在保证护理服务质量的同时，不断地提升业务水平，规范医疗护理行为，真正为患者服务，让患者受益，从而推动医疗卫生事业的整体发展和进步。

（5）有利于树立现代卫生新观念，促进德治和法治国家的建设。在进步中发展，在发展中提升，只有在医疗卫生事业的不断发展中，发现新问题、解决新问题。根据现阶段的问题进一步的思考到观念的变化。归根结底，技术的革新其实就是思想的革新，新观念的树立可以让护理人员在工作中更好地处理一系列问题，从而促进德治和法治国家的建设。

二、学习护理伦理与卫生法律法规的方法

（一）辩证思考、批判继承

马克思主义哲学是学习护理伦理与卫生法律法规的总方法，护理伦理离不开护理实践，它们在内容上有一定的稳定性和连续性。因此，不管是对中国传统护理道德还是外国护理道德，都要进行辩证分析。我国很多医务人员都把救死扶伤、维护患者的生命看作崇高的医德，他们对患者

一视同仁,不论身份高低,不论富贵贫穷,不论关系亲疏。因此,医护人员应该继承和发扬这种崇高的道德主义精神。随着医疗科学技术的发展,国外护理伦理在人工授精、试管婴儿等伦理问题上的探索取得了一些新的阶段性成果,值得我们借鉴。但由于社会背景、宗教环境的不同,我们绝不能完全照搬。因此,对传统医德和国外医德要进行理性分析,融会贯通地取其精华,去其糟粕,并将其积极的一面发扬光大。

(二)理实结合、知行合一

学习护理伦理与卫生法律法规的基本方法是理论联系实际。护理人员在学习本课程时,首先要十分重视对护理伦理与护理法规基本理论的学习,切实做到内化于心、外化于行,在护理工作中自觉提高自身伦理修养,不断培养个人道德情感、意志和信念,遵法守法,做到知行合一,全心全意为人民提供相应的健康服务,提高自己的职业素养。其次,要加强实践第一的原则,坚持一切从实际出发,实事求是,注意观察日常工作中存在的各类伦理性和法律性问题,把理论和实际相结合,进行科学的、理性的分析,从而完善护理伦理和法律之间的联系,以应对当代护患关系的观念转变带来的新挑战,促进当代护理事业进一步发展完善。

(三)对比分析、系统研究

在护理领域,对比分析与系统研究是深入理解护理伦理与卫生法律法规的重要方法,二者相互配合,能全方位挖掘其中要义,精准指导护理实践,推动行业稳健前行。通过对比能清晰呈现古今中外的差异与相似性,也能提供多元视角,拓宽思路,更能深入剖析问题本质,为优化提供依据。例如,通过对比不同地区的护理伦理培训模式,发现某些地区在培养护理人员的伦理意识方面更具成效,就可以借鉴其经验来改进其他地区的培训方案。在卫生法律法规方面,对比不同医疗纠纷处理机制的效率和公正性,为完善我国的医疗纠纷处理法律和制度提供参考,使其更加科学合理。通过系统研究可以构建完整的理论体系,揭示内在联系与规律,更有效地指导实践与持续发展。例如,通过系统研究护理人员对伦理原则的遵守情况、患者对护理伦理实践的反馈等,可以发现护理实践中存在的问题,进而对护理伦理教育和培训进行改进,推动护理伦理观念和实践的不断进步。或者通过对医疗纠纷处理法律实施情况的系统研究,发现某些规定在实际操作中存在困难或不合理之处,就可以及时提出修改建议,保障卫生法律法规的科学性和有效性。

本章小结

护理伦理与卫生法律法规的学习有助于培养护理学生的道德品质,对于学生树立法律意识,规范护理实践操作有重要意义。本章内容是对护理伦理与卫生法律法规的整体概括,内容包含了护理伦理学的概述、发展及伦理的基本理论,其中还包含了国内外的护理法规。

提升职业的道德感仅仅依靠外部的教育树立人本教育理念是远远不够的,在护理实践中还需要充分调动自身的主动性、积极性、创造性,自觉学习理论知识,自我总结评价,相互督促帮助,提高自身的道德觉悟和道德水平。

能力检测

一、单选题

1. 依据道德评价标准,下列属于善的行为是(　　)。

A. 不利于他人的行为　　　B. 不利于集体的行为　　　C. 只有利于自己的行为

D. 有利于社会的行为　　　E. 无所谓善恶

2.关于道德起源说,马克思主义观点认为(   )。

A.道德是上帝创造的　　　　　　　　　　B.道德是人类社会实践的产物

C.道德是本能　　　　　　　　　　　　　D.道德是先天就有的

E.道德是宗教创造的

3.我国第一部《医学伦理学》的作者是(   )。

A.宋国宾　　　B.喻昌　　　C.陈实功　　　D.李梃　　　E.孙思邈

二、多选题

某女士带孩子到医院就诊,但由于出门匆忙,只带了50元钱。护士一听,嫌弃地说:"你以为来医院是来买菜啊。"其他患者也都好奇地围观。请问,该护士的做法违反了(   )。

A.职业态度　　B.职业责任　　C.职业作风　　D.职业良心　　E.职业纪律

(乔　瑜　付四伟)

Note

第二章 护理伦理理论

学习目标

1. 知识目标：掌握护理伦理理论的主要理论观点，熟悉护理伦理理论的应用内涵，了解护理伦理理论的局限性。

2. 能力目标：能够运用护理伦理理论的基础理论观点作为思想指导，分析解决实际护理实践中的伦理问题。

3. 素质目标：培养提高专业护理人员的人文素养。

引 言

护理伦理学，作为应用伦理学的一个分支，主要探讨护理实践中出现的伦理问题和道德行为，专注于护理专业内部的道德和伦理议题。护理伦理理论构成了该领域内的一系列理论框架和概念体系，旨在分析和解决护理实践中常见的伦理难题，如患者权利、护理人员职责以及医疗决策中的道德困境。这些理论不仅提供了一套分析工具和方法，还帮助护理人员识别、分析和解决伦理问题，深入理解问题本质，并指导其伦理决策，从而提升护理服务的质量和患者的满意度。

简而言之，护理伦理学宛如一棵参天大树，其护理伦理理论便是这棵树的枝叶。护理伦理学界定了研究的范畴和背景，而护理伦理理论则提供了分析和解决问题的具体方法与工具。同时，护理伦理作为护理人员的职业伦理，对于规范护理人员的从业行为、为护理行为做出科学的伦理选择、调整护患关系以及促进护理事业的健康发展都具有至关重要的作用。护理伦理理论主要包括生命论、人道论、道义论、功利论、后果论与美德论。

第一节 生 命 论

案例导入

张先生是一位85岁的退休教师，因心脏病发作被紧急送往市中心医院的重症监护室(ICU)。张先生在心脏手术后，尽管生命得以维持，但陷入了深度昏迷状态，无法自主呼吸，完全依赖呼吸机和生命维持设备。张先生的家属非常关心张先生的生命安危，希望医护人员能够尽一切可能延长他的生命。家属们认为，只要张先生还在，他们就有机会等待奇迹的发生。但医护人员评估后认为，张先生恢复意识的可能性非常低，目前的生命维持治疗主要是在延长他的生命时间，而非改善其生活质量。

扫码看课件

Note

17

请思考：

1. 案例中涉及了哪些伦理问题？

2. 如果你是张先生的家人，你会怎么做？

3. 作为护理人员，你会怎么做？你会怎样看待这些伦理问题？

一、生命神圣论

（一）生命神圣论的内涵

生命神圣论是一种深刻的哲学理念，它主张生命的至高无上性和不可侵犯性。这一理论强调，在任何情况下，无论是在社会、政治还是道德层面，都应当无条件地尊重和保护人类生命。生命神圣论的根源可以追溯到古代文明，例如古埃及和古希腊。在古埃及，法老被视为神的化身。而在古希腊，哲学家们如苏格拉底和柏拉图，他们探讨了灵魂不朽和生命的意义，这些哲学思想进一步强化了对生命的尊重。

在西方文化中，生命神圣论与信仰紧密相连，强调人类生命的神圣性，认为生命具有不可替代的价值。这一观念在中世纪时期得到了更深入的巩固和发展，许多哲学思想家进一步阐述了生命的神圣不可侵犯性，并将其作为道德和伦理的基础。

在东方文化中，特别是在中国，类似生命至上的思想亦可在古代哲学中找到。儒家思想中就有"天地之性，人为贵"的说法，强调人类在天地之间的独特地位和价值。道家哲学中也有对生命自然状态的尊重，认为顺应自然规律是维护生命尊严的重要途径。这些思想共同构成了东方文化中对生命神圣论的认识和尊重。

无论是东方还是西方，生命神圣论都体现了人类对生命价值的共同认识和尊重，这种理念跨越了文化和宗教的界限，成为人类文明中一个重要的道德基石。

（二）生命神圣论的应用

生命神圣论在医学、法律、教育和政策等多个领域拥有广泛的实际应用。在医疗实践中，这一理论强调尊重每一个生命，无论患者状况如何，医护人员都会尽最大努力去救治，即使救治希望渺茫。在法律层面，生命神圣论要求法律对生命的保护与伦理原则保持一致。例如，在面对死刑和战争等议题时，这一理论被用来强调人类生命的不可侵犯性。在医学教育中，生命神圣论是培养医学生职业道德的重要理念，有助于塑造医护人员的职业行为和道德判断能力。此外，许多医疗职业行为规范均将生命神圣论作为医护人员必须遵守的理念，要求医护人员保持对人类生命的最大尊重，并绝不利用医学知识进行反人道的行为。在公共卫生政策制定中，生命神圣论影响着保护生命相关政策的出台，如在传染病防控、母婴保健、老年人照护等方面，政策制定者会基于对生命的尊重来设计和实施相关政策。这一理念捍卫了生命的神圣性，即便面对身患绝症、生命垂危的患者，只要其生命体征尚存，护理人员也应不遗余力地进行积极救治。生命神圣论不仅强化了医学和护理学的核心宗旨，还夯实了人道主义的理念基础，推动了医学和护理学的进步。

（三）生命神圣论的局限性

生命神圣论的抽象性和缺乏辩证性是其主要的局限。这种观点常常忽略了生命的相对性和条件性，未能充分理解生命价值的多样性和复杂性。在现实生活中，生命的价值并非总是绝对的，而生命神圣论未能提供对生命价值相对性和条件性的深刻洞察。此外，生命神圣论在实际应用中可能引发伦理困境。例如，在面对不可逆的病情或资源有限的情况下，坚持生命神圣论可能导致大量资源被用于维持无法挽救的生命，从而造成资源的浪费。这种绝对化生命观可能忽视了个体的生命质量和整体社会福祉，与生命质量论和生命价值论产生冲突。再者，生命神圣论可能限制现代医学技术的应用和发展。它可能阻碍避孕、绝育等现代计划生育手段以及人工辅助生殖技术、器官移植、干细胞移植等医学新技术的运用和推广。这种观点可能过分强调对生命的绝对保护,而忽视了技术进步对提高生命质量的潜在价值。最后,在全球化和多元化的现代社会中,生命神圣论面临更为复杂的挑战。不同文化、宗教和价值观念对生命的理解和评价存在差异,生命神圣论可能无法适应这种多样性和变化,难以提供全球性伦理问题的统一解决方案。

二、生命质量论

(一)生命质量论的内涵

生命质量论是一种伦理观念,它依据人的体能和智能水平来评估生命对自身、他人以及社会的价值。该理论主张,人们不应仅仅追求生命的长度,而应更加关注生命的深度,即提升和实现个人潜能。自20世纪50年代起,随着人类遗传学和分子生物学的发展,以及全球人口的快速增长,生命质量论开始受到广泛关注。它为人口控制、优生优育等社会政策提供了理论支撑,并为医疗工作者在管理人口增长相关问题时提供了道德指引。此外,生命质量论为人们在生与死的问题上提供了更为理性的思考方式,为解决安乐死和尊严死等伦理问题提供了新的视角,同时帮助医护人员更全面地理解生命的本质。

(二)生命质量论的应用

在护理工作中,生命质量论倡导护理人员对患者的生活质量进行全方位评估,而不仅仅是专注于延长生命。通过细致地分析患者状况,护理人员能够判断患者的生命质量是否下降、下降的幅度以及哪些方面受到的影响最为严重。依据这些信息,护理人员能够引导护理实践,不仅要治疗生理疾病,还要兼顾患者的生理、心理和社会福祉。此外,生命质量论强调护理人员应与患者进行有效沟通,确保患者对自己的健康状况和治疗方案有深入的理解,并尊重患者的选择和决定,包括对治疗的偏好和生活方式的选择。同时,护理人员在关注患者生命质量的同时,也应关注自身的职业生活质量,采取措施减轻工作压力,保持良好的身心健康,以提供高质量的护理服务。

(三)生命质量论的局限性

在评估个体生活状况时,生命质量论可能会过度依赖量化方法,从而忽视个体的主观体验和独特的生活经历。许多与生命质量紧密相关的因素,如幸福感和满足感,往往难以通过量化手段进行精确评估。若仅依据生命质量论的标准进行衡量,可能会导致对个体社会价值及基本人权的忽视,进而产生对患者生命价值做出武断和片面评价。此外,过分强调量化的方法还可能加剧资源分配的不平等。因为资源可能会更多地流向那些被认为具有更高生命质量的个体,而忽视了那些在某些方面可能更需要支持和帮助的个体。这种资源分配的不平等不仅会加剧社会不公,还可能进一步降低那些已处于不利地位的个体的生活质量。因此,在评估和提升个体生命质量时,我们应综合考虑量化评估与个体的主观体验,以确保资源的公平分配,并尊重每个人独特的生活经历和社会价值。

三、生命价值论

(一)生命价值论的内涵

生命价值论主张个体的价值不仅体现在其存在本身,更在于其内在价值和外在价值的综合呈现。内在价值涉及个体固有的价值,包括心理状态、认知能力、情绪智力、一般能力和创造能力等方面;而外在价值则关乎个体对他人和社会的贡献。内在价值构成了生命价值判断的基础和依据,外在价值则代表了生命价值的目标和最终归宿,以及其本质和表现形式,两者之间存在着辩证统一的关系。生命价值论不仅深化了对生命神圣论和生命质量论的研究,还兼顾了生命的质量与数量,同时关注生命的价值和意义,为全面而科学地研究和认识人的生命存在提供了坚实的理论基础。

(二)生命价值论的应用

在护理工作中,生命价值论强调在护理实践中,护理人员应当为患者制定个性化的护理方案,充分尊重和考虑患者的个人选择与偏好。这种理念不仅仅局限于对患者生理健康的关注,更扩展到对患者心理状态、社会关系以及精神需求的全面评估和关怀。通过这种全方位的评估,护理人员能够更深入地理解患者的生命价值,从而提供更为精准和贴心的护理服务。

为了实现这一目标,护理人员需要不断学习和提升自己的专业技能,包括掌握最新的医疗知识、护理技术以及提升临床操作能力。同时,他们还应当注重提升自己的人文素养,培养同理心和沟通能力,以便更好地理解患者的需求和感受。通过不断的学习和实践,护理人员可以提高护理工作的整体质量和水平,为患者提供更加人性化、高质量的护理服务。

(三)生命价值论的局限性

生命价值论在现实世界中存在一定的局限性,这主要体现在其与现实状况的冲突上。特别是在理想化的情境中,生命价值论的原则可能难以得到贯彻和实施。例如,在护理实践中,护理人员常常面临资源稀缺和患者需求多元化的复杂局面,这使得依照生命价值论的原则提供护理服务变得颇具挑战。在某些情况下,护理人员可能需要在有限的资源下做出艰难的选择,这使得生命价值论的原则难以完全实现。

此外,在某些复杂的伦理决策场合,生命价值论可能无法提供明确的指导方针。例如,单纯依据个人对社会的贡献大小来评估其生命价值,可能会导致对生命尊严的忽视。这种评估方式可能会忽视个体的独特性和不可替代性,从而导致对某些弱势群体的不平等对待。因此,在实际应用中,我们需要结合其他伦理原则和实际情况,综合考虑各种因素,以做出更为合理和公正的决策。

总之,生命价值论虽然在理论上具有一定的合理性,但在实际应用中存在一定的局限性。我们需要在实践中不断探索和完善,以更好地应对现实中的复杂问题。

知行领航站

在 2020 年新冠疫情期间,习近平总书记强调"把人民群众生命安全和身体健康放在第一位"。武汉的医护人员坚守"生命至上"的原则,全力以赴救治每一位患者。武汉市肺科医院接收了 81 例急危重症患者,部分病例接受了体外膜肺氧合(ECMO)技术的治疗,最终在多省医疗队的共同努力下,部分患者成功脱离 ECMO 支持并康复出院。

第二节 美 德 论

一、美德论的内涵

美德论,也被称为德性论或德行论,是伦理学领域的一个核心概念。它主张个体应具备理解、接纳并践行伦理原则与道德规范的特质、气质和能力。该理论强调个人行为的一贯性对于评价个人美德的重要性,并非依据一时一事的表现,而是依据个人一贯且长期的行为表现。在医学实践中,这一原则同样适用。只有当他们在日常工作中持续不断地体现具体美德时,他们才能被称为具有美德的医护人员。此外,美德论还着重于个人行为的自律性,强调个人自律和自我控制的重要性。医学美德论特别强调医护人员应自觉自愿地保持和提升个人的职业道德素养,并全心全意地为患者服务。在任何情况下,都应自觉地履行医学道德义务,这正是医学美德培育的精髓所在。

美德是将道德原则内化为个人品格的过程,达到"从心所欲不逾矩"的境界。这句话描绘了美德概念,即道德主体所追求的完善的人格境界。美德论认为,拥有适当的美德将自然引导个体做出正确的道德判断,即做出符合伦理的行为决策、评价和辩护。美德是在特定社会历史条件下,通过长期道德实践逐渐形成的,被普遍尊崇并具有普遍和永恒价值的优秀道德品质。中西方传统伦理理论都对美德论有着丰富的论述。

儒家美德伦理构建了一个涵盖生活各个领域的美德体系,并形成了人们行为的准则和修养的理想目标。在这个系统中,"仁、义、礼、智、信"是核心德目,其中"仁"居于首位。"仁"体现了生命的活力与理念,它不仅表现为慈爱、宽厚和同情,更体现在促进和维护生命的实际行动上。儒家美德伦理的实践价值在于修身养性,其实践理性原则是"己所不欲,勿施于人"以及"中庸"或"中道"。中庸的核心是"诚",它在中国传统道德中广泛作用于自然、社会和思维领域,是具有"正人正己""成己成物"功用的重要道德准则。理想的人格载体是"君子",其最高境界是"致广大而尽精微,极高明而道中庸"。

西方美德伦理的历史谱系可追溯至古希腊。毕达哥拉斯认为美德乃是一种和谐,而苏格拉底的命题"知识即美德"将真与善、知识理性与价值理性有机地统一起来。亚里士多德对美德伦理进行了系统而深刻的分析,为西方美德伦理学奠定了理论基础。他批判了前人的美德观,认为人的本性在于理性,但也认识到非理性因素的作用。亚里士多德分析了美德的具体表现形式和德目,并认为美德源于实践行为。他还论述了美德的目的,明确指出美德的终极目标是实现幸福,而善和幸福即合乎美德的现实活动。

在东西方美德伦理的历史谱系分析中,我们可以观察到两种不同的生存图式和伦理路径:"修身—躬行—生活—成人"构成了东方儒家美德伦理的自我生存图式;而"传统—实践—共同体—幸福生活"则是西方美德伦理的基本生存图式。这为我们提供了重要的伦理启示:伦理学,包括医学伦理学或生命伦理学,不仅在于培育个体的美德,还在于认同并促进作为生命存在的人的幸福生活,实现"可能生活"乃至"好生活"。这需要将个体的美德状态与社会结构、制度美德的伦理精神相融合。对于医学伦理学和生命伦理学而言,不仅要培养具有热爱生命、尊重生命、维护生命尊严的人文情怀与生命意识的医务工作者,还需要对卫生医疗体制进行伦理设计,以优化卫生资源的配置,这是构建医疗卫生秩序的重要制度保障。

医疗卫生领域中的伦理关系极为丰富,对人的美德提出了更高的要求。医学美德论主要探讨医护人员的职业美德,如仁慈、诚挚、严谨、公正和操守等,并在医疗行业中弘扬这些美德。

二、美德论的应用

美德论以品德、美德和行为主体为中心,研究和探讨人应该具备何种道德品质,有道德的人是什么样的,人应该拥有什么样的品德或品格。不同的时代、不同的国家、不同的民族对美德内容的理解和概括有所不同,要求也不一样。中国传统美德伦理在医学实践中提倡医者的奉献精神和医德规范,如仁爱救人、清廉正直、医术精湛、不畏艰难、勇于创新、谦虚好学和献身精神等。西方传统美德伦理在西方医学的医学实践中,始终是行医者恪守的职业信条。从《希波克拉底誓言》开始,就强调医护人员对于医学的奉献精神和牺牲精神,追求医德的至善境界。18 世纪后期,英国 John Gregory 在 1772 年出版的《关于医生的职责和资格的演讲》中指出,同情应当作为医护人员的首要美德。他认为,医护人员对于患者有基本的道德责任,这种责任是包括仁慈、耐心、关怀、谨慎、保密、道义、公正和同情。美德论及其包含的具体美德要求无疑对医学护理伦理学的理论和实践产生了重要的影响。

三、美德论的局限性

美德论在医护伦理学的理论体系中占有重要地位,对医护人员塑造完美人格具有重要的理论指导意义。美德论是医护伦理学理论体系的重要组成部分。但随着医学实践的不断发展,美德论也不可避免地暴露出其局限性。

首先,医学美德论仅仅是从直观的层面上、从医学职业本身对医护人员提出了"应该具备什么样的美德"的要求,还缺乏在特定情境下医护人员应该具体如何做的建议。美德现象的背后还有更深刻的理论基础,我们需要对美德背后的医学道德进行进一步的揭示和研究,才能明确医学道德规范的内容,并使之发挥作用。

其次,当下的医疗行为由个体走向集体和社会,医疗实践不仅涉及疾病,还涉及社会责任,美德论仅仅停留于主观品性、人格等精神形态的存在方式之中,缺乏制度化保障,只能依赖于个人的道德修养,难以更有效地提升整体的、更宏观的行业道德。

最后,当下价值多元化,每个人对美德的理解或者侧重点并不统一。在医患关系的处理中,由于价值观的不同,单独依靠美德论指导医护人员的行为往往难以达到良好的效果。

| 知行领航站 |

小李是某医院的护理人员,她以温暖专业的服务诠释着仁心。无论是应对急诊夜班的突发抢救,还是疏导患者的焦虑情绪,她始终以专业的沟通技巧和共情能力构建护患信任的桥梁。这种仁心不仅体现在规范的职业礼仪中,还体现在对老年独居患者的个性化照护中,包括每日评估生命体征、制定针对性健康方案等。在护理操作中,她践行"慎独"理念,遵循查对制度和无菌操作原则,同时向家属讲解防护知识。患者反馈"她的专业态度让我更有安全感",这份温暖感染了整个科室,形成独具特色的"微笑接力"服务文化。她成为了医院优质护理人员的标杆,生动诠释了当代护理人员应有的职业美德与人文情怀。

第三节　人　道　论

一、人道论的内涵

人道论又称人道主义,主张每个人天生拥有不可剥夺的尊严和价值,这种尊严和价值不受其出身、信仰、社会地位或其他个人特征的影响。它强调对他人痛苦的同情与共鸣,并认为在他人遭受苦难时提供援助是一种道德义务。人道论倡导在自然灾害、战争、贫困等紧急状况下,向需要帮助的人伸出援手,给予支持。人道主义反对一切形式的歧视,主张所有人都应享有平等的权利和机会,并致力于保护弱势群体,确保每个人的基本人权得到尊重,从而推动社会公平正义。

在护理伦理理论中,人道主义以人道精神为核心,强调尊重和保障人的尊严、自由和价值。它倡导以人道主义精神对待每一位患者,确保他们的基本权利和尊严得到维护,使其能够自由地发展。

二、人道论的应用

人道主义理论在护理伦理学领域扮演着至关重要的角色,为护理人员提供了以人道主义精神关怀患者的坚实理论依据。该理论的核心在于引导护理人员在护理实践中,对待所有患者都应一视同仁,不论他们的背景、种族、性别或其他方面的差异。护理人员应当尊重每一位患者的独特人格尊严,确保他们在接受护理的过程中感受到被尊重和被理解。

在实际护理工作中,护理人员应以充满关爱和同情的态度亲近每一位患者,为他们提供情感上的支持与安慰,助力他们渡过难关。同时,护理人员还应关注患者的生理需求,提供必要的生理护理,确保患者的身体健康得到妥善照顾。在护理决策过程中,护理人员应始终将患者的需求和利益放在首位,遵循人道主义原则,确保每一项决策都是为了患者的利益。

此外,人道主义理论还强调保护患者的隐私权和自主权,确保患者在护理过程中享有充分的知情同意权。护理人员应当尊重患者的个人选择,提供全面的信息,协助患者做出明智的决定。通过这种方式,护理人员不仅在技术层面上提供专业护理,更在道德层面上展现出对患者的深切关怀和尊重。

总之,人道主义理论为护理伦理学提供了全面的指导,确保护理人员在实践中始终以患者为中心,以人道主义精神为指引,为患者提供全面、优质、有尊严的护理服务。

三、人道论的局限性

尽管人道主义在护理伦理领域占据核心地位,但其局限性亦不容忽视。首先,人道主义所倡导的普遍尊重与关怀,在实际践行中可能难以完全落实。在资源受限的情形下,如何在不同患者的需求间取得平衡,确保每个人均获得应有的关怀与尊重,是一个复杂且充满挑战的议题。其次,人道主义可能过于理想化,忽略了个体差异以及特定情境下的道德困境。例如,在面对重症患者时,如何在尊重患者自主权与保护患者免受不必要痛苦之间找到恰当的平衡,这要求护理人员具备更深入的伦理判断和决策能力。此外,人道主义在强调个体尊严和价值的同时,可能未能充分考量社会文化背景与患者个人价值观的多样性,这一点在多元文化社会中尤为重要。因此,护理人员在实践中需要将人道主义与其他伦理理论(如生命质量论和生命价值论)相结合,以更全面地理解和处理护理伦理问题。总之,人道主义为护理伦理提供了重要的道德指引,但其局限性提醒我们在应用时需结合实际情况,以实现最佳的护理效果。

| 知行领航站 |

2008年汶川地震期间,李虹彦担任吉林省抗震救灾重症监护病房(ICU)护理救援队队长,带领团队奔赴四川大学华西医院ICU参与紧急救援工作。她与团队成员为一位高位截肢的中学生提供细致的生活护理,为她朗读报纸,给予心理支持;为ICU中一位脑部受伤的小女孩送去玩具,陪伴她度过一个特别的儿童节,并在必要时担当起"代理妈妈"的角色。

在那段充满挑战的时期,李虹彦不仅在医疗技术上给予患者极大的支持,还通过心理疏导和人文关怀,有效改善了患者及其家属的心理状态。她的团队在灾区连续工作了一个月,成功救治了数十名重症患者。李虹彦的无私奉献和专业精神赢得了灾区人民和医疗同行的高度赞誉。

Note

第四节 道 义 论

一、道义论的内涵

道义论,亦称义务论,它强调人们在行动时应遵循一系列特定的道德原则或正当性标准。本质上,这一理论关注责任与义务,要求个体在做出行为选择时,有效约束个人的感性欲望,并坚定地遵守既定的义务规则。道义论的核心观点是,一个行为的道德价值并不仅仅取决于其产生的后果,而是更多地取决于该行为是否与道德法则相一致。换言之,行为的正当性并非由其产生的结果决定,而是由行为背后的动机和所遵循的标准来判定。这意味着,一个行为是否符合既定的道德标准,才是判定其道德价值的关键因素。因此,道义论为护理人员的行为准则和规范提供了重要的依据,帮助他们在面对各种情境时,能够做出符合道德要求的决策。

二、道义论的应用

道义论认为意志自由构成了道德行为的基石,强调人们应依据自由意志来遵守道德规范。同时,道义论兼顾人的自然属性和社会属性,认为自然属性为道德行为提供了现实基础,而社会属性则赋予了道德行为的必要性。

在医疗领域,道义论尊重患者的自主选择,致力于避免对患者造成任何伤害,无论是身体上的还是心理上的,并以公正无私的态度对待所有患者。在资源分配方面,遵循公正原则,全面评估行为可能产生的益处与伤害,并通过权衡利弊来做出最适宜的决策。此外,道义论还要求遵循相关法律和道德规范,尊重患者的隐私和保密权。

三、道义论的局限性

道义论常被称为过分的形式主义,它主张行为必须遵循道德法则,却可能忽视行为发生的具体情境及其后果;它强调个体权利的至高无上,但这种绝对化立场可能无视了社会利益和集体福祉,从而可能导致社会不公和资源分配的不均衡。在实际应用中,道义论的这一局限性尤为明显。例如,在紧急医疗状况下,遵循道义论的原则可能会导致资源的不合理分配,因为其强调的是对个体权利的尊重,而不是对整体社会福祉的考量。此外,道义论在处理复杂的伦理困境时(如在患者知情同意与紧急救治之间的冲突),可能无法提供清晰的指引,因为它没有提供足够的灵活性来权衡不同情境下的道德价值。

尽管道义论在强调道德原则和个体权利方面具有其价值,但在现实世界中,道德决策往往需要在多种价值之间进行权衡。因此,道义论需要与其他伦理理论(如功利论)相结合,以确保在尊重个体权利的同时,也能够兼顾行为对社会整体的长远影响。通过这种综合性的伦理框架,护理人员可以更好地处理道德决策中的复杂性和多样性,从而在尊重个体权利的同时,也增进社会福祉和公平正义。

知行领航站

胡佩兰作为一名医护人员,她的医疗生涯是道义论在实践中的典范。她不仅在70岁退休后继续坐诊,坚持每周出诊六天,还经常自掏腰包为患者垫付医药费,并捐建了

Note

五十多个"希望书屋"。尽管年事已高,她依然凭借丰富的临床经验为患者提供服务,很少依赖昂贵的高科技仪器。她的处方通常经济实惠,体现了对患者经济负担的深切考虑。胡佩兰以耐心、细心和爱心对待每一位患者,待患者如亲人,甚至在患者需要时亲自送饭。即使在生命的最后时刻,她仍然坚守在工作岗位上,她的一生是对医者仁心和大仁大义精神的最好诠释,展现了一位医者对职业责任和患者福祉的付出。

胡佩兰的行为体现了医护人员的奉献精神和高尚医德,不仅赢得了患者的广泛赞誉,也受到了社会各界的敬重和爱戴。她曾多次获得"优秀医护人员""人民好医护人员"等荣誉称号,并被多家媒体报道,成为公众学习的楷模。在她晚年,尽管身体状况已不允许她像年轻时那样工作,但她依然坚持在医疗一线,用实际行动诠释着"医者仁心"的真谛。她的一生,是对医疗事业无限忠诚的生动写照,她的故事激励着一代又一代的医务工作者,以更加饱满的热情投身救死扶伤的崇高事业中。

第五节 功 利 论

一、功利论的内涵

功利论,也被称为功利主义、效用主义或目的论,是护理伦理学领域中一个至关重要的理论体系。功利论特别强调行为实际效果的普遍性和最大化,即追求"最大多数人的最大幸福"这一终极目标。这种理论认为,行为的道德价值并非源自其动机或过程,而是取决于其结果对整体幸福的贡献程度。核心主张是把与行为相关的感性快乐与痛苦作为伦理学思考的出发点。判断行为的善恶主要依据行为所能带来的快乐与痛苦的数量关系。换句话说,如果一个行为能够带来更多的幸福和福祉,那么这个行为在道德上就是正确的。反之,如果一个行为导致了更多的痛苦和不幸,那么这个行为在道德上就是不正确的。功利论在发展过程中,具体包含以下思想内容。

（一）古典功利主义伦理思想

17世纪,经验主义哲学家培根、霍布斯就已经阐述功利主义伦理思想,进入18世纪后,功利主义伦理思想又在洛克、曼德维尔以及哈奇森、休谟和斯密的哲学、伦理学著作中得到了进一步发展。但是作为一种系统的、完整的伦理学说,功利主义伦理最终在18世纪末、19世纪初由边沁和密尔建构完成。

边沁和密尔是古典功利主义伦理思想的主要代表人物,均以快乐主义作为其功利主义的理论基础,把趋乐避苦论证为功利主义原理的根据。他们认为趋乐避苦是人所共有的自然本性,是伦理道德建立的根据。边沁指出:"自然把人类置于两个至上的主人——'苦'与'乐'的统治之下,只有它们能指出我们应该做些什么,以及决定我们将怎样做。"快乐和痛苦是决定人行为的标准,趋乐避苦是人行为的指南。那些能给人带来快乐的,是人应该做的或值得去做的;而那些会给人带来痛苦的,则是人不应该去做的或是不值得去做的。快乐和痛苦不仅是人行为方式的标准,还是人行为善恶的道德判断标准。在边沁、密尔看来,能够给人带来快乐的行为就是善的、道德的,否则就是恶的、不道德的;如果一种行为带来的快乐超过其痛苦,那它就是善的、道德的,一种行为带来的快乐减除其痛苦的余额超过另一行为带来的快乐减除其痛苦的余额,那它就比另一行为更善;而在一切可能的行为中,包含的快乐超过痛苦盈余最大的行为,就是最大的善。在快乐主义基础上,边沁、密尔都得出了功利主义伦理原则,即最大多数人的最大幸福。一种行为带来的快乐的成分占优势是道德的行为,一种行为带来的完全是快乐而没有痛苦是最大的幸福,那么当最大多数人都获得了这种最大幸福,也就达到了最大多数人的最大幸福。

总体而言,古典功利主义伦理思想的基本观点主要包括 5 个方面。

(1)个体道德理论。这种理论强调对人的理解不应当是从道德哲学反思的角度出发,而必须建立在对人的实际经验的基础上。"苦乐原理"是这一理论的基石。

(2)社会功用理论。在"苦乐原理"的基础上,社会功用理论建立了功用原则和最大幸福原则,从而将个体道德理论扩展到社会伦理领域。所谓功用原则,是指对任何一种行为的评价,要以这种行为增加或减少当事者的幸福为根据。当事者不仅包括个人主体,还包括社会主体和政府机构。最大幸福原则是对功用原则的发展,这一原则克服了功用原则中"功用"概念与幸福、快乐等观念联系不够明确的缺陷。

(3)法律调节理论。在古典功利主义思想家看来,法律调节理论是建立在"苦乐原理"基础上的,道德上衡量善恶的幸福和快乐的增加或减少,在政治上就是优越,在法律上就是权利。

(4)个人的自由权和自我发展。在功利主义幸福概念的内涵中,个人的自由权和自我发展是两个重要的内容。任何人的幸福与他的精神和个性的自由发展相关联。

(5)作为人们内心情感的良心。功利主义认为,只有人的良心才能够为功用原则提供其义务性的根本来源,提供其准则性的最终动力。

(二)现代功利主义

行为功利主义和规则功利主义是现代功利主义具有代表性的两大派别。

行为功利主义以澳大利亚的斯马特为代表。行为功利主义的基本观点是:行为的道德价值(善与恶、正当与不正当)必须根据其最后的实际效果来评价,道德判断应以具体情况下的个人行为之经验效果为标准,而不应以其是否符合某种道德准则为标准。斯马特认为道德判断应基于行为后果,而不是道德规则。从总体上看,行为功利主义不过是对边沁、密尔古典功利主义的"最大多数人的最大幸福"这一功利主义原则的重申与捍卫。

规则功利主义的基本观点是:人类行为是具有某种共同特性和共同规定的行为,其道德价值应以与之相关的共同准则是否一致来判断。因而,道德判断不应以行为的功利结果为标准,而应以相关准则的功利效果为标准。规则功利主义以美国伦理学家布兰特等人为代表。规则功利主义在坚持效用原则的同时,认为人们行为的正当性与行为的结果没有直接的关联,主张评价人们行为的正当性,要看行为是否符合道德规则,而遵守一般的道德规则会使人获得最大的益处。布兰特把社会的道德规则称为道德法典,认为道德法典构成了对群体道德行为的限制与调控系统,体现为确定的社会准则。布兰特指出一种具有多条道德规则并经过合理选择的系统才是可能的,它是最大限度地实现福利,因而是完全有理性的人可能支持的那种道德体系。这种道德体系是由多种道德规则组成的法典系统,它的目标是"最大限度地实现福利",它强调的不是功利本身,而是达到功利目的的行为规则系统。可以看出,布兰特所主张的规则功利主义,对于克服行为功利主义只顾特殊行为、不顾人类行为的一般特征、只讲效果价值、忽略动机与义务、只注重行为的最终状态而轻视行为过程及其复杂多变性等功利主义的极端倾向,有着积极意义。

二、功利论的应用

在护理实践中,运用功利论要求护理人员在面对伦理决策时,必须仔细权衡各种选择对患

Note

者、家庭、医疗团队以及社会福祉的总体影响。例如,在资源有限的情况下,如何合理分配这些资源以实现整体健康和幸福的最大化,是护理人员必须深入思考的问题。他们必须考虑如何在资源有限的条件下,确保每位患者都能获得必要的护理和支持,同时也要兼顾整个社会的福祉。此外,功利论还指导护理人员在处理患者隐私和保密问题时,如何在保护个体权益与维护公共利益之间找到恰当的平衡点。在某些情况下,为了大多数人的利益,可能需要对特定个体的信息进行有限度的披露。然而,护理人员必须审慎行事,确保在不侵犯个体隐私的前提下,尽可能地维护公共利益。这需要护理人员具备高度的道德判断力和责任感,以确保在伦理决策中做出最合理的选择。

三、功利论的局限性

由于功利论以结果为导向,因此在实际应用中,可能会忽略个体权益,导致牺牲少数人的利益以换取所谓"大多数人幸福"的情况。例如,在紧急医疗情境下,如果按照功利论内容,可能会优先救治那些生存概率更高、对社会贡献更大的个体,而忽视了那些生存概率较低或社会地位较低的个体。这种做法在伦理上是值得质疑的。这种选择可能在短期内看似合理,但从长远视角来看,它可能削弱了社会对弱势群体的保护力度,导致社会不公和不平等的加剧。此外,功利论在衡量幸福和痛苦时,往往难以量化和比较不同个体的福祉。不同人对幸福的理解和感受具有主观性,因此很难有一个统一的标准来衡量和比较。这种主观性使得在实际操作中,决策者可能基于自己的价值观和偏好来判断,而不是基于客观的福祉评估。再者,功利论的普遍性原则可能在某些文化或社会背景下难以推行。不同文化和社会对幸福和福祉的理解存在差异,因此,一个普遍适用的功利主义原则可能并不适用于所有场景。在多元文化的社会中,这种差异可能导致冲突和不和谐。最后,功利论可能忽视了行为过程中的道德考量。一个行为可能在结果上带来了最大的幸福,但如果这个过程涉及不公正或不道德的手段,那么这个行为是否仍然可以被认为是正确的,功利论在强调结果的同时,可能会忽视行为本身的道德性,这在伦理学上是一个不可忽视的缺陷。

案例介绍

2023 年某三甲医院急诊科同时收治 5 名车祸患者,但强效镇痛药仅够 3 人使用。护士长依据功利论原则,选择将药物集中用于 2 名处于剧痛(疼痛评分 8~9 分)的多发骨折患者,而非均分给所有患者。该决策通过量化评估认为,完全缓解 2 名重症患者的痛苦(避免发生休克等并发症)所产生的整体医疗效益,远超缓解 5 人部分疼痛所产生的效益,同时减少了后续 ICU 介入的潜在资源消耗。事后,医院伦理委员会认可该方案符合"最大多数人的最大幸福",但建议补充疼痛分级制度,以平衡程序正义。

第六节 后 果 论

一、后果论的内涵

后果论是一种以行为后果来评判其道德价值的伦理学理论。它强调行为的道德性质由其产生的后果决定,而非行为本身的特征或遵循的抽象道德准则。后果论不太关注行为的动机和意图,只关注行为的结果是否符合道德标准,并且认为"好"可以是任何被认为有益的结果,不仅仅限于快乐。同时,后果论更注重个体的自由和权利,认为个体应该自由地做出决策。后果论的核心目标也是最大化积极后果和最小化消极后果,即在所有可能的行为中选择带来最优结果的行为。这种理论具有实质指向性,以实际利益和功效作为道德价值的基础,是经验主义方法在伦理学中的体现。在道德规范的确立和完善过程中,后果论作为一种价值论,关注客体满足主体需求的能力。它认为社会确立道德的目的是社会的存在和发展,以及增进每个人的利益。尽管在预测和衡量后果时可能面临挑战,后果论也为道德决策提供了一个以结果为导向的重要视角。

二、后果论的应用

后果论主张医疗行为的道德价值应以其产生的实际后果为依据,在面对多种治疗方案时,需评估各方案可能产生的结果,并择取那些能够最大化患者利益的方案。例如,在处理临终患者的情况时,医护人员必须在坦诚告知病情与保护患者免受心理伤害之间做出抉择,在临床实践中持续评估并选择那些能够带来最佳后果的治疗方案,以做出符合患者最佳利益的决策。

此外,后果论还关注医疗资源分配的问题,它要求在分配有限的医疗资源时,考虑如何分配能够带来最大的社会福祉。这可能意味着在多个患者之间进行选择时,优先考虑那些最有可能从治疗中获益的患者,以实现资源利用效益的最大化。

在现代医学伦理学中,后果论与功利论存在区别。功利论特别强调最大化幸福或快乐,而后果论则更广泛地关注行为后果,不仅仅限于快乐或幸福的增加。在医疗实践中,后果论提供了一个更为宽泛的伦理框架,允许医护人员在考虑患者福祉的同时,也考量其他重要的伦理因素,如公正、尊重和自主性。

三、后果论的评价

后果论在推动社会发展(包括医学发展方面)具有重要作用。

第一,后果论从人的本性出发,而不是从神的目的去说明价值和道德的起源和目的,强调道德是为了人而不是神,道德最终是使人获得幸福,提倡尊重人性,人的尊严、价值和人的主体性,从而在思想领域产生了巨大的影响。

第二,后果论强调行为的效用是其是否具备道德的基础,有效地防止了因空谈道德和义务所导致的道德至上论和教条主义。只有明确了道德的目的、道德的价值所在,才能为道德提供最终的标准,才能说明人类行为的正确所在。

第三,后果论力图把个人对幸福的追求同利他行为和公益事业结合起来,以克服极端利己主义的片面性,力图兼顾个人利益、集体利益与社会利益,兼顾短期利益和长远利益,这对人类社会的发展具有积极的推动意义。

但是后果论侧重于行为的效果,从理论上也存在某些缺陷。如果只是专注于效果而不考虑动机,就势必造成把出于善良愿望,并尽了最大努力,只是因为预料不到的(即责任范围之外的)原因,未能达到应有的效果的行为,看作不道德的行为。动机与效果的统一,要求我们对于行为的善恶,必须既看动机,又看效果,联系动机看效果,透过效果看动机。医学后果论强调把医学行为的效用作为制定医学道德规范的依据和判断具体医学行为道德与否的标准。医学后果论同样存在后果论的共性问题:在医疗实践中如何去计算和衡量一个行为可能产生的不同效果。有些后果可以定量,有些难以甚至无法定量。并且医患之间的文化价值有时候存在差异,每一后果给予的权重是不同的,因此,不应仅仅考虑后果而不考虑动机。

案例介绍

一名晚期癌症患者因病情恶化濒临死亡,家属担心患者无法承受打击,决定隐瞒病情。然而,患者多次表达希望了解真实病情的意愿。医疗团队评估后认为,告知实情可能加重患者心理负担(短期痛苦),但有利于患者安排身后事并与家属道别(长期益处)。最终医疗团队选择尊重患者的自主权,委婉告知病情,并协助患者完成心愿。这一决策体现出后果论在权衡短期痛苦与长期益处后,在尊重患者自主权的前提下实现了生命终末期的整体善。

本章小结

本章阐述了护理伦理理论包含的几个主要理论,介绍了每个理论在实际中的应用以及对护理人员的要求,同时还指出了它们的局限性,让护理人员在实践工作中有章可循,能够更好地选取护理措施。

能力检测

一、单选题

1.护理伦理理论的主要理论观点不包括以下哪一项?(　　)

A.生命论　　　B.人道论　　　C.道义论　　　D.经济学

2.生命神圣论的根源可以追溯到哪些文明?(　　)

A.古埃及和古希腊　　　　　　　B.古印度和古中国

C.古罗马和古波斯　　　　　　　D.古美索不达米亚和古埃及

3.生命质量论强调的是以下哪一点?(　　)

A.追求生命的长度　　　　　　　B.关注生命的深度

C.忽视个体的主观体验　　　　　D.只关注生理健康

4.人道论的核心是(　　)。

A.尊重和实现人的尊严、自由和价值　　B.追求最大多数人的最大幸福

C.强调行为的实际效果　　　　　D.强调个人行为的稳定性

5.道义论的核心观点是以下哪一点?(　　)

A.行为的道德价值取决于其产生的后果

B.行为的道德价值取决于是否与道德法则相一致

C.行为的道德价值取决于其动机或过程

D.行为的道德价值取决于个体的自由和权利

6.功利论的核心主张是(　　)。

A.尊重个体权利　　　　　　　　B.追求"最大多数人的最大幸福"

C.强调行为的实际效果　　　　　D.强调个人的自由权和自我发展

7.后果论与功利论的主要区别是(　　)。

A.后果论更广泛地关注行为后果　　B.功利论特别强调最大化幸福或快乐

C.后果论强调行为的动机和意图　　D.功利论关注行为本身的特征

8.美德论主张个体应具备哪些特质?(　　)

A. 理解、吸收并付诸实践伦理原则与道德规范的特质

B. 追求个人利益最大化

C. 只关注行为的后果

D. 强调外在价值的综合体现

9. 以下哪一项不是儒家美德论的核心德目？（　　）

A. 仁 　　　　　　B. 义 　　　　　　C. 礼 　　　　　　D. 法

10. 美德论在医学伦理学中的作用不包括以下哪一项？（　　）

A. 塑造完美人格 　　　　　　　　　　B. 提供行为的具体指导

C. 促进作为生命存在的人的幸福生活 　　D. 实现"可能生活"乃至"好生活"

二、多选题

1. 护理伦理理论的主要理论观点包括哪些？（　　）

A. 生命论 　　　B. 人道论 　　　C. 道义论 　　　D. 经济学

2. 生命神圣论在哪些领域有实际应用？（　　）

A. 医学 　　　　B. 法律 　　　　C. 教育 　　　　D. 政策

3. 生命质量论的应用包括哪些方面？（　　）

A. 全面评估患者的生活质量 　　　　　　B. 与患者进行有效沟通

C. 关注护理人员的专业生活质量 　　　　D. 只关注生理健康

4. 人道论在护理伦理学领域的应用包括哪些？（　　）

A. 尊重每一位患者的独特人格尊严 　　　B. 提供情感上的支持与安慰

C. 关注患者的生理需求 　　　　　　　　D. 保护患者的隐私权和自主权

5. 道义论的局限性包括哪些？（　　）

A. 过分的形式主义

B. 可能忽略了行为发生的具体情境及其后果

C. 强调个体权利的至高无上

D. 可能无视了社会利益和集体福祉

6. 功利论的应用包括哪些方面？（　　）

A. 权衡各种选择对患者、家庭、医疗团队以及社会福祉的综合影响

B. 合理分配资源以实现整体健康和幸福的最大化

C. 在保护个体权益与维护公共利益之间找到恰当的平衡点

D. 只关注个体的幸福

7. 后果论的应用包括哪些方面？（　　）

A. 评估各方案可能带来的结果，并择取那些能够最大化患者利益的方案

B. 在分配有限的医疗资源时，考虑如何分配能够带来最大的社会福祉

C. 只关注行为的动机和意图

D. 提供一个更为宽泛的伦理框架，允许医护人员在考虑患者福祉的同时，也考虑其他重要的伦理因素

8. 美德论的含义包括哪些方面？（　　）

A. 个体应具备理解、吸收并付诸实践伦理原则与道德规范的特质

B. 个人行为的稳定性对于评价个人美德的重要性

C. 个人自律和自我控制的重要性

D. 只依据一时一事的表现评价个人美德

9. 美德论在医学伦理学中的应用包括哪些？（　　）

A. 提升医护人员的职业道德修养

Note

B. 促进作为生命存在的人的幸福生活

C. 实现"可能生活"乃至"好生活"

D. 只关注个体的美德状态

10. 医学美德论的局限性包括哪些？（　　　）

A. 缺乏在某种情景下医护人员应该具体如何做的建议

B. 缺乏制度化

C. 只能有赖于个人的道德修养

D. 价值多元化导致单独应用美德论指导医护人员的行为往往不能达到良好的效果

（裴本胜）

扫码看答案

第三章 护理伦理规范体系

学习目标

1.知识目标：了解护理伦理的规范体系；熟悉护理伦理的基本规范和范畴，以及护患的权利和义务。

2.能力目标：能正确运用护理伦理相关知识解决护理中的伦理问题。

3.素质目标：树立遵守职业伦理规范的精神。

引言

护理伦理规范是现代医疗体系中不可或缺的一部分，也是护理职业道德的重要组成部分，它指导护理人员在实践中如何履行职责并保持护理行业的道德水准。这些原则是护理伦理学的核心和基石。

案例导入

某市一家知名医院，护理人员小王在为患者进行日常护理时，发现患者的病情突然恶化。然而，主治医生并未及时采取相应治疗措施。小王深知，按照护理伦理的原则，她有义务向患者家属说明情况，并建议采取进一步的治疗措施，如转院。但出于对个人可能承担责任的担忧，小王并未向家属透露实情，而是继续按照医生的指示进行护理。不久后，患者病情进一步恶化，虽经全力抢救，但仍不幸去世。患者家属对此极为不满，认为医院和小王未尽到应有的责任，遂将其告上法庭。

请思考：

1.你如何看待护理人员小王的做法？

2.护理人员小王违背了护理伦理的哪些原则？

第一节 护理伦理的原则

在医疗与健康服务领域中，护理是连接患者与治疗方案的桥梁，是人性关怀与专业技术的完美结合。护理工作的核心不仅在于技术性的治疗操作，更在于对患者身心的全面关怀与尊重。护理伦理原则，作为指导护理人员行为的道德准则和职业操守，是护理伦理基本规范和基本范畴的总纲。领悟和践行护理伦理原则有助于建立良好的护患关系，更好地为人民的身心健康服务。

一、护理伦理的基本原则

1.护理伦理基本原则的内涵 护理伦理的基本原则是指调节护理人员在护理实践中处理各

种人际关系所应当遵循的根本准则。它贯穿于护理道德发展的始终,指导着护理伦理规范和护理伦理范畴,是衡量护理人员道德品质和道德行为的最高标准。

2.护理伦理基本原则的作用 护理伦理基本原则在整个护理规范体系中具有非常重要的地位。第一,它是护理规范体系的核心和纲领,所有的护理规范和护理范畴都贯彻和体现护理伦理基本原则的要求。第二,它是护理伦理道德评价的最高标准。护理伦理道德评价善恶具体标准有很多,但根本上讲,凡是符合护理伦理基本原则的护理道德意识和护理道德行为就是善,反之就是恶。第三,它是护理伦理道德教育和护理伦理道德修养的重要内容,护理道德教育和护理道德修养始终以护理伦理基本原则为宗旨和指导思想。

3.护理伦理基本原则的具体内容 作为指导护理人员行为的根本依据,护理伦理基本原则包含以下三个核心层面,三者相互关联共同构成社会主义护理伦理的根本导向。

(1)救死扶伤,防病治病。

社会主义医疗卫生事业的根本任务是"救死扶伤,防病治病"。当人民的身心健康受到威胁时,护理人员要勇于担当,全力赴救,不辞辛苦,充分运用各种护理方法,维护人民的身心健康。随着传统医学模式向生物-社会-心理医学模式的转变,护理人员要更加注重"防病治病"原则,将临床护理工作拓展到预防领域,实现防治结合。

(2)实行社会主义的医学人道主义。

社会主义的医学人道主义是对传统优秀医德和新时代思想的有机统一。护理人员要不断发扬医学人道主义精神,树立全心全意为人民身心健康服务的理念,关心、爱护、尊重患者,始终把人民的身体健康放在首位。

(3)全心全意为人民身心健康服务。

全心全意为人民身心健康服务是社会主义道德在医疗行业中的具体体现,是护理工作的根本宗旨。"全心全意为人民身心健康服务"要求护理人员应做到将国家利益和人民利益放在首位;在护理实践中,不仅要关心患者的身体健康,还要积极关注和维护患者的心理健康。

二、护理伦理的具体原则

护理伦理的具体原则是在护理伦理基本原则指导下,针对护理实践中具体关系(如护患关系、资源分配等)制定的行为准则,是护理伦理基本原则的细化和完善。

(一)尊重原则

尊重原则指护理人员应尊重患者及其家属的独立而平等的人格尊严,还要尊重患者自主权利。尊重原则首先要求尊重患者的自主性(如手术前自主选择是否接受手术),自主性是尊重原则的核心概念和理论基础。

(二)不伤害原则

不伤害原则指采取医疗护理措施时,无论动机,还是效果,均应避免对患者造成伤害。例如,穿刺时严格遵循操作规范,避免反复穿刺导致额外损伤;用药前核对过敏史,防范药物不良反应等。

(三)有利原则

有利原则指将有利于患者健康放在首位,并切实为患者谋利益的伦理原则。有利原则具体体现在护理人员要树立全面的利益观,真诚关心患者的客观利益(镇痛、康复、节约费用等)和主观利益(合理的心理需求和正当的社会需求)。例如,根据病情调整饮食与康复计划,促进患者身心恢复。

(四)公正原则

公正原则指在处理患者之间、患者与社会之间的利益关系时,要做到公平正直、合情合理。包括两个方面内容:一是人际交往的公正,不论患者的社会地位、经济状况如何,均给予同等尊重;二是医疗资源分配公正,在病床、特殊设备等资源分配时,依据病情轻重、需求缓急等合理分配,避免因身份差异而产生偏袒。

案例分析

晚期癌症患者的知情权与家属保密要求

患者王某,68岁,胃癌晚期伴肝转移,入院接受姑息治疗。其子王先生向医护人员强调:"父亲性格脆弱,请务必隐瞒真实病情,只说'严重胃溃疡'。"然而,患者多次询问医护人员:"我是不是得了癌症?还能活多久?"某日查房时,患者情绪崩溃,哭诉:"我看到了儿子的手机检查报告……我是不是没救了?"家属得知后指责医护人员"监护失职",要求追责。患者随后拒绝进食,表示:"治不好的病,何必浪费钱?"

问题1:分析案例中涉及的护理伦理原则冲突。

解析:

(1)尊重原则。

冲突:患者有权知晓病情,但家属要求隐瞒。

(2)有利原则。

冲突:家属认为隐瞒是"保护患者心理",但剥夺知情权可能阻碍患者规划人生末期事项。

(3)不伤害原则。

冲突:隐瞒可能导致患者对治疗抱有不切实际的期望,而突然告知可能引发心理崩溃。

(4)公正原则。

冲突:若患者不知情,可能继续接受无效治疗,占用姑息医疗资源。

问题2:如果你是责任护士,该如何回应家属的指责并妥善处理患者知情问题?

解析:

(1)共情家属担忧。回复:"王先生,我们理解您想保护父亲的心情。"

(2)阐明法律与伦理要求。回复:"但法律要求我们必须尊重患者本人的知情权,尤其是他已看到报告。"《中华人民共和国民法典》第1219条规定,医务人员在诊疗活动中应当向患者说明病情和医疗措施。避免欺骗伤害,长期隐瞒可能加剧患者的不信任感。

(3)提供替代方案。回复:我们可以共同制订一个温和的告知计划,如心理医生在场支持;重点说明疼痛管理方案;帮助他完成未了心愿。

三、护理伦理原则在执业实践中的应用

护理伦理原则在执业实践中起着至关重要的作用,它们不仅指导护理人员的行为,还确保患者得到尊重、公正和高质量的护理服务。以下是一些核心护理伦理原则及其在执业实践中的具体应用。

(一)尊重原则的应用

应用实例:在提供护理服务前,护理人员应充分告知患者治疗方案、可能的风险及预后情况,

尊重患者的知情权和选择权。对于无法表达自己意愿的患者(如儿童、昏迷者),护理人员应尊重其法定监护人或代理人的决定。

实践策略:通过有效的沟通技巧,如使用清晰、易懂的语言,确保信息传达准确无误;鼓励患者提问,耐心解答,增强患者的信任感和参与感。

(二)不伤害原则的应用

应用实例:护理人员在执行医嘱时,需仔细核对药物剂量、用法,避免给药错误;在进行护理操作时,遵循无菌操作原则,减少感染风险;同时,关注患者的心理需求,避免言语或行为上的伤害。

实践策略:持续学习最新的护理知识和技能,提高专业技能水平;建立错误报告和持续改进机制,及时纠正错误,防止类似事件再次发生。

(三)有利原则的应用

应用实例:护理人员应努力促进患者的健康恢复,通过提供个性化的护理计划、营养指导、心理支持等措施,增进患者的福祉。

实践策略:评估患者的整体健康状况,包括生理、心理和社会方面,制订综合性的护理计划;积极参与患者教育,提高患者的自我管理能力。

(四)公正原则的应用

应用实例:在资源分配(如床位、特殊药物)时,护理人员应基于患者的医疗需求而非社会地位、经济状况等因素进行分配,确保每位患者都能获得必要的护理服务。

实践策略:倡导公平分配资源的政策,与医疗团队合作,优化资源配置;关注弱势群体,如低收入家庭、老年人等,确保他们获得平等的护理机会。

综上所述,护理伦理原则在执业实践中的应用是一个持续的过程,要求护理人员具备高度的专业素养、责任感和道德感。通过不断学习和实践,护理人员能够更好地理解并应用这些原则,为患者提供安全、有效、人性化的护理服务。

| 知行领航站 |

　　一位老年患者因慢性病住院,护理人员不仅在治疗过程中给予专业的护理,还经常与患者交流,了解其心理状态和需求,尊重其生活习惯和饮食偏好,帮助其缓解住院期间的孤独感。这种尊重和关怀不仅提升了患者的治疗效果,还增加了其对护理人员的信任和感激。

第二节　护理伦理基本规范

一、护理伦理基本规范含义

护理伦理基本规范是指护理人员在护理实践中对道德关系的普遍规律的概括和反映。它是在护理道德基本原则指导下的具体行为准则,是协调护理人员与患者、护理人员与其他医务人员、护理人员与社会之间关系遵循的行为准则和具体要求,也是培养护理人员道德意识和道德行为的具体标准。以下是对护理伦理基本规范含义的详细阐述。

(一)行为准则和具体要求

护理伦理基本规范为护理人员在工作中提供了明确的行为准则和具体要求。这些规范旨在确保护理人员在执行护理任务时,能够遵循一定的道德标准,为患者提供高质量、人性化的护理服务。

(二)协调各方关系

护理伦理基本规范在协调护理人员与患者、护理人员与医护人员、护理人员与社会的关系中发挥着重要作用。它要求护理人员在与患者交往过程中,要尊重患者的人格尊严和自主权,维护患者的合法权益;在与医护人员合作时,要保持良好的沟通与协作,共同为患者提供优质的医疗服务;在与社会互动时,要遵守法律法规,积极履行社会责任。

(三)培养护理人员道德品质

护理伦理基本规范还是培养护理人员道德品质的具体标准。它要求护理人员具备高度的责任心、同情心和爱心,能够关注患者的身心健康,为患者提供全方位的护理服务。同时,护理伦理基本规范还强调护理人员的专业素养和职业道德,要求护理人员在工作中保持严谨、认真的态度,不断提高自己的专业技能和知识水平。

(四)现实性与理想性的统一

护理伦理基本规范具有现实性和理想性的统一。一方面,它必须针对现实护理道德问题,符合医务界道德实际状况;另一方面,它也要寄托价值追求、人格目标,期望以此超越现实,具有一定的超前性、理想性。这种统一使得护理伦理基本规范既能够指导现实护理工作,又能够引领护理伦理的发展方向。

知识拓展

护理伦理规范体系的起源

护理伦理规范体系的起源可以追溯到古代。在西方,著名的哲学家柏拉图和亚里士多德就提出了关于护理的伦理思想,这为护理伦理规范体系的发展奠定了早期的思想基础。古代护理伦理注重患者的身体和精神健康,强调护理人员的责任和奉献精神,但受限于当时的社会背景和文化水平,其理论体系尚未完善。《希波克拉底誓言》是古代护理伦理的重要文献,它强调了护理人员对患者忠诚、尊重患者的隐私和尊严的义务。

在早期,护理伦理还与宗教信仰密切相关。例如在中世纪时期,护理伦理逐渐发展成为宗教和世俗两个体系,强调对患者的关爱和救赎。当时医院和修道院成为主要的医疗机构,修道士和信徒通过提供护理服务来实践他们的信仰,形成了中世纪护理伦理的雏形。这一时期的护理伦理强调患者的信仰和灵魂拯救,护理人员需要遵守教规和道德准则,尊重患者的人权和尊严。在中国,传统医学中也蕴含着丰富的护理伦理思想,如中医强调"医乃仁术",虽然没有形成现代意义上的护理伦理规范体系,但这种理念体现了对患者的关爱和尊重,也是护理伦理思想的重要组成部分。

近代护理伦理的产生和发展与近代护理事业的发展密切相关。19世纪中后期是近代护理伦理发展的重要时期,随着护理教育的兴起和专业护理制度的建立,护理伦理开始从宗教和传统文化的束缚中解放出来,逐渐形成了一套独立的道德体系。

二、护理伦理规范体系的未来趋势

（一）适应科技发展的趋势

随着科技的迅猛发展，如人工智能、大数据、远程医疗等技术在护理领域的广泛应用，护理伦理规范体系将面临新的挑战和机遇。在人工智能辅助方面，伦理问题包括如何确保算法的公平性、可解释性，如何保护患者的隐私数据，以及如何处理人工智能与护理人员之间的协作关系等。例如，人工智能系统在进行护理决策时，需要遵循一定的伦理原则，不能因算法的偏见而使患者遭受不公平的对待；同时，患者的数据在被人工智能系统使用时，必须确保严格落实隐私保护措施。远程医疗技术的发展也会带来护理伦理的新问题，例如如何保证远程护理的质量和安全性，如何进行有效的护患沟通并建立信任关系等。未来的护理伦理规范体系需要不断调整和完善，以适应这些科技发展带来的变化，确保科技在护理领域的合理应用，实现既能提高护理效率和质量，又能保障患者的权益和安全。

（二）跨学科融合的趋势

护理伦理规范体系将与多学科实现融合发展。护理工作涉及医学、心理学、社会学、法学等多个学科领域，未来护理伦理将与这些学科的伦理规范相互渗透和借鉴。例如，在老年长期照护中，不仅需要医学护理知识，还需要考虑老年人的心理需求、社会支持体系以及相关的法律权益保障等多方面因素，这就要求护理伦理与心理学、社会学、法学等学科的伦理规范相结合，形成综合的伦理指导原则。这种跨学科融合有助于从多个角度全面地解决护理实践中的复杂伦理问题，提高护理伦理决策的科学性和合理性。同时，跨学科研究也将为护理伦理规范体系的发展提供新的理论和方法，促进护理伦理的创新和发展。

（三）全球化与文化多元性趋势

在全球化的背景下，护理伦理规范体系将呈现出全球化与文化多元性并存的发展趋势。随着国际护理人员的交流合作日益紧密，不同国家和地区的护理伦理观念将相互交流、碰撞并融合。一方面，国际上会逐渐形成一系列具有普适性的护理伦理准则，以促进全球护理工作的规范化和标准化；另一方面，在尊重全球普适性伦理准则的基础上，也需要充分考虑不同文化背景下的护理伦理差异。例如，在某些文化中，家庭在医疗决策中起着重要作用，而在另一些文化中则更强调患者个人的自主决策权。未来的护理伦理规范体系需要在全球化和文化多元性之间找到平衡，既能够适应国际护理发展的共同诉求，又能够尊重不同文化的独特内涵，保障不同文化背景下患者和护理人员的合法权益。

（四）强化患者权益保障的趋势

患者权益保障在护理伦理规范体系中的重要性将不断增强。随着社会的发展和患者自我意识的提升，患者对自身权益的关注度越来越高。未来的护理伦理将更加注重患者的全方位权益保障，不仅包括传统的生命健康权、知情同意权、隐私权等，还将拓展至患者的精神健康权益、参与医疗决策的权益等各个层面。例如，在医疗实践过程中，患者有权参与制订个性化的护理计划，护理人员需要更加积极地倾听患者的意见和需求。同时，对于患者的精神支持和心理关怀也将成为护理伦理规范的重要内容，以确保患者在身体和心理上都能得到全面的照护。此外，在医疗资源分配方面，也将更加注重公平公正地保障患者的权益，避免因资源分配不均而导致患者权益受损的情况。

三、护理伦理基本规范的内容

（一）救死扶伤与忠于职守

救死扶伤是医护人员的神圣职责和最高使命；忠于职守是医护人员应有的敬业精神和职业

Note

操守。救死扶伤、忠于职守是医护人员正确对待护理事业的基本准则,是医疗卫生事业和人民健康利益的根本要求。它要求医护人员正确认识护理职业的人道性、神圣性,以及社会对护理职业的高期望值和对从业者能力要求的高标准化,从而培养医护人员的职业责任心和敬业勤业精神。

(二)积极探索与精益求精

护理人员要积极进取,不断钻研医术、提高业务能力是做好护理工作的动力源泉,这是护理人员应有的道德品质。精湛的技术是护理人员应具备的基本素质。熟练掌握护理业务知识和各项护理操作技能,做到精益求精,是护理工作的必然要求,也是时代赋予护理人员的使命。不断追求熟练的业务技能,不是护理人员个人的责任,而是对患者健康负责的体现。积极探索,勇于创新,钻研医术,精益求精,是医护人员在学风方面必须遵循的伦理准则。因此,护理人员需要不断学习和完善知识结构,充分发扬科学的务实创新精神、进取精神,学好学精业务本领,做好做精业务工作,掌握新的护理技能,从而适应人类健康的需要。

(三)平等交往与一视同仁

平等交往,一视同仁,是医护人员处理医患关系问题必须遵守的准则。平等交往是指医患双方平等相处;一视同仁是指医护人员对千差万别的患者平等对待。患者及其家属把他们的生命健康交给医护人员,医护人员肩负着巨大的责任。医护人员应尊重患者,对待任何患者都像对待亲人一样,真心实意地为他们服务,这是建立良好护患关系的前提与基础。平等地去对待和尊重每一位患者,是对患者权利、尊严的普遍尊重和关心,体现的是人际交往中社会地位和人格尊严的平等,这是护理人员最基本的道德品质。

(四)举止端庄与语言文明

举止端庄,文明待患,是医护人员必须遵守的底线伦理准则。医护人员举止端庄、语言文明,不仅是自身良好素质和修养境界的体现,还有助于取得患者的信任与合作,同时有助于患者康复。举止端庄要求讲究文明行为,使用文明语言。

(五)廉洁行医与遵纪守法

严格遵守《医疗机构工作人员廉洁从业九项准则》,做到廉洁奉公、不徇私情。拒绝任何形式的贿赂和回扣,保持高尚的职业道德和职业操守。治病救人是医护人员的职责,不能以医疗护理谋取私利。廉洁行医、遵纪守法是古今中外优秀医家都十分重视的道德格言。例如著名医家孙思邈提倡:"凡大医治病,必当安神定志,无欲无求。"并指出:"医人不得恃己所长,专心经略财物,但作救苦之心。"在社会主义市场经济的背景下,护理人员一定要保持清醒的头脑,要以廉洁行医的行为,维护白衣天使的社会信誉和形象,坚持原则,维护患者利益。为此要做到:①对待患者一视同仁;②不接受患者赠送的钱物;③如实记录患者住院期间使用的药品及医疗用品数量;④遵守劳动纪律和法律法规。

(六)诚实守信与保守医密

诚实守信,保守医密是医护人员最重要的基本理念,也是医护人员对待患者的基本要求。诚信是立身之本、发展之道。作为医护人员,要做到忠诚于患者,忠诚于医疗及护理事业,诚实守信。倡导和践行诚实守信准则,就必须同弄虚作假、背信弃义、欺诈取巧的不良医风斗争到底。

保守医密,一般要求医护人员做到两点:一方面是保守患者的秘密;另一方面是对患者保守秘密,包括一些暂不宜告知的不良诊断、病情进展、预后等。对患者的隐私和病情信息予以保密,不随意泄露给第三方。

(七)互尊互学与团结协作

互尊互学,团结协作是正确处理医际关系的基本准则。它要求医护人员在共同维护患者利

Note

益和社会公益的大前提下,彼此平等、互相尊重、彼此独立、互相支持、同舟共济、彼此信任、互相协作、彼此监督、互相学习、取长补短、共同提高并发挥优势。护理工作与其他科室工作各有其专长职能和社会功能,不能相互取代,彼此间应该既有分工又有协作。护理工作的广泛性决定了护理人员与医院各类人员、各个部门之间都有着千丝万缕的联系。整体护理的开展更需要医护人员的共同努力和密切协作,才能有利于患者疾病的预防和治疗。要处理好护际、医护、护技、护政等之间的关系,更好地履行自身职责,为患者服务。护理人员必须树立整体观念,在一切有益于患者利益的前提下,顾全大局、团结协作。护理工作是一个团队协作的过程,护理人员要与同事保持良好的合作关系,相互理解、相互支持、互相帮助,在工作中要互相监督,及时发现和纠正不良行为,确保护理工作的顺利进行。

四、护理伦理基本规范在执业实践中的应用

护理伦理基本规范在执业实践中的应用,是确保护理质量、维护患者合法权益和促进护患关系和谐发展的关键要素。以下是一些核心护理伦理基本规范及其在执业实践中的具体应用。

(一)救死扶伤与忠于职守的应用

应用实例:全力以赴抢救生命。在紧急情况下,护理人员需要迅速做出反应,全力以赴地抢救生命垂危的患者。通过运用专业知识和技能,实施有效的急救措施,如心肺复苏、止血、输液等,以挽救患者的生命。

实践策略:在护理过程中,护理人员应始终坚守人道主义精神,关心患者的身心健康,尊重患者的各项权利和人格尊严。通过提供心理支持、情感关怀和人文关怀,帮助患者减轻痛苦和恐惧,提高生活质量。

(二)积极探索与精益求精的应用

应用实例:在严格遵循护理伦理和法律法规的前提下,勇于尝试新的护理方法和技术,如使用新型医疗设备、开展创新护理项目等。面对护理实践中的难题和挑战,积极寻找解决方案,创新护理模式和方法,提高护理效果。

实践策略:注重护理过程中的细节和精准性,如精确计算药物剂量、如实且准确记录患者病情变化等,提高护理的准确性和有效性。建立有效的护理质量监控和反馈机制,定期评估护理效果,收集患者和家属的反馈意见,及时发现问题并加以改进。

(三)平等交往与一视同仁的应用

应用实例:护理人员应平等对待每一位患者,无论其社会地位高低、经济状况好坏、年龄大小或性别差异。在提供护理服务时,要遵循统一的护理标准和操作规范,确保患者得到平等的待遇。

实践策略:通过平等交往,护理人员可以与患者建立互信关系,增强患者的信任感和安全感。这有助于患者更好地配合治疗,提高治疗效果。

(四)举止端庄与语言文明的应用

应用实例:护理人员在与患者交流时,应保持文明礼貌,使用恰当的语言和端正态度。在护理过程中,护理人员的举止应端庄大方,避免给患者带来不适或困扰。

实践策略:注重个人形象和仪态,穿着整洁、得体的护士服,佩戴规范的护士帽和口罩。在与患者交流时,使用亲切、友好的语言,保持微笑和耐心。

(五)廉洁行医与遵纪守法的应用

应用实例:护理人员应坚守职业道德底线,拒绝任何形式的贿赂和违规违纪行为。在工作

中,护理人员应严格遵守相关法律法规和医院规章制度,保障护理行为的合法性和规范性。

实践策略:加强职业道德教育,树立正确的价值观和职业操守。在工作中,始终保持清醒的头脑和坚定的立场,抵御任何形式的诱惑和压力。

(六)言语贴切与保守秘密的应用

应用实例:护理人员在与患者交流时,应使用贴切、恰当的语言,避免使用过于专业或难以理解的术语。同时,护理人员应严格遵守保密原则,切实保护患者的个人信息和病情隐私。

实践策略:在与患者交流时,使用简单、易懂的语言,必要时使用图表、模型等辅助工具进行解释。对于患者的个人信息和病情隐私,护理人员应严格管理,避免泄露给无关人员。

(七)诚实守信与保守医密的应用

应用实例:例如护理人员告知癌症患者化疗可能出现的脱发、恶心等副作用时,应如实说明并同步提供应对措施(如推荐假发、讲解止吐方法),既不增加不必要的恐慌,也不误导患者对治疗的预期。

实践策略:不在公共场合(如走廊、护士站、电梯)讨论患者病情,避免无关人员听到;整理病历、护理记录时,需单独存放或锁入柜中,不随意摆放;向其他医护人员交接病情时,仅告知与治疗相关的必要信息,不涉及无关隐私(如患者的家庭纠纷)。

(八)互尊互学与团结协作的应用

应用实例:护理人员应与医疗团队其他成员保持紧密合作,共同为患者提供全面、协调的护理服务。在工作中,护理人员之间应相互监督,确保护理质量和安全。

实践策略:积极参与医疗团队的讨论和决策过程,分享自己的专业知识和经验。与同事建立良好的沟通渠道,及时分享工作中的问题和经验。

综上所述,护理伦理基本规范在执业实践中的应用是一个全面、系统的过程,要求护理人员具备高度的专业素养、道德感和责任感。通过不断学习和实践,护理人员能够更好地理解和应用这些规范,为患者提供安全、有效、人性化的护理服务。

第三节　护理伦理基本范畴

护理伦理范畴是护理伦理原则和规范的必要补充,同时也受其制约和影响。如果把全部护理伦理关系看成一张网,那么护理伦理原则和规范就是这个网上的经线和纬线,而护理伦理范畴则是这个网上的扭结,正像网上经线和纬线制约着它的扭结一样,护理伦理原则和规范制约着护理伦理范畴。原则和规范主要体现在外在要求层面,范畴体现在内在的自我要求。

一、护理伦理基本范畴内容

护理伦理基本范畴是护理人员在护理工作中应遵循的道德规范和伦理准则的集中体现,它涵盖了多个方面,以确保患者在接受护理服务过程中得到尊重和关爱,同时维护护理人员的职业操守和责任担当。以下是护理伦理基本范畴的详细内容。

(一)权利与义务

权利与义务是护理伦理中最基本的一对范畴,护理人员与患者在享有一定权利的同时也应履行相对应的义务。只有二者并存,才能保障护理工作的正常开展。

1.权利　权利是指公民或法人依法拥有的权力和享受的利益。从护理伦理角度看,权利是指患者在接受护理活动中依法享有的权利和利益,也指护理人员在进行护理工作时依法享有的权利和利益。

(1)患者的权利。

①生命健康权:生命健康权是患者最基本、最重要的权利,是指患者在患病期间所享有的生存权、恢复健康和增进健康的权利。任何情况下医护人员都无权拒绝患者接受治疗的合理要求。

②享受平等医疗权:患者享有生命健康权,也应公正、平等地享有医疗资源与护理资源。医护人员应平等地对待每个患者。

③知情同意权:患者作为独立的个体,有了解自己病情的权利,有要求进行治疗的权利,同时也有拒绝治疗的权利。而医护人员进行医疗救助时也应向患者仔细阐释救助的利弊、风险等情况,让患者对治疗方案有全面的认识与了解,从而做出正确的选择。

④隐私权:在护理工作中,护理人员对患者的个人情况、家庭状况、身体状况会有一定的了解,患者有权要求其进行保密。医护人员除不可透露患者的情况外,更不能私下谈论,将患者的隐私当成笑料,这是有违医德的行为。

⑤监督医疗护理的权利:患者有权对护理工作进行监督,对于护理人员在护理工作中的错误行为以及不满意的方面,患者有权进行指正和批评,也有权向相关部门上报。

⑥对医疗费用等知情的权利:患者依法享有医疗费用使用情况的知情权利。医院应该对各种常规费用明码标价,不得乱开药乱收费,患者有权向相关部门举报医院的不当行为。

(2)护理人员的权利。

①被尊重的权利:护理人员和患者一样,都是独立存在的个体,他们有着专业的学识素养,尽心尽力地工作,值得他人的尊重。

②对患者的护理权:护理人员在护理诊治工作中有权选择诊治的方法和计划,不应受外界无端干涉,其护理行为具有相对独立性。任何扰乱医疗秩序、阻碍护理人员开展护理活动的行为都会依法受到处罚。

③对特殊患者的干涉权:在特定条件下,护理人员有权对患者的身心自由进行适当限制。例如,在患者拒绝治疗或扰乱正常秩序的时候,护理人员可以使用干涉权以保护患者的安全,维护患者的切身利益。护理人员在遇到特殊情况患者,如传染病和精神病患者时,为了避免对他人和社会造成传染和伤害,护理人员有权对其实行隔离以维护正常社会秩序。

④参与工作决策的权利:护理人员与医生同属医护人员范畴,他们作为一个群体,有权参加病例讨论和学术交流活动,参加各种行业协会和专业学术团体,其拥有的工作积极性是对护理事业最大的尊重。

⑤享受合理待遇的权利:护理人员对患者无微不至的关怀,理应按照国家有关规定获取工资报酬、享受福利待遇等。任何情况下都不应克扣护理人员工资,不可降低或取消护理人员的福利待遇。合理的待遇也能进一步调动护理人员全心全意为患者服务的积极性。

2. 义务 义务是指人在法律和道德的约束下,个人对社会、集体和他人应尽的道德责任。其实质是一种自觉履行的责任,不受任何经济关系、阶级关系和社会关系的制约。义务本身只有成为个人的内心追求时,才能转化为自觉的行动。义务的基本形式有法律义务和道德义务两种。护理法律义务是指护理人员必须依法承担的法律责任,具有强制性的特点;护理道德义务是指护理人员自觉履行的防病治病、救死扶伤,维护人们健康及提供临终关怀服务的责任。

(1)护理人员的义务。

①尊重患者自主权:自主权指患者具有自我决策的权利,尊重患者的自主权是实施护理工作的基础。

②尊重患者的人格权和隐私权:人格权是指作为民事主体依法应该得到尊重和保护的权利,护理人员理应尊重每一位患者的人格权,同时应保护患者的隐私,不得在公共场合谈论患者的病

情,这是护理人员应遵守的基本职业道德。

③实事求是地保证护理工作记录真实、完整的义务:在护理工作中会留下大量的护理记录,护理人员应该时刻保持护理记录的真实性、完整性,以确保在有突发情况时找到真实的记录进行准确救助。

④努力提高专业知识素养以及对突发事件应急处理能力的义务:护理人员在工作中经常会遇到突发情况,这要求护理人员要有高层次的知识储备、丰富的经验和对事件的应急处理能力。

⑤参与公共卫生和疾病预防控制工作的义务:当发生自然灾害、公共卫生事件等严重威胁公众生命健康的突发事件时,护理人员应当服从县级以上人民政府卫生主管部门或所在医疗卫生机构的安排,积极主动地参加医疗救护,为人民的生命健康贡献力量。

知识链接

《护士守则》

由中华护理学会组织专家制定,具体条例内容如下。

第一条:护士应当奉行救死扶伤的人道主义精神,履行保护生命、减轻痛苦、增进健康的专业职责。

第二条:护士应当对患者一视同仁,尊重患者,维护患者的健康权益。

第三条:护士应当为患者提供医学照顾,协助完成诊疗计划,开展健康教育,提供心理支持。

第四条:护士应当履行岗位职责,工作严谨、慎独,对个人的护理判断及执业行为负责。

第五条:护士应当关心、爱护患者,保护患者的隐私。

第六条:护士发现患者的生命安全受到威胁时,应当积极采取保护措施。

第七条:护士应当积极参与公共卫生和健康促进活动,参与突发事件时的医疗救护。

第八条:护士应当加强学习,提高执业能力,适应医学科学和护理专业的发展。

第九条:护士应当积极加入护理专业团体,参与促进护理专业发展的活动。

第十条:护士应当与其他医务工作者建立良好关系,密切配合、团结协作。

(2)患者的义务。

①积极配合医疗护理的义务:患者要积极配合医护人员的工作,如实提供个人的相关资料及病情等有关信息,如实、准确、详细地回答医护人员的询问,遵从医嘱,配合治疗。

②严格遵守医院各项规章制度的义务:医院的各项规章制度是医院正常运转的基础,是维护医疗护理良好环境和秩序的有力措施,这需要医护人员与就医人员共同遵守,自觉听从医院工作人员的指挥,有序进行就诊、缴费、离院等活动。

③尊重医护人员的劳动的义务:医护人员工作的复杂性众所周知,在享受医护人员提供的服务时,应该尊重医护人员的人格尊严与劳动成果,自觉维护良好的护患关系。

④支持医疗科学发展的义务:医疗卫生事业的进步对维护全体人民的生命健康有着巨大的帮助,医疗科学发展的最终目的是维护和促进人类健康。因此,患者有义务在自己不受伤害的情况下,经知情同意,对医护人员开展的科研教学活动等提供力所能及的帮助。

(二)情感与理智

1.情感 情感是人们内心世界的自然流露,是人们对客观事物及周围环境的感受及态度体验,如开心、愉悦、痛苦、难过等。道德情感是依据社会道德行为准则和规范,评价自己及他人的言行时所产生的情感,是人们道德意识的外在情感流露。护理道德情感是护理人员以一定的护理道德准则,在处理护患关系或评判护理行为时所产生的态度体验。护理人员道德情感的形成和发展,不仅受物质条件的限制,还受其认知能力、知识水平、世界观以及思想道德的影响。无论护理人员在现实中的处境、情绪如何,只要面对患者,就应该保持护理人员特有的对患者的同情、关心、真诚相助等情感。

(1)同情感:同情感是自觉履行救死扶伤责任的一种人道主义情怀,是促使护理人员为患者提供服务的原动力,是对患者的处境、病痛和不幸在自身情感基础上产生的共鸣,即同情心。护理人员只有具备同情心,才能设身处地地为患者着想,为患者做好各种护理工作,尽自己所能缓解患者的痛苦,帮助患者恢复健康。同情感是护理人员最基本的道德情感。

(2)责任感:责任感是在护理道德情感中具有主导作用的情感,它是在同情感的基础上产生的一种情感。其要求护理人员将救死扶伤作为第一要务,将帮助患者康复作为自己的职责,在日常工作中做到恪尽职守,严谨细致。

(3)事业感:事业感是最高层次的护理道德情感。护理人员若具备强烈的事业感就可以在护理工作中积极进取,不断创新,促进自己人生目标的实现。

2. 理智　理智是道德情感的深层次体现。它主要指人们对是非、善恶、荣辱、美丑的正确认识和深刻感悟,是护理人员对工作中应负道德责任的内心感受,以及对自身行为的评价和认识。理智在护理学中是指护理人员在日常工作中自觉履行对患者、集体以及社会的义务时,对自身行为的自我评判能力。理智是护理人员以护理职业原则和规范为工作评判的出发点,在护理人员的工作素养要求中具有举足轻重的地位,且情感与理智密切相关。

(三)良心与荣誉

1. 良心　良心是道德情感的升华,是人们道德认知、情感以及意志的有机统一,具有稳定性和深刻性。在护理伦理学中,良心是指护理人员在履行对患者、集体和社会义务的过程中,对自身行为应负道德责任的自觉认识和自我评价能力。评价护理人员的职业良心必须以护理伦理原则和规范为依据和准则,护理人员的行为应符合职业良心与职业要求,不符合要求的护理人员应感到惭愧和内疚。

良心有助于护理人员选择符合伦理要求的行为,能够合理有效地监督护理行为,并对护理人员的工作起到评价作用。护理人员的职业良心是一种对其所负道德责任的自觉认知。无论在何种情况下,护理人员都应以满腔热忱和高度负责的态度投入护理实践中,急患者所急,想患者所想,竭尽全力为患者提供无微不至的服务,从而获得良心上的满足与喜悦。

2. 荣誉　荣誉是对道德行为的社会价值所做出的客观评价和主观感受。它包含两层含义:一是指个人对自己行为社会价值的自我意识;二是指人们履行了社会责任,并对社会做出一定贡献之后,得到社会的认可和褒奖。护理人员的荣誉,是指护理人员在履行自己对社会和患者的责任之后,获得社会的尊重和褒奖,同时也是个人对自己护理行为的社会评价所产生的满足感。

护理人员应珍视自己的名誉,不做违法乱纪之事,通过正当的方法和途径获得自己应有的荣誉。将个人荣誉与集体荣誉紧密相连,一方面,脱离了社会的发展、集体的支持,就不可能有个人荣誉;另一方面,社会的进步、集体荣誉的获得也是通过众多个人的努力和奋斗而实现的。

(四)胆识与审慎

1. 胆识　胆识是指护理人员在患者面临风险时勇于担当并善于化解风险的能力。它是建立在关心患者和尊重科学的基础之上。在临床实践中,特别是面对某些特殊患者时,胆识的重要性更加突出。在抢救危重患者时,胆识可以使护理人员把握住有效时机,迅速做出判断,提高诊疗的效率。在患者的损伤不可避免时,胆识可以帮助护理人员做出争取最大利益、降低最小危害的

Note

合理选择。

2. 审慎　审慎即周密谨慎，是指人们在行为之前的思考以及行为过程中的小心谨慎。审慎是护理人员对患者和社会履行义务时高度责任心的具体体现，是每一位护理人员不可缺少的道德修养。护理人员审慎的本质是对患者高度的责任心和严谨的科学态度。审慎主要表现在言语审慎和行为审慎两方面。

（1）言语审慎：言语不仅能治病，还能致病。患者身体的不适会造成心理的敏感，其经常会将注意力集中在自身所患的疾病上。护理人员真诚、温暖、体贴的话语会使患者身心愉悦，更愿意配合护理治疗，更利于尽早康复。护理人员敷衍、刻薄、刺激的话语则会使患者产生不良心理，从而导致病情加重，甚至恶化。因此，护理人员在和患者沟通交流时，切记尊重患者，使用通俗易懂、安慰、鼓励的言语，帮助患者消除焦虑、恐惧的心理，增强战胜疾病的信心。

（2）行为审慎：护理人员在日常工作中必须保持认真谨慎的态度，严格遵守各项规章制度和操作规程。审慎是一种工作美德，护理人员在日常实践中应注意培养和提高自身的审慎意识。审慎对护理人员的行为具有重要的促进作用，有利于避免因疏忽大意而造成的工作失误，提高护理质量，保证患者的生命健康；有利于护理人员更好地钻研专业知识和提高护理技能；有利于护理人员以高度负责的精神对待患者。

综上所述，护理伦理基本范畴涵盖了权利与义务、情感与理智、良心与荣誉、胆识与审慎多个方面。这些范畴相互关联、相互补充，共同构成了护理伦理的完整体系，为护理人员提供了明确的道德指导和行为准则。

案例分析

　　患儿王某，男，3 岁，因误服 5 mL 炉甘石洗剂到某医院急诊。急诊医生准备用 25% 硫酸镁 20 mL 导泻，但将口服误写成静脉注射。治疗的护理人员对医嘱产生疑问但没有按照查对制度向医生问清楚，而是机械地错误执行医嘱，最终导致患儿死于高血镁引起的呼吸麻痹。

　　问题：请问该护理人员发生医疗操作错误的原因是什么？

　　分析：护理工作要求审慎，对每一个环节都要仔细查对、核实。但该护理人员没有履行审慎义务，对患者健康造成了极大损害，违背了护理伦理中对患者负责的原则。护理活动中的审慎是在行为之前的周密思考和行为过程中的小心谨慎。审慎是一种道德作风，是良心的外在表现，是每一个护理人员必备的基本素质。具体包括：工作审慎，即严格遵守各项规章制度和操作规程，在各个环节要做到认真负责、小心谨慎、严谨有序，每项操作要严格查对，认真核实，防止差错，杜绝事故发生；言语谨慎，即深刻认识到"语言能治病，也能致病"，认识到亲切悦耳的语言有保护安慰性作用，刺激性语言可加重病情，甚至危及生命。

　　审慎有助于防止医疗与护理差错事故的发生。以往的教训警示我们，医院差错事故的发生，除部分是技术原因外，多是因为医护人员缺乏应有的责任心和审慎的工作作风。同时，审慎有助于养成良好的工作作风。护理工作者养成审慎的道德品质，在审慎自律过程中不断提高责任感，改善工作作风，才会在护理工作中一丝不苟。

二、护理伦理基本范畴在执业实践中的应用

（一）坚持患者利益优先原则

患者利益优先原则，即患者的利益位于首位，不受任何其他因素的影响。无论面临何种情

况,护理人员首先要尊重并维护患者的利益。

(二)合理处理患者的权利与护理人员的义务之间的关系

护理人员在日常实践中履行自己应尽的职业道德义务,就是对患者权利的尊重。当患者的权利与护理人员的义务之间存在观点不统一或者产生争执时,例如患者拒绝治疗以及相应的护理服务,且这一决定可能会影响患者的康复与健康时,便与护理人员维护患者健康的义务产生了一定的冲突,这时护理人员应以患者健康为中心考虑和处理问题。当患者的权利同护理人员对他人和社会的义务存在矛盾时,例如传染病患者想要护理人员为其病情保密时,这便会妨碍护理人员履行维护社会及公众健康的义务,可能会危及社会公众的利益。护理人员应该处理好各方的利益关系,尽量做到最大限度地维护患者权利,履行自己应尽的义务。

(三)具体问题具体分析

护理工作中要用辩证且全面的观点看问题,做到具体问题具体分析。护理人员既要注重情感在日常护理工作中的重要作用,想患者所想,忧患者所忧,尽心竭力,不忘初心,切实满足患者的一切合理需求,具备同情感、责任感、事业感,使患者无论在身体上还是心理都得到无微不至的照顾,使其早日恢复健康与拥有幸福美满的生活。此外,护理人员更要具备理智的头脑,仔细认真地投入日常工作,理智地思考问题,运用科学、安全、高效的护理工作方法帮助患者恢复健康。

(四)辩证看待胆识和审慎的关系

护理工作中,既要强调审慎的重要性,又不可忽视或否定胆识的作用,恰恰相反,心细还需胆识的加持,特别是抢救急危重患者时,时间就是生命。这就要求护理人员不怕担风险,要把患者的利益放在首位,果断地采取抢救措施,竭尽全力达到风险最小、损伤最轻、安全有效的结果。只有把胆识和审慎统一起来,才可发挥最佳效应。胆识和审慎统一的基础,是护理人员对护理学秉持的科学精神和对患者高度的责任感。

本章小结

护理伦理规范是护理专业领域中不可或缺的一部分,它关乎护理人员的职业操守、患者的权益保障以及医疗服务质量的提升。在医疗技术飞速发展的今天,护理伦理的重要性愈发凸显,它不仅是护理人员行为的道德指南,更是维护医患关系和谐、促进患者康复的关键因素。

护理伦理规范基于对人类生命的尊重和对患者福祉的追求,旨在规范护理人员的行为,确保其在提供护理服务时,能够遵循一定的道德原则。这些原则包括但不限于尊重患者的隐私权、知情同意权等,以及确保护理行为的安全性和有效性。制定和实施护理伦理规范的目的在于提升护理人员的职业道德水平,增强其责任感和使命感,从而为患者提供更加优质的护理服务。同时,护理伦理规范也有助于维护护理人员的职业形象和声誉,提升整个护理行业的公信力和社会认可度。

在临床实践中,护理伦理规范的应用广泛而深入。它要求护理人员在面对各种复杂情境时,能够迅速做出正确的伦理判断,确保患者的权益得到充分保障。此外,护理伦理规范还鼓励护理人员积极参与团队合作,共同为患者提供全面、协调的医疗服务。

能力检测

一、单选题

1. 护理人员在护理实践中尊重患者自主权,以下做法正确的是(　　　)。

A. 患者要求停止治疗,护理人员认为不合理,强行继续治疗

B. 患者选择某种治疗方案,护理人员按照自己的经验为其更改方案

C. 患者想要了解病情,护理人员详细、如实告知

D. 患者对治疗有疑问,护理人员认为解释太麻烦,不予理会

2. 以下护理操作符合不伤害原则的是( )。

A. 护理人员在未消毒的情况下为患者进行注射

B. 护理人员为了尽快完成任务,粗暴地搬动患者

C. 护理人员在为患者输血前仔细核对血型等信息

D. 护理人员未评估患者身体状况就进行灌肠操作

二、多选题

下列哪些做法体现了护理伦理规范体系中的原则?( )

A. 护理人员尊重患者宗教信仰,在饮食安排上特殊对待(尊重原则)

B. 护理人员在护理传染病患者时,做好自身防护以免被感染,同时避免传染给其他患者(不伤害原则)

C. 在护理临终患者时,平等对待不同社会阶层的患者(公正原则)

D. 护理人员为了医院利益,隐瞒患者的一种可行的治疗方案(违背利益原则和诚实原则)

(杨玉丹)

Note

第四章 护理人际关系伦理

学习目标

1.知识目标:识记护患关系、护际关系、医护关系的护理伦理规范,能正确阐述护患关系的内容及模式。

2.能力目标:能运用所学知识认识和处理护理实践中各种人际关系。

3.素质目标:贯彻"以患者为中心"的临床护理伦理要求,树立尊重与关爱患者的意识。

引 言

护理关系(nursing relationship)是指在医疗护理实践中,与护理有直接联系的人们之间的交往关系,包括护理人员与患者、护理人员与医生、护理人员之间、护理人员与其他医务人员,以及护理人员与社会的关系。护理关系是护理伦理学的重要组成部分,它直接关系到护理伦理规范在护理活动中的贯彻落实,对提高护理质量、加强医德医风建设有着重要的意义。因此,护理人员除了不断吸取新知识、研究创新,还要取得患者与其他医务人员的信任,更要与其他医务人员在平等的基础上,相互尊重与合作,恪守护理伦理规范,维持良好的人际关系。

案例导入

患者李某,男,46岁,因生殖器外伤接受泌尿外科手术,术后由于生殖器局部感染和缺血导致部分组织坏死结痂,医生使用抗生素和多次伤口换药后虽然感染得到控制,但是局部情况并没有好转,已经决定为患者实施第二次手术对坏死组织进行切除,患者面临着很大的生理痛苦和心理打击。病房护士长与医生协商请造口伤口护理人员进行会诊,医生由于对造口伤口护理人员的工作不是很了解,对会诊并没有寄予希望。当造口伤口护理人员仔细查看了患者伤口并认真分析情况后,决定使用药物清创的办法去除黑痂,推迟二次手术的安排,并取得了医生的支持。造口伤口护理人员主动、负责任地多次为患者换药,调整用药治疗方案和精心护理,当看到坏死结痂逐渐去除、新鲜的组织生长良好、患者伤口逐渐愈合的时候,不但患者表示对造口护理人员护理工作的感激,医生也对造口伤口护理人员的创新工作给予了充分的肯定和认同。

请思考:以造口伤口护理人员的沟通行为,分析护理人员如何与患者及医生建立良好的关系。

第一节 护患关系伦理

护患关系(nurse-patient relationship)是在护理实践过程中,护理人员与患者及其家属之间产生和发展出的一种工作性、帮助性、社会性的人际关系,它以解决患者在患病期间所遇到的生理、心理、社会等方面的问题为主。这种关系中的所有活动均以专业活动为中心,以保证患者的健康为目的。认清护患关系的含义和特征,明晰护患双方的权利与义务,探究影响护患关系和谐的因素,科学地制定调节护患关系的伦理规范,是提高护理人员职业素养和构建和谐护患关系的客观要求。

一、护患关系的基本内容

护患关系是一种专业性的人际关系,是多元化的互动关系,通常根据护患关系的内容将其分为技术和非技术两个方面。

(一)护患技术关系

1. 护患技术关系的含义 护患技术关系是护患双方在一系列护理活动中建立起来的,以护理人员拥有相关的护理知识及技术为前提的帮助性关系。在技术关系中,护理人员起主导作用,是服务的主体;患者是被服务的对象,是服务的客体。如果护理人员没有扎实的护理知识及良好的护理技能,就无法满足患者在疾病的治疗及护理方面的需要,则不可能建立良好的护患关系。因此,技术性关系是护患关系的基础,是维系护患关系的纽带,一旦脱离技术关系就不能展开护患关系的其他内容。

2. 护患技术关系的内容

(1)治疗性护理操作关系。

基础护理操作:包括生活护理方面,如协助患者进食、洗漱、翻身等。这些看似简单的操作,对于病情较重、生活不能自理的患者来说至关重要。例如,长期卧床患者容易发生压疮,护理人员定时为患者翻身,能有效预防压疮的发生。

专科护理操作:根据不同的科室和疾病,护理人员需要开展相应的专科护理操作。在手术室,护理人员要熟练配合医生进行手术器械的传递,以保障手术的顺利进行;在重症监护病房,护理人员要会操作各种复杂的监护设备,如呼吸机、心电监护仪等,准确记录患者的生命体征数据,为治疗提供依据。

(2)病情观察与评估关系。护理人员需要密切观察患者的病情变化,这是技术性关系的重要组成部分。观察内容包括患者的生命体征(体温、脉搏、呼吸、血压)、意识状态、瞳孔变化、排泄物的性质等方面。例如,护理人员通过观察患者的尿量、尿色,可以初步判断患者的肾脏功能和体液平衡情况。在评估患者病情时,护理人员要运用专业知识,对观察到的信息进行综合分析,判断病情的轻重缓急,及时报告医生并调整护理计划。

(3)健康教育关系。护理人员作为健康教育者,要向患者传授有关疾病的知识、治疗方法、康复技巧和自我护理技能。例如,对于患有糖尿病的患者,护理人员要教会患者如何正确使用血糖仪监测血糖,如何合理安排饮食,包括食物的种类选择、碳水化合物的摄入量控制等,以及如何进行适当的运动,如散步的时间和强度控制等,帮助患者提高自我管理疾病的能力。

(二)护患非技术关系

1. 护患非技术关系的含义 护患非技术关系是护患之间技术之外的,由于护患双方社会、心理、教育、经济等多方面因素的影响,在实施护理技术过程中所形成的道德、利益、法律、文化、价值等多种内容的关系。对护理人员来说,护患非技术关系主要是指在护理过程中的服务态度和服务作风等方面的内容,它是评价护理工作质量的重要标准之一。

2. 护患非技术关系的内容

(1)道德关系:护患道德关系是一种固有的基本关系,是非技术性关系中最重要的内容。护患双方必须按一定的道德规范及原则约束自己的行为,并尊重对方的权利、人格及利益。护理人员在关注疾病的同时,更要尊重和爱护患者,遵守职业道德,对患者尽职尽责。患者也应该遵守就医道德,尊重护理人员的人格和权利,共同构建良好的护患关系。

(2)利益关系:护患双方在相互作用的过程中发生物质和精神方面的利益关系。护患双方利益关系是在社会主义利益原则指导下的平等、互助的人际关系。护理人员的利益体现在护理人员通过自己的技术服务和劳动得到工资、奖金等经济利益,同时因自己的劳动解除了患者的痛苦,也获得了心理上的满足和愉悦;患者的利益体现在支付了一定的医疗费用后得到了医疗护理服务,解除了病痛,恢复了健康,但由于医护人员的天职是救死扶伤、治病救人,这种职业道德的特殊性决定了护患之间的利益关系不能和一般商品等价交换等同,而必须在维护患者健康及利益的前提下进行。

(3)法律关系:在护理实践中,护患双方既受到法律的保护,又受到法律的约束,各自承担法定的责任与义务,时刻以法律规定作为自己的行为准则。对护理人员来说,其护理资格必须得到法律的认可,护理人员必须在法律规定的范围内工作,若触犯法律要追究其法律责任。

知识之窗

从历史上看,古代护理理念深受宗教文化影响,把救护病患作为宗教的慈善活动。由于当时医疗护理技术水平较低,寺院僧侣、修道院修女在治疗、护理患者时,主要秉持怜悯、施恩的人道主义精神照顾患者。也正因为如此,15世纪以前的护理只能是以一种劳务的方式存在,处于家庭护理、经验护理阶段,由于护理尚未独立,主要作为辅助医生工作的角色,因此护患关系也没有独立出来。生物医学的进步为近代护理学的创立奠定了科学基础,南丁格尔的杰出贡献证明护理是一项科学的事业,护患技术关系从此有了更为坚实的根基。

我国从20世纪20年代起,一直主要采取功能制护理模式,该模式以疾病为中心,在护患关系中主要是技术关系发挥作用;20世纪90年代中期转型到整体护理模式——以人的整体健康为中心之后,护理工作的内容包括从健康到疾病全过程的护理,涉及生理、心理、经济、社会等各个方面。此时,护患关系中的非技术因素则开始发挥更大的作用。在护患关系的协调处理中,如果恰当应用心理学方法及技术,会使护患关系更加和谐。

二、护患关系的基本模式

1976年,美国学者萨斯和荷伦德根据医护人员与患者的地位、主动性大小提出了三种医患关系模式,这种模式同样也适用于护患关系(表4-1)。

表4-1 萨斯-荷伦德医患关系模式

类型	特点	适用对象
"主动-被动"型	护理人员处于主动或支配地位,患者完全是被动的	昏迷、手术麻醉、婴幼儿或精神患者
"指导-合作"型	患者具有一定的主动性,但对护理人员治疗措施通常提不出异议,护理人员具有权威性,居于主导地位	最常见的医患关系模式;急性病和外科手术
"共同参与"型	近似同等的权利,共同参与医疗方案的决定与实施,护理人员的责任是"帮助患者自疗"	具有一定医学知识背景或长期的慢性病患者

(一)"主动-被动"型(纯护理型)

该模式中,护理人员处于主动的主导地位,患者处于被动地位。主要适用于休克昏迷患者、精神病患者、急性创伤患者或难以表述主观意识的患者。但这种模式不利于了解患者的疾苦,不利于患者对医疗过程的监督,易导致误诊、漏诊。这一模式的特征是"护理人员为患者做什么",典型地反映了护患之间不平等的地位和作用。萨斯和荷伦德把这种情况下的护患关系视为父母与无助婴儿之间的关系。在这种模式中,护理人员就像父母支配着婴儿的一切活动一样支配着患者的一切诊治活动,这是一种家长集权式的模式。这种模式过分强调护理人员的权威性,而忽视了患者的主观能动性。护理人员不需要与患者进行交流和沟通,也无须征求患者的意见和建议,患者则无条件服从护理人员的处置和安排,失去了表达意愿和主动行为的可能性。

(二)"指导-合作"型(指引型)

该模式是护理人员给予指导、患者有限度地合作的过渡模式。患者有一定的主动性,表现为知晓疾病的发展、有能力判断疾病的治疗过程,可以向护理人员提供有关自己疾病的信息,同时也可提出要求和意见,但护理人员仍具有权威性。护理人员从患者的健康利益出发,制定护理方案和措施,患者则尊重权威,遵循其嘱咐去执行。在这种模式中,护理人员是主角,患者是配角。护理人员对患者进行生理、心理方面的帮助指导,包括常规指导、随时指导、情感指导。这种模式主要适用于清醒的急性、较严重患者。在这种模式中,如果患者具有一定的参与意愿,护理人员也应当考虑其参与的意愿,尊重其参与的权利。否则,同样不利于和谐护患关系的确立。这一模式的特征是"告诉患者做什么",这种模式有利于提高护理效率,有利于及时纠正护理差错和事故。但患者仍处于消极配合状态,护患关系不完全平等,故还不够理想和完美。

(三)"共同参与"型(自护型)

该模式是一种以平等关系为基础的护患关系,这种模式的护患关系是平等的、双向的,双方具有同等的主动性,彼此都具有促使健康恢复的共同愿望。双方共同探讨护理疾病的途径和方法,在护理人员的指导下充分发挥患者的积极性,让其主动配合,亲自参与自己治疗和护理计划的制订、探讨护理措施、反映治疗和护理效果等。而护理人员能认真听取患者的意见,采纳其中合理的部分,与患者一起商讨护理计划。共同参与型护患关系是目前"以人的健康为中心"的护理理念影响下形成的较为理想的护患关系,主要适用于具有一定文化知识的慢性病患者和心理疾病的患者。这一模式的特征是"护理人员帮助患者自我康复"。这种关系在治疗和护理的过程中能充分发挥患者的主观能动性,促使患者开展自我护理活动,加快疾病康复的同时也能促进护患相互交流,形成真诚和相互信任的护患关系,从而提高护理质量。

一般来说,在特定的情况下,这三种护患关系模式都是正确且行之有效的。从"主动-被动"型到"共同参与"型模式,护理人员与患者在护理活动中的作用与地位发生了极大的变化,护理人员对患者的主导或"控制"作用逐渐减弱,患者在自己疾病诊疗过程中的作用逐渐增强。但是,这几种模式难以截然分开,护理人员应充分依据患者的病情、所处环境、医疗设备状况、技术力量等条件来选择合适的模式,只要患者能表达自己的意见,护理人员就应该注意发挥患者的主观能动性和积极性,共同参与疾病的诊疗和护理。

护患双方在护理过程中的相互关系,正是我国社会主义条件下"我为人人,人人为我"价值关系的高度体现。

三、护患关系的特点

(一)多面性

(1)服务与被服务关系:护理人员为患者提供各种护理服务,包括生活护理(如协助洗漱、进食等)、医疗护理(如打针、换药等)和康复护理(如指导肢体锻炼等)。患者作为接受服务的一方，这种服务关系是护患关系的基础。例如，在病房中，护理人员每天定时为患者测量体温、血压等生命体征，这体现了护理人员为患者提供服务的角色。

(2)教育与被教育关系：护理人员亦是健康教育者的角色，要向患者科普疾病相关知识、治疗配合要点和自我护理技巧。患者则是被教育对象，需要学习这些知识和技能。例如，对于患有糖尿病的患者，护理人员要教会他们如何合理控制饮食、正确监测血糖，患者需要认真学习并在日常生活中运用这些知识。

(3)合作关系：护患双方为了患者的健康恢复而相互合作。护理人员需要患者配合护理操作、提供病情变化信息；患者需要护理人员的专业护理和指导。例如，在进行康复训练时，护理人员根据患者的病情制订训练计划，患者积极配合训练，双方共同努力促进患者肢体功能的恢复。

(二)专业性

护患关系建立在护理专业知识和技能基础之上。护理人员经过专业教育和培训，具备医学、护理学等知识体系，能够运用专业技能为患者提供护理服务。例如，在护理危重症患者时，护理人员要运用重症监护知识和技能，如操作呼吸机、进行心电监护等，这些专业操作需要经过严格的培训才能实施。

护理工作有一系列的专业规范和标准，护患关系也受其约束。护理人员在护理过程中必须遵守职业道德规范、护理操作流程等。例如，在静脉输液时，护理人员要严格遵守无菌操作原则、核对制度等，确保输液安全，均体现了护患关系的专业性特点。

(三)互动性

护患之间会进行大量的信息交流。护理人员要通过信息交流了解患者的病情、症状、感受等情况；患者要通过信息交流了解自己的病情进展、护理措施的目的等内容。例如，护理人员在询问患者的疼痛情况时，患者要如实反馈疼痛的部位、程度和性质，护理人员根据这些信息调整护理计划。

在护理过程中，护患双方亦会产生情感交流。护理人员对患者的关心、同情会让患者感受到温暖，增强患者战胜疾病的信心；患者对护理人员工作的认可和感谢也会激励护理人员更好地工作。例如，当护理人员耐心安慰一位情绪低落的患者后，患者的情绪得到改善，这种情感互动有利于护患关系的良好发展。

(四)复杂性

患者的个体差异(如年龄、性别、性格、文化程度等)会使护患关系变得复杂。不同年龄的患者对护理的需求和理解不同，老年人可能更需要耐心的讲解和细致的生活护理，而年轻人可能更关注疾病的治疗效果和康复时间。不同文化程度的患者对疾病知识的接受程度也不同，例如，高学历患者可能希望了解更多的医学原理，而低学历患者可能更需要通俗易懂的解释。

(五)短暂性与长期性并存

在一些急性病治疗或短期住院情况下，护患关系可能是短暂的。例如，患者因急性阑尾炎住院手术，住院时间可能只有几天，在这期间护患关系建立，并随着患者出院而结束。护理人员在短时间内要为患者提供高效的护理服务，帮助患者尽快康复。

对于慢性病患者或需要长期康复护理的患者，护患关系则是长期的。例如，对于脑梗死后需要长期康复护理的患者，护理人员可能要在数月甚至数年的时间里持续为患者提供护理服务，包括定期评估康复效果、调整护理计划等，与患者建立长期稳定的关系。

四、护患关系的影响因素

在医疗活动中，作为医务工作者代表之一的护理人员，只有与患者的关系和谐融洽，护患双

Note

方的利益与价值才能真正地体现出来,才能有效地提高护理质量与患者满意度。护患关系主要受下列因素的影响。

(一)护理人员方面的因素

1.专业知识和技能水平　护理人员的护理操作技术是否熟练直接影响护患关系。例如,熟练的静脉穿刺技术能够减少患者的痛苦。如果护理人员穿刺多次不成功,会让患者产生不满情绪,进而影响护患信任关系。

此外,扎实的专业知识可以使护理人员更好地回答患者的疑问,提供准确的健康教育。当患者询问关于疾病的治疗、预后等问题时,护理人员能够用通俗易懂的语言给予科学的解答,患者会对护理人员产生信任感。

2.沟通能力

(1)语言沟通:护理人员在与患者交流过程中使用的语言方式很关键。使用专业术语过多可能导致患者理解困难,产生误解。例如,在解释药物副作用时,如果护理人员用复杂的医学词汇,患者可能会感到困惑和担忧。而清晰、简洁、通俗易懂的语言则能有效传达信息,增强患者对护理工作的理解和配合。

(2)非语言沟通:护理人员的肢体语言、表情等也会影响护患关系。一个微笑、关切的眼神或者温柔的触摸都能让患者感受到关怀。相反,冷漠的表情、不耐烦的手势会让患者觉得被忽视,从而引发矛盾。

知识之窗

坏消息告知过程

第一,铺垫与引导。

开始谈话时,可以先询问患者对自己病情的理解和看法,了解他们已经知道了哪些信息。例如,"您之前对自己的身体状况有什么了解吗",以此为基础,温和地引导话题向坏消息方向过渡,同时观察患者的情绪反应。

第二,清晰准确传达信息。

使用简单易懂的语言,避免医学术语。如果必须使用专业词汇,要详细解释其含义。例如,不要直接说"您患了急性心肌梗死",可以说"您的心脏有一部分血管突然堵塞了,导致心脏这一块的肌肉因为缺血而受到了损伤"。对于病情的描述要实事求是,但也要注意方式方法,避免过于冷酷地陈述事实。

第三,适当停顿与观察反应。

在传达关键信息后,适当停顿,给患者和家属时间来消化内容。密切观察他们的表情、肢体语言等反应。如果患者表现出震惊、否认等情绪,不要急于继续,而是给予他们表达情感的机会。例如,可以说"我知道这是个很难接受的消息,您可以先缓一缓,有什么问题可以随时问我"。

第四,表达同情与支持。

在告知过程中,始终要表达对患者和家属的同情。可以通过语言和非语言的方式,如轻拍患者肩膀、握住他们的手等。让他们感受到医护人员是和他们站在一起的。例如,"我们知道这个消息对您来说很沉重,我们会一直陪着您度过这个艰难的时期"。

后续还应该耐心回答患者或家属疑问并适时澄清误解,避免给予他们不切实际的期望。及时提供心理支持和资源。

3. 工作态度和责任心 第一,护理人员对工作认真负责的态度是良好护患关系的基础。例如,按时巡视病房,密切观察患者病情变化,能让患者感到自己被重视。如果护理人员工作敷衍,不按时完成护理任务,会降低患者对护理人员的信任度。

第二,具有主动服务意识的护理人员会积极发现患者的需求并提供帮助。例如,主动询问患者是否需要帮助进食、协助翻身等,这种主动关怀有助于拉近护患距离。

4. 情绪状态 护理人员在工作中的情绪也会对护患关系产生影响。如果护理人员自身情绪不佳,如因为工作压力大或者生活中的烦心事而带着负面情绪工作,可能会在与患者交流或护理操作过程中表现出不耐烦、急躁的情绪,从而引发患者的反感。

5. 法律意识 许多护患纠纷是因为护理人员的法律意识淡薄,在护理管理和护理实践中忽视患者权益,未能有效保障患者的各项权利,如知情同意权、隐私保密权等;在护理工作中不按操作规程进行,查对制度执行不严格,导致差错发生;病情观察不及时、不到位,在患者病情变化时不能及时报告医生,导致抢救不及时,引发护患冲突;忽视护理记录的法律作用,漏填、错填护理记录,导致出现护患冲突举证不能等,这些都会引起患者及家属的不满,导致护患冲突。

(二)患者方面的因素

1. 疾病因素

(1)疾病严重程度和疼痛程度:病情严重、疼痛难忍的患者可能会因为身体的不适而情绪烦躁,对护理服务的要求和期望更高,容易对护理人员产生不满情绪。例如,癌症晚期患者由于长期遭受病痛折磨,可能会在接受护理时表现出不耐烦或者挑剔的态度。

(2)对疾病的认知和心理压力:患者对自身疾病的认知程度不同,心理压力也不同。一些患者对疾病过度恐惧或存在误解,可能会把焦虑情绪发泄在护理人员身上。例如,认为自己得了绝症而失去希望的患者,可能会拒绝配合护理人员的护理工作。

通常在疾病不是很严重的情形下,患者的情感体验相对客观,护患间的情感交流相对顺畅。但在身患重症并缺乏相应专业知识的状态下,患者在就医过程中的情感体验会很容易出现偏差。他们要么对诊疗预期抱有不切实际的期望,相信自己能迅速康复;要么陷入极度的沮丧和焦虑体验中,消极应对医护人员的治疗和护理。当患者的情感体验出现偏差时,患者就医过程中的意志也会出现扭曲,特别是某些疾病需要反复治疗、长期护理或者无法治愈时,患者的意志往往会变得非常脆弱,时刻产生危机感,甚至丧失与疾病抗争的勇气。

2. 个人素质和性格特点 通常,文化程度较高的患者可能更容易理解护理人员讲解的知识和护理要求,而文化程度较低的患者可能需要护理人员用更简单、形象的方式进行沟通。同时,性格开朗、乐观的患者一般能够积极配合护理工作,而性格内向、敏感的患者可能对护理工作中的一些细节更加在意,容易产生误解。

3. 期望值差异 不同患者对护理服务的价值观和期望不同。有些患者注重护理的质量和效果,有些患者则更关注护理过程中的人文关怀。如果患者的期望没有得到满足,就可能会影响护患关系。例如,患者期望护理人员能时刻陪伴在身边,但由于护理人员工作繁忙无法满足这一需求时,就容易引发矛盾。

4. 过度维护权益 随着各项医疗法律法规的完善和普及,以及社会人群文化程度的提升,人们的法律意识和维权意识不断增强。尤其是近年来,部分新闻媒体对医疗行业医患、护患纠纷的大量报道,使患者的自我保护意识更加强烈。在就医过程中,一旦感觉个人权益受到侵害,患者就会运用法律武器保护自己。甚至有不少患者及家属,不顾医疗服务的特殊性,把自己置身于商品消费者的位置,出现过度维权的行为。

5. 重医轻护观念 少数患者及家属重视医生的权威,遵从医生的诊断、治疗,但却歧视护理工作,把护理工作视为毫无技术含量、仅是伺候人的事情,这在很大程度上伤害了护理人员的自

Note

尊心和积极性,易引发护患之间的对立情绪,甚至导致护患冲突的发生。

(三)医疗环境因素

1.医院管理水平

(1)护理人员配置合理程度:如果医院护理人员配置不足,护理人员工作负荷过重,就难以确保为每位患者提供及时、优质的护理服务。例如,在繁忙的工作中,护理人员可能无法及时回应患者的呼叫,导致患者不满。

(2)护理管理制度完善性:完善的护理管理制度可以规范护理人员的行为,提高护理质量。例如,严格的护理质量考核制度可以促使护理人员不断提高自身业务水平,良好的排班制度可以保证护理人员有充沛的精力为患者服务。

2.医疗资源紧张程度 拥挤、嘈杂的病房环境会让患者感到不适,影响患者的情绪和对护理服务的满意度。同时,医疗设备是否完备也会影响护患关系。例如,如果医院没有足够的康复设备供患者使用,可能会影响患者的康复进程,进而引发患者对护理工作的不满。

3.医疗费用问题 医疗费用的高低、收费是否透明等因素也会对护患关系产生影响。患者如果对护理费用的构成、收费标准不理解,或者觉得费用过高,就可能会对护理人员产生抵触情绪。

(四)社会和媒体方面的因素

少数媒体,无论是传统媒体还是新媒体,在获取的信息不正确、不全面时,抢先报道新闻以吸引公众注意力。还有一些"标题党"为博眼球,以一些"哗众取宠""故弄玄虚""偷换概念"等手段错误引导读者和群众。

五、护患关系伦理要求

(一)爱岗敬业,精益求精

热爱护理事业、在技术上追求精益求精是建立良好护患关系的基础。护理工作是医疗卫生工作的重要组成部分,护理人员肩负着救死扶伤、保障人民健康的特殊使命,这是一项既平凡又崇高的事业。随着医学模式的转变和护理科学的发展,护理人员的服务对象已转向对社会人群的保健护理。因此,护理人员不仅需要扎实的护理知识和技能,还需要汲取相关学科的知识和技能,不断创新并进行护理科学研究,使护理技术精益求精,以满足人民群众对护理工作的需求。

爱岗敬业的护理人员愿意为工作付出大量的时间和精力。在病房忙碌的时候,他们穿梭于各个病床之间,认真执行医嘱、观察患者病情变化、为患者提供生活护理,毫无怨言。他们对护理事业怀有深厚的情感,将其视为一种使命,而不仅仅是一份工作。他们从内心深处热爱照顾患者,在面对患者的痛苦和需求时,能产生强烈的同情心和责任感。

(二)尊重患者权益

1.尊重患者的人格尊严 护理人员要平等对待每一位患者,不因其社会地位、经济状况、种族、宗教信仰等因素而有所区别。在护理过程中,避免使用侮辱性、歧视性的语言或行为。例如,在为精神病患者护理时,不能因为患者的精神状态异常而嘲笑或贬低他们,要像对待其他患者一样尊重他们的人格。

2.保护患者的隐私权 患者的个人信息,包括病情、身体状况、家庭生活等方面的隐私都应受到保护。护理人员在工作过程中,如在病房讨论病情或进行护理记录时,要注意避免泄露患者隐私。例如,对于患有性传播疾病的患者,不能随意将其病情告知无关人员,包括同病房的其他患者。

3.维护患者的自主决定权 患者有权自主决定自己的医疗护理方案,护理人员应当尊重这一权利。在进行护理操作或提出护理建议时,要充分告知患者相关的信息,包括操作的目的、风险、可能的后果等,让患者在充分了解的情况下做出选择。例如,在进行某些有创检查(如腰椎穿刺)之前,护理人员要详细地向患者说明检查的必要性、可能出现的疼痛和并发症等,由患者自己决定是否接受检查。

(三)关爱患者身心健康

1.关注患者的生理健康 护理人员有责任运用专业知识和技能为患者提供高质量的护理服务,满足患者的生理需求。这包括基础护理,如保持患者身体清洁、舒适,提供合理的营养支持等。例如,为长期卧床的患者定期翻身、按摩,以预防压疮的发生;为不能自主进食的患者提供鼻饲喂养,保证患者的营养摄入。

2.重视患者的心理健康 疾病往往会给患者带来心理压力,护理人员要敏锐地观察患者的情绪变化,及时给予心理支持。例如,对于刚被诊断为癌症的患者,护理人员要陪伴在患者身边,耐心倾听他们的恐惧和担忧,通过安慰的话语和积极的态度帮助患者缓解心理压力。同时,护理人员可以通过组织患者之间的交流活动等方式,增强患者战胜疾病的信心。

(四)公正对待患者

1.公平分配护理资源 在医疗资源有限的情况下,护理人员要公正地分配护理资源。这包括医疗设备的使用时间、药品的分配等。例如,在病房中,如果只有一台便携式超声仪,护理人员要根据患者病情的紧急程度合理安排使用顺序,不能因为个人喜好或其他非医疗因素而偏袒某些患者。

2.平等对待所有患者 每一位患者都有平等获得护理服务的权利,护理人员不能因为患者的身份、经济状况等因素给予不同的对待。所有患者都应该按照护理规范和程序提供同等标准的护理服务。例如,不能因为患者经济条件差而减少对其的护理关怀,或者因为患者是名人而给予特殊照顾,从而忽视其他患者的需求。

(五)诚实守信

护理人员在与患者沟通时,要提供真实、准确的信息。这包括病情的告知、治疗方案的介绍等。例如,当患者询问病情的预后情况时,护理人员要根据医学知识和实际情况给予诚实的回答,不能为了安慰患者而隐瞒重要信息或者给予不切实际的承诺。

如果护理人员对患者做出了某种承诺,如承诺在某个时间为患者提供特定的护理服务或者帮助患者解决某个问题,就一定要遵守承诺。例如,护理人员答应患者会在医生查房后为其详细解释治疗方案,就一定要在约定的时间内履行承诺,这有助于建立患者对护理人员的信任。

六、护患关系的调适原则

护患关系的调适原则是通过护患双方的共同努力,消除护患冲突,是护患关系和谐发展所必须遵循的基本原则。

(一)护患平等原则

护患之间相互尊重、平等相待是调适护患冲突的基础。护患双方都要努力建立这种关系,其中护理人员起主导作用。护理人员必须同情、关爱和体贴患者,平等对待每一位患者。患者也要尊重、平等对待所有的护理人员。事实上,医院各类人员都在直接或间接地为患者服务,他们只是分工不同,并无贵贱之分,若患者不能平等对待他们,就会伤害部分护理人员的自尊心,损害其人格,进而影响护理质量,不利于良好护患关系的建立。

(二)理解互谅原则

互相理解是互相帮助的前提条件,只有护患双方都用理解、体谅的态度对待对方,才能建立起和谐友好的护患关系。患者生病后，其生理与心理均发生变化，由于肉体和精神上的双重折磨，情感和意志都变得很脆弱，缺乏言行的自制力，甚至会将疾苦造成的怨恨迁怒于护理人员。因此，在护患交往过程中，作为护理人员，应根据患者的需要，调整自己的行为方式，不断完善职业角色行为，做到经常换位思考，设身处地地站在患者的角度想问题，感受疾病带给患者的痛苦。对患者宽容、谅解与忍让，急患者之所急，想想者之所想，帮患者之所需，要体贴、关心患者，也要耐心说服、劝导患者，以消除患者的不良情绪，配合其他医护人员完成各项治疗及护理工作，使患者早日康复。作为患者，也要积极配合护理人员的工作，理解护理人员所处的地位，理解护理人员的语言、心情和难处，尊重护理人员的劳动。

(三)求同存异原则

护患双方因为所处的地位、文化背景、生活经历不同，对待事情的态度和处理问题、解决问题的方法也会有差异。要建立良好的护患关系必须求同存异、彼此包容。在护患关系的调适中，首先应该正视差异，承认差异，并不是要消除差异，而是要实现双方利益的一致，这种一致并不是绝对的统一。在护患交往中，双方应该看到根本目的的高度一致性，这也是护患关系与一般人际关系的根本区别所在。无理取闹、得理不饶人，结果只会激化矛盾。因此，在护患交往中应有理、有节。发生冲突时，无理一方应道歉认错，有理一方也应态度平和。护理人员不能以对待常人的标准去要求患者。

(四)尊重科学原则

在护理实践中，护患双方都必须尊重科学。护理人员应严格按照科学规范和要求护理患者；患者也应该充分信任护理人员，如实提供病情、病史等资料，不隐瞒与病情相关的各种情况。

(五)依法调适原则

在法治社会背景下，护患关系与一般的人际关系不同，它是一种特殊的法律关系。

七、护患关系的现状及发展趋势

随着医学科学的进步和社会的发展，护患关系也发生了很大的变化，体现出以下几个方面的特点和趋势。

(一)护患关系的平等化

随着社会法治建设的不断完善，患者的法律意识、权利意识及对护理工作的参与意识也不断增强，护患之间的平等化愈加明显。护患双方应相互尊重。对于临床护理工作中涉及的法律问题，不仅要靠职业道德的约束，也需要借助专项的法律法规来规范护患双方的行为。

(二)护患关系的经济化

随着社会发展和市场化进程的加速推进，民众对于医疗护理服务的要求不断提高，医院在考虑社会效益的同时，也越来越重视经济效益。为了满足不同的市场需求、提高运营收入，护理服务出现了向高端化倾斜的趋势。如设置贵宾病房、特需病房等。商品经济的等价交换原则渗透到护患关系中，使得护患关系呈现出经济化的特点。

(三)护患关系的物化

在现代医学中，护理人员在医疗活动中大量采用物理、化学等医疗设备和材料，改变了传统经验医学的治疗方法。这些设备的使用，一方面极大地提高了工作效率和诊治准确，减少了医疗差错；另一方面，也导致了护理人员对医疗设备的依赖性增强，导致护患之间在思想、情感上的交流减少，使护患关系在一定程度上被物化。

(四)护患关系的多元化

随着现代生物—心理—社会医学模式和整体护理的实施，护理人员的工作内容不断扩展，临床角色也呈现多样化,护理人员不再是被动地执行医嘱而是与医生协商配合完成复杂的医疗操作,是主动地为患者实施健康评估、健康宣教、心理护理等,也是主动地成为患者利益的保障者。护理人员在保持和提高民众健康水平和生活质量上发挥着重要作用。

第二节 其他护理关系伦理

由于护理工作的特点决定了护理人员与医院各个部门、各类人员之间都有联系。因此,良好的护理关系是圆满完成护理任务,为患者提供优质服务,提高护理质量的必要条件,也是护理道德对护理人员职业素质的必然要求。

一、医护关系伦理

(一)医护关系的含义

医护关系(doctor-nurse relationship)是护理人员为了患者的健康及安危与医生建立的工作性人际关系。在整个医疗过程中,医护之间的关系最密切且具有重要的地位。当生物—心理—社会医学模式取代了传统的生物医学模式,医护关系也由"主导-从属"型向"并列-互补"转变。"并列"是指在医护人员之间的相互关系中,医护双方完全处于平等的地位,只有职责分工不同,没有地位高低之分,在诊治疾病中发挥着同等重要的作用,二者缺一不可。"互补"指医护之间交流信息、互相协作、互为补充。医疗和护理共同构成了治疗疾病的全过程,没有诊断治疗,护理就无从谈起;没有护理,诊断治疗也无法落实。因此,在临床工作中,医疗和护理两者应相互监督,互补不足。

(二)医护间的角色期望

疾病的治疗过程就是医护工作互补的过程。医生和护理人员都期望彼此在工作中互相交流信息,互相补充,互相协作,医学社会学称之为相互间的"角色期望"。

1. 医生对护理人员的角色期望

(1)严格认真地执行医嘱,并能理解医嘱的意图和意义。

(2)及时且详细地向医生报告患者的相关病情变化,患者对疾病的态度及心理变化、社会情况,对治疗的反应等信息。

(3)若执行医嘱中有什么问题及时和医生商议,以求更好地解决问题。

(4)具备一定的医学知识和护理知识,具有熟练的护理操作技术及相关的人文社会科学知识,能做好身体、心理护理工作,同时要做好患者家属的护理工作,以保证医疗过程的顺利进行,从而取得治疗的成功。

2. 护理人员对医生的角色期望

(1)诊断正确,治疗处置得当,医嘱明确具体且符合规定,便于执行。在患者不合作时能协助解决问题。

(2)对医嘱执行过程中遇到的问题能给予适当的帮助,在必要和可能时,对医嘱做出修改。

(3)在患者面前注意维护和树立护理人员的威信,充分尊重护理人员的劳动。

(4)具备较高的医学专业知识和一定的心理学、社会学、伦理学等人文社会科学知识,能协助护理人员做好患者及家属的解释安慰工作,同时为护理工作提出意见或建议。

(5)帮助护理人员解决医学专业疑难问题。

Note

（三）医护关系伦理规范

1. 相互尊重，彼此平等 医疗和护理工作目的都是防病治病，为人类健康服务，因此医生和护理人员的地位是平等的，彼此应该相互尊重，平等相待。医护双方要充分认识对方的作用，承认对方的独立性和重要性，配合对方的工作。护理人员要尊重医生，主动协助医生，认真执行医嘱，为医疗工作提出合理化的建议。医生也要理解护理人员的辛勤劳动和无私奉献，重视护理人员提供的信息，及时修正治疗方案。医护之间只有平等对待，才能相互交流诊疗信息，相互理解各自的工作境遇，才能互相配合默契、协调一致。医生的正确诊治与护理人员的优质护理密切结合，才能获得最佳疗效，共同携手解除患者痛苦、缩短病程。

2. 相互信任，分工协作 医疗和护理虽然是两个不同的学科，有着各自独立的体系，但在临床中两者发挥着同等重要的作用，缺一不可。在为患者诊疗的过程中，医生负责对患者疾病的正确诊断和制定恰当的治疗方案，是疾病诊断治疗的主导者。在护理过程中，护理人员发挥着主导作用，医生的诊断和治疗方案需要护理人员创造性的工作才能得以落实，护理人员要根据患者的情况及诊治方案，从生理、心理、社会文化等方面对患者进行整体护理；诊疗的效果还与护理方案的制定与实施密切相关。因此，医生和护理人员的团结协作是医疗工作的基础，是患者康复的前提。在制定各自的方案和实施治疗、护理工作中要彼此多为对方考虑，及时沟通信息，积极为对方排忧解难。只有双方密切配合，才能最大限度地保证对患者诊治及护理工作的顺利进行，促进患者的康复。医生和护理人员在工作中可能会出现一些偏差或纰漏，要注重善意的批评和帮助，而不能相互指责，甚至袖手旁观、幸灾乐祸。

3. 相互制约，彼此监督 医疗过程中任何一种差错行为都会给患者带来身心方面的损害，甚至危及患者生命。为了维护患者的利益，防止差错、事故的发生，医生和护理人员要相互制约、相互监督，护理人员应该及时发现并指出医生诊断或治疗的偏差，医生也应及时发现并指出护理人员的工作疏忽，及时预防、杜绝或减少医疗差错、事故的发生。医生和护理人员之间应开展批评和自我批评，共同纠正医疗卫生服务行业的不良作风，这是医生和护理人员的共同责任。

4. 相互促进，共同提高 由于护理工作的特性，护理人员比医生接触患者的时间长、机会多，更容易发现患者病情及生理指标的变化，并根据观察和了解的情况，及时与医生沟通，提出合理的建议，甚至发现医嘱中的差错，如开错药、用错剂量等情况；护理人员绝不要满足于机械式地执行医嘱，按吩咐被动工作，要努力地做到在业务上不断提高。医生则应该尊重护理人员的劳动，在做好本职工作的同时也应互相学习、取长补短，戒除故步自封、自以为是，这样不仅能提高医疗质量，还有利于建立和谐良好的医护关系。因此，医护之间要彼此了解和理解对方的专业特点，主动配合对方的工作，向对方学习，不断提高自己的专业技术水平。

总之，建立良好的医护关系，不仅可以提高工作质量，还能为患者创造一个安全、和谐融洽的环境，有利于治疗和护理任务的完成，为医学事业的发展奠定良好的基础。

二、护护关系伦理

（一）护护关系的含义

护护关系（nurse-nurse relationship）又称护际关系，是指在护理实践中形成的护理人员与护理人员之间的关系。护理人员之间的人际关系，从年龄来分，可以分为新老护理人员之间和同级护理人员之间的人际关系；从工作联系上分，还可以分为科内和科外（不同科室）护理人员之间的人际关系。护理工作是一项合作性和连续性非常强的工作，护护关系的好坏直接影响到同事之间的团结，影响护理人员的情绪和工作，进而影响护理质量和患者的健康。和谐的护护关系可以使工作顺利、高效地完成，避免差错、事故的发生。

(二)护护关系的伦理规范

1. 相互理解,加强沟通 不同学历护理人员之间、不同职称护理人员之间、上下级护理人员之间、新老护理人员之间、同级护理人员之间都应该相互理解、相互学习、相互尊重,共同维护护理工作的信誉,共同对患者的健康负责。加强沟通交流是护理人员之间增进了解的最好途径,及时地沟通信息,保证信息渠道的畅通,使护理人员了解自己的工作与整个护理工作的关系,掌握工作要点,注重工作细节,及时反馈评价,对于改进工作和提高服务质量,促进患者健康具有十分重要的意义。

2. 相互配合,权责明确 护理工作是一项精细的工作,既要强调团结协作,也要明确分工和职责,体现不同资历护理人员的价值。整体护理本身要求对护理工作进行科学、合理的分工,使护理工作有条不紊、责任明确。护理人员要按照各自的分工和职责,各司其职,恪尽职守,做好本职工作。护理人员之间要为对方的工作提供便利、支持和帮助。另外,护理工作的延续性、及时性等特点又要求护理人员之间团结协作,共同配合,发挥团队的整体合力,才能落实护理工作的每个环节,保证护理工作的顺利进行,提高护理质量和服务水平。

3. 相互尊重,维护同行 护理人员之间应尊重彼此的人格和自尊。在工作上应当相互鼓励,共同切磋;在生活上要相互关心,热情相待,真诚相处。在护理管理层面,管理者要起表率作用,以德服人,以德树威,严于律己,宽以待人,关心、爱护下属;被管理者应尊重上级,虚心求教。护理人员之间关系融洽,形成良好的工作环境和氛围,有利于工作的开展。

4. 相互学习,共同提高 护理工作具有目的的统一性、工作的连续性与协作性、业务的技术性与竞争性等特点。在护理人员之中,各自的年龄、职称不同,业务和能力上也有差别,所以护理人员要在不断进取和自我完善的基础上,互相学习,取长补短,相互切磋业务技术,相互总结经验,以达到共同提高能力的目的。在技术合作方面,资历深、职称高的护理人员具有严格的工作作风和奉献精神;年轻护理人员乐于接受新鲜事物,有时能把陈旧过时的护理经验和方法加以改进和创新。因此,高年资护理人员要关心年轻护理人员的业务能力和技术水平,作为师长不应因循守旧,而应该豁达明智地支持年轻护理人员的改进创新,不断充实自己,接收新知识。资历浅、低职称者要虚心学习,多请教,多在实践中观察,注意经验的积累,努力提高业务能力和技术水平。要立足于本职,从自我做起,在自己的岗位上发挥积极性、主动性和创造性,以自己工作的可靠性和优异成绩去赢得其他护理人员的信任。

(三)护护关系的伦理协调

1. 不同年资护理人员之间人际关系的协调 高年资护理人员具有教导低年资护理人员的义务与责任,要帮助低年资护理人员尽快地提高专业技术水平和处理临床实际问题的能力。在工作中耐心地做好传、帮、带,尊重对方的人格,平等对待、言语和气,不要动辄斥责、教训,不摆架子,不盛气凌人。对低年资护理人员要做到:在思想上热情帮助,在生活中关心体贴,在技术上认真传授,要敢于对下级护理人员负责,对工作不敷衍、不推责任,要尊重和鼓励年轻人创新,不怕其强于自己。低年资护理人员应该尊重高年资护理人员,虚心学习其献身护理事业的精神和严谨的工作作风,学习其对待工作的高度责任心和宝贵的工作经验。在工作中碰到脏活累活要主动去干,给年长者提意见和建议要讲究策略,语气中肯,用词恰当,场合也要尽量适当。总之,高年资护理人员和低年资护理人员之间应互相关心,互相照顾,形成一种民主、和谐的人际关系,使整个护理团队更具有凝聚力和向心力。

2. 同等年资护理人员之间人际关系的协调 同等年资护理人员由于学历、年龄、生活和工作阅历基本相同,对事物的认识态度以及处理问题的方法接近,相互之间比较容易理解和沟通,思想上也容易产生共鸣。但是正因为这种相似性,彼此间容易产生竞争心理,在工作上互相不服气,甚至会互相嫉妒。因此,同年资护理人员之间的相处应遵循与人为善、谦虚相让、相互支持、相互帮助、克服嫉妒的原则。当同事遇到困难时,应伸出友爱之手,热情帮助,当同事取得成绩时,应欣赏对方,虚心学习,要维护同行的威信和利益,切忌在患者面前议论对方的不足或缺陷,不在同事之间拨弄是非。由误解造成同事之间的矛盾,一定要及时解释和说明。

3. 不同科室护理人员之间人际关系的协调 护理工作需要团队合作,包括同一科室和不同科室护理人员的全力配合。只有这样,才能为患者提供良好的护理环境和优质的护理服务。护理人员在同其他科室护理人员交往过程中,必须以诚相待,对工作认真负责。各科室护理人员都有各自的工作困难,应多为对方考虑,尽可能为其排忧解难,在相互借物、借人或领取物品时,都应遵守规章制度。遇有跨科患者,一定不要互相推诿。护理人员之间要协调合作、相互学习、取长补短,以发挥人才的整体最佳效应。

4. 相处不和谐的同事间关系的协调 护理是相互合作且具有连续性的工作,但由于工作的职责知识水平、性格不同等原因,护理人员之间也会产生不和谐的因素。这时,护理人员应做到公平地与对方相处,不敌视、不逃避;充分尊重同事间的隐私权,不探查其隐私作为攻击对方的把柄;不无视对方的存在,与对方谈话时应注视对方;不要在背后说对方坏话,有问题能当面沟通且态度真诚;当对方需要帮助时,主动伸出友爱的援手,获得对方的帮助、赞赏也应予以回报;不讨论应保密的事情,不传播未经证实的消息。

三、护技关系伦理

(一)护技关系的含义

护技关系(nurse-technician relationship)是指在医疗、护理实践中形成的护理人员与医技人员之间的关系。在现代医疗服务中,伴随大量辅助医疗手段与新技术的开发应用,医院设置了越来越多的医技科室,使医技人员成为现代医院中的一支重要力量。护理人员与医技科室人员之间由于工作内容、工作性质和工作环境不同,对同一问题的看法和处理方式也难免存在分歧,这势必影响相互之间的合作。要处理好护理人员与医技人员之间的关系,双方必须以患者利益为重,相互理解、相互尊重、相互支持、相互配合。

(二)护技关系的伦理规范

1. 相互尊重,以诚相待 护理人员与医技人员之间是平等、协作的关系,双方只是分工不同,为了医疗护理的需要,彼此间经常发生联系。因此,护理人员和医技人员之间,要互敬互尊,以诚相待。护理人员要理解和尊重医技人员的专业特点和工作规律,主动配合其工作;医技人员也应考虑到护理工作的紧迫性和重要性,尽可能为护理人员提供方便。由于护理工作的特点,护理人员在工作中还应注意协助医技人员把好安全关、质量关。

2. 相互配合,相互支持 护理人员送检标本、核对检查结果、协助患者做特殊检查、领取患者有关药品等都需要与医技人员产生联系。一方面,这要求医技人员密切配合、认真核对;另一方面,护理人员也必须了解医技科室的工作环境、工作特点,主动与其协作。所以,在工作过程中,双方应遵守相互支持、相互配合、团结协作的道德原则,才能保证医疗质量,提高卫生服务的水平,避免医疗差错和事故。如果发现有关人员有不称职、不道德或危及患者健康安全的行为时,要敢于坚持原则,采取实事求是的态度,积极寻找解决问题的办法,一切从患者的利益出发。

四、护理人员与医院行政、后勤人员关系伦理

随着我国社会的发展,医院管理已由经验管理向科学管理转化,医疗技术设备不断更新,客观形势要求护理人员要协调好与行政管理人员、后勤工作人员的关系,把医疗任务放在首位。

(一)护理人员与行政人员关系的伦理规范

护理人员应该理解、支持行政人员的工作,做到文明礼貌,平等真诚。护理人员既要如实地

反映临床一线的需要,要求行政管理人员解决实际问题,也应该顾全大局,以集体利益为重,严格遵守医院的各项管理制度,主动参与民主管理,使护理工作与行政管理工作紧密结合。行政管理人员要形成为临床医护工作服务的思想,正确行使权利和义务,做到民主、科学决策,要支持、帮助护理人员做好工作,要努力维护护理人员的正当权利和合法的利益,在人员配备、专业培训、设备更新等方面为护理人员着想。

(二)护理人员与后勤人员关系的伦理规范

后勤工作是医院工作的重要组成部分,负责物资仪器设备、生活设施的提供和维护,是护理工作正常进行和取得满意效果的保障,也是医护工作正常运转不可缺少的环节。所以,护理人员要充分认识后勤工作在医疗、护理工作中的重要地位,遇到问题及时与后勤人员联系、协商,支持其完成任务。要尊重后勤人员的劳动,珍惜并爱护其劳动成果。同时,后勤人员也应形成为临床一线服务的思想,对护理人员交代的工作尽职尽责,积极主动地做好后勤保障工作,共同为患者提供优质的服务。

第三节 护理人员与社会公共关系伦理

随着科学技术的发展、医学模式和健康观念的转变,护理工作的范围不再局限于医院,已扩大到社区乃至全社会,护理职能也扩展到预防、治疗、康复、保健、教育、管理等各个方面,护理工作关系到千家万户的健康和社会人群的生命质量。因此,护理工作与社会公共利益的关系也更加密切。

一、护理人员的社会角色和社会责任

(一)护理人员的社会角色

护理事业是一项平凡而崇高的事业,关系着千百万人的健康和千家万户的幸福。因此,护理人员被称为"白衣天使""临床哨兵""生命守护神"。《护士条例》对护理人员的社会地位进行了规定:"护士人格尊严、人身安全不受侵犯。护士依法履行职责,受法律保护。全社会应当尊重护士";"国务院有关部门、县级以上地方人民政府及其有关部门以及乡(镇)人民政府应当采取措施,改善护士的工作条件,保障护士待遇,加强护士队伍建设,促进护理事业健康发展"。随着社区卫生服务的发展,社区护理发展越来越快,并成为护理走向社会化的标志。1998年国际护士会提出了"携手共促社区保健"的主题,把社区护理工作置于重要位置。护理人员职能也由医院向社会扩展,开始走向基层进行公共卫生护理。因此,护理人员的角色也不再是单纯地照顾患者,而是由照顾患者扩展到与其他人员合作,共同维护人类健康。现代护理人员的专业角色将是多方位的。

1.护理服务提供者 护理人员的基本角色是为需要的人群提供护理服务。护理人员应对日常护理工作进行有计划的组织、管理和整体协调,在执行护理计划的过程中,由于病情的变化,护理人员可以对护理计划进行修改、调整,以合理地利用各种资源,提高工作效率,满足患者的需求,为患者提供优质的服务。

2.卫生保健者 随着社区护理的发展,护理的中心由患者转向健康。护理的首要任务是帮助人们预防疾病,维持及提高人们的健康水平。社区护理人员工作在最基层的卫生保健单位,并且经常进行家庭访视,与社区人群的接触最多,是实施预防保健工作的最佳人选。

Note

3. 健康教育者 护理人员依据患者的不同特点进行健康教育,促使人们积极主动地寻求医疗保健,改变不良的生活方式,建立健康行为,提高生活质量,达到预防疾病、促进健康的目的。

4. 护理协调者与合作者 在为患者服务的过程中,护理人员需协调相关医务人员及机构间的相互关系,才能使诊断、治疗、护理和其他卫生保健工作顺利进行,才能保证患者获得最佳的整体性医护照顾。

5. 护理组织者与管理者 护理人员需要对日常护理工作承担组织管理者的角色,需要对人员、物资及各种活动进行合理的组织、协调与控制,有时还需要对有关人员进行培训。

6. 护理研究者 护理专业的发展离不开科学研究,为扩展护理理论知识,发展护理新技术,提高护理质量,促进专业发展,护理人员在临床工作中必须积极地进行科学研究,观察、探索研究与护理相关的问题,从而使护理的整体水平不断提高。

7. 患者权益维护者 护理人员是患者权益的维护者,保证患者的合理要求得到满足,维护患者的权益不受侵犯。

可以说,护理工作在对患者个人服务方面表现出明确的、直接的作用,同时也表现在对社会方面的作用。护理是一项崇高的工作,全社会都应该尊重护理人员、爱护护理人员。

(二)护理人员的社会责任

1. 救死扶伤,防病治病,全心全意为人民身心健康服务 一名合格的护理人员应该尊重、关心患者,时刻关注患者的需要。要尊重患者个人的信仰、价值观及生活习惯,注意保护患者的隐私。护理人员要在做好本职工作的同时,把握护理工作的每一个细节,学会共情,真正为患者着想,考虑他们的需求,想方设法帮助患者减轻和解除痛苦,将科学的护理和爱心奉献结合起来,协调好各方面的关系,提高工作效率,更好地为患者服务。

2. 提供个人、家庭及社区健康服务 随着社会的发展、人们观念的改变,护理对象已不仅仅是身患疾病、寻求治疗的患者,还包括了社会所有人群。护理服务范围也在不断扩大,不仅要负责患病群体的治疗与康复,还要维护健康人群的健康状态,这就要求护理人员走出医院,深入到社区和家庭,积极开展集预防、治疗、保健、康复四位一体的护理服务活动,这要求护理人员提供高水平的护理管理、高技能的护理服务,拥有高标准的护理道德,与服务对象之间建立良好的人际关系。

(三)护理人员的社会地位

护理的发展经历了漫长的历史过程,在医学发展的初级阶段,护理曾经在医疗领域中处于从属地位,一直没有得到足够的重视。在大众的心目中,护理工作缺乏技术含量,人人都能干,不需要特殊的知识,更不需要特殊的伦理要求。直到1854年南丁格尔率众护理人员在克里米亚战争中为救护伤员做出巨大贡献,护理工作才逐渐被重视起来,后来,随着护理学的不断发展和完善,人们逐渐认识到了护理的重要性。如今,护理学的知识体系已经由传统的生物科学扩大到心理科学和社会科学领域,护理人员也不再处于从属地位或仅仅配合医生工作,护理学已经发展成了一门理论严密、技术性强的独立学科。护理人员也越来越受到社会的重视。

二、护理人员与社会公共关系的伦理规范

(一)面向社会,热情服务

护理人员向个人、家庭及社区提供的护理服务,是维护居民健康的第一道防线。由于社区成员年龄段不同、健康状况不同,其健康的需求也多种多样,护理人员要尊重每一位患者应享有的卫生保健权利,文明、礼貌、热情地服务患者,满足患者各种合理要求并主动帮助患者解决各种问题。

(二)钻研业务,持之以恒

社区护理服务内容广泛,服务层面包括生理、心理、社会三方面,是一项综合性的服务,这就要求护理人员必须刻苦钻研业务,通过不断学习,拓宽知识面,具备多学科的知识、理论、预防措施,掌握处理各科常见病、急症的多种技能。

(三)不畏艰难,任劳任怨

社区卫生护理以预防为主,产生效益的周期长,护理效果在短期内往往不明显。因此,要求护理人员要脚踏实地、任劳任怨地做好本职工作,主动参与,服务周到。对于重大灾害和突发事件,护理人员必须发扬救死扶伤的人道主义精神,以高度的责任心参与整个救治和护理过程,不畏艰难,在抢救现场全力以赴进行救治、转移和护理伤员,尽最大的努力减少不必要的伤亡,认真履行护理人员的社会责任。

(四)秉公办事,简洁高效

社区护理工作要求因地制宜、简洁高效,护理人员要充分发挥主观能动性,做到对常见病的处理及时有效,避免病情的发展。同时,护理人员在社区卫生服务中,要坚持维护社会整体利益的原则,以认真、严谨的科学态度,恪守操作规程,遵守各项规章制度。

案例介绍

护理人员小王已从事护理工作10年。在工作上,她兢兢业业,对待患者更是关怀备至,得到了患者的一致好评。有一次,一位年长的老奶奶躺在病床上,无人照看。小王巡视病房时,看到她吃力地支起身体,颤抖着手想去拿桌上的水杯,但总是够不着,小王立即走过去,拿起水杯,协助老人喝水,再帮老人取舒适体位,老人激动地连声说:"谢谢!"

还有一次,小王值夜班,半夜来了一位"急性荨麻疹"的男性患者,他全身泛发大片红斑,呼吸困难,站立不稳,但却没有家人陪伴,小王立即把他扶到病床上躺下,刚躺下患者又开始呕吐,呕吐物把地板弄脏了,病房里马上充满了刺鼻难闻的味道。小王顾不上病房的异味,立即按医嘱给患者吸氧、用药,坚守在旁边。患者呼吸慢慢平稳后,小王便立即清扫污物。天快亮了,看着他呼吸平稳地入睡,小王的心也放松下来。

平时,每次半夜巡视病房时,总有一些小患者们蹬掉被子,露出小肚子。他们的父母亲因白天劳累而睡得很沉,没有及时发觉。小王总是轻轻地帮他们盖上被子,避免孩子着凉感冒。小王说:"我们所从事的护理工作就是处处充满善、充满爱的工作。小小的善与爱里裹藏着非凡的能量,就像一颗小小的北极星可以为万千夜行者指明方向,就像一股涓涓细流能够为行将干渴倒毙的沙漠旅者带来生的希望。"

本章小结

护理人际关系是护理伦理学的核心内容,护患关系是护理人际关系中最基础的人际关系。影响护患关系的因素是多方面的,不断提高护理人员职业道德修养,不断更新知识、提升护理技能,是构建和谐护患关系的重要内容之一。在医疗护理实践中,医护与护护之间应坚持相互尊重、沟通、团结、学习和协助的基本原则,共同为患者健康服务,保障患者权利的实现。

Note

能力检测

一、单选题

1.现代护理实践中护患关系的常用模式是( )。

A.萨斯-荷伦德模式   B.非技术关系模式

C.指导-合作型   D.指导-参考型

2.急诊护理人员与手术室护理人员之间的关系是( )。

A.刚性上下级护护关系   B.柔性上下级护护关系

C.同级护护关系   D.教学护护关系

二、多选题

1.护患关系的特点包括( )。

A.多面性   B.专业性   C.互动性   D.复杂性   E.短暂性与长期性并存

2.护患关系伦理要求护理人员( )。

A.爱岗敬业,精益求精   B.保障患者权益

C.关爱患者身心健康   D.公正对待患者

E.诚实守信

3.护患技术关系的内容( )。

A.治疗性护理操作关系   B.病情观察与评估关系

C.健康教育关系   D.道德关系

E.利益关系

三、论述题

请论述如何促进和谐护患关系的建立。

(王　云)

扫码看答案

Note

第五章 基础护理、整体护理和心理护理伦理

学习目标

1. 知识目标：掌握基础护理伦理、整体护理伦理、心理护理伦理的概念，理解其特点。

2. 能力目标：分析解决基础护理、整体护理及心理护理工作中存在的伦理问题；能运用基础护理、整体护理及心理护理中的伦理原则，开展护理工作，实现和谐的护患关系。

3. 素质目标：树立运用伦理理论给予患者人文关怀的意识。

扫码看课件

引言

本章节主要介绍基础护理、整体护理和心理护理的概念、特点及其相应的护理伦理规范。在临床护理工作中，护理人员每天都要遵循护理伦理原则，完成各种类别的护理工作。例如，实施基础护理时需要严谨认真、细致耐心；开展整体护理时需要总揽全局、观察敏锐；进行心理护理时，需要换位思考、平等尊重等。无论何时何地为谁提供护理服务，护理人员都应遵守护理伦理原则与规范，为患者提供人性化的、优质的护理服务，维护和谐、高效的护患关系。

第一节 基础护理伦理

案例导入

在抢救一名患者的过程中，医生开具口头医嘱阿托品 15 mg 静脉注射，护理人员自觉医嘱有误，反问医生："是阿托品 15 mg 静脉注射吗？"医生回答："是。"护理人员又反问一句："是阿托品 15 mg 静脉注射吗？"医生又答："是。"该护理人员尽管心存疑虑，见医生态度坚决，便遵医嘱实施阿托品 15 mg 静脉注射。最后患者死亡，产生纠纷，调查后告知医生、护理人员均有责任。

该护理人员觉得冤屈：抢救情况下可以执行口头医嘱，护理人员必须要复诉一遍并保留安瓿，抢救结束后及时补录医嘱，自己都是按照规定执行的，医嘱也补录了，值班医生也承认医嘱是他开具的，没有推诿，为什么自己还有错呢。

请思考：该案例中护理人员的行为违背了哪些基础护理道德规范？

一、基础护理

基础护理是护理工作的重要组成部分，在临床进行护理质量评价时，基础护理工作占很大比重。基础护理工作的质量与护理人员的思想道德境界和伦理修养密切相关。因此，护理人员从

Note

事基础护理工作时,必须重视伦理道德修养。

（一）基础护理的概念

基础护理是以护理的基本理论和基本技能为基础,结合人的生理、心理、社会特征及诊疗需要,满足患者基本需求的一系列护理活动。其主要内容包括用药护理、饮食护理、排泄护理、皮肤护理、睡眠护理等。基础护理的质量是衡量护理质量优劣的重要指标之一。因此,掌握护理学的基本理论和技能,培养良好的道德境界,是保障基础护理质量的重要前提。

（二）基础护理的特点

1. 时序性与周期性　基础护理是护理工作中具有共性的技术技能服务,大多数在时间顺序安排上有相应的要求,如晨晚间护理、测量生命体征、发放口服药、血糖的测定等护理操作均具有时序性。许多护理操作的先后顺序不可颠倒,如无菌技术操作要在晨间护理之后,血压的测定应分时段进行。同时,基础护理工作多以常规或制度的形式固定下来,可按时段、按周或按月实施,周而复始,以保障其高效、有序地开展,以满足患者的基本需要。

2. 整体性与协调性　基础护理工作的整体性是指在护理过程中应具备整体护理观念,一方面是要关注患者在生理、心理、社会等各方面的基本需求,另一方面是在各个诊疗、护理环节的相互协调和配合,同时也是从入院到出院全过程的关注和护理。工作中护理人员应用整体护理观为患者提供基础护理服务,同时也为临床诊疗工作提供必要的支持。因此,需要与相关医务人员相互协调、彼此协作,才能为患者提供优质的护理服务。

3. 科学性与艺术性　基础护理工作是科学与艺术的结合体。基础护理工作需要以科学理论为依据,如用药的途径与间隔时间、术前准备、抢救流程等,很多护理操作均需遵循相应的护理程序和护理规范。在护理过程中,需要护理人员根据不同患者的年龄、病情、文化背景等特点,灵活运用沟通技巧,让患者更好地配合诊疗工作,从而建立和谐的护患关系。

（三）基础护理的意义

基础护理对于患者的康复和健康至关重要。首先,可以帮助患者恢复身体功能,提高生活质量,促进患者早日康复。其次,及时发现和处理患者的病情变化,预防并发症的发生,缩短患者住院时间,降低医疗成本。优质的基础护理服务还可以提高患者的满意度和信任度。

二、基础护理伦理

（一）基础护理原则

基础护理原则是确保患者获得全面、安全、有效护理服务的重要保障。通过遵循以下原则,可以提高护理质量,促进患者的康复和健康。

1. 标准预防　通过一系列规范的操作来防止疾病传播和感染,如操作前后手消毒、无菌技术和隔离等。

2. 节力原则　在护理操作中尽量减少不必要的体力消耗,提高工作效率,减少劳损。如掌握正确的体位和操作技巧,以减少身体损伤。合理安排工作时间和任务分配,避免长时间连续工作;使用辅助设备如升降床、滑移布等,减轻搬运患者的负担。

3. 安全原则　在护理过程中采取各种措施,确保患者和护理人员的安全,防止意外事故的发生。如定期检查和维护医疗设备,确保其正常运行;严格按照操作规程执行各项护理操作,避免错误和疏忽;躁动或易发生坠床的患者,拉好床护栏或使用约束带等防护措施。

4. 尊重隐私　在护理过程中保护患者的个人隐私和尊严。如在进行暴露性操作时,尽量减少暴露部位,并使用遮挡物;在集中查房或临床教学时,避免讨论患者敏感信息等。

案例介绍

见习医生观摩流产手术

一天,女青年李某在其丈夫的陪同下,到某医院做无痛人工流产手术。手术过程中,医院安排了8名某医学院的实习生来观摩手术。这些实习生进出手术室时,在门口等待的丈夫曾试图阻拦,被告知安排实习生观摩事先征得了李某的同意。但是,当天下午李某告诉其丈夫,自己因全身麻醉始终处于昏迷状态,根本不知道观摩手术的事。

分析:案例说明该医院安排实习生观摩学习时,没有和患者及其家属进行良好沟通,没有做到尊重患者隐私的同时,顺利开展教学。

5.个性化护理 根据患者的个体差异,制定和实施针对性的护理方案,以满足其独特的需求。在工作中与患者及其家属充分沟通,了解其需求和期望,并在不违反治疗护理原则的前提下尽量满足。

6.舒适护理 通过各种措施,提高患者的舒适度,减轻其痛苦和不适感。如保持床单位整洁、干燥,提供舒适的卧具和枕头;协助患者取舒适体位,定时翻身,预防压疮等。

7.心理支持 通过与患者建立良好的护患关系,提供情感支持和心理疏导,帮助其应对疾病带来的心理压力。鼓励患者表达自己的感受和困惑,及时给予安慰和支持,帮助其树立信心。必要时请专业心理咨询师进行干预。

案例介绍

心理支持柔化医患关系

患者,男,50岁,因急性心肌梗死入院治疗。患者在经历了紧急治疗后,身体状况逐渐稳定,但表现出明显的焦虑、抑郁和失眠症状。他对未来的生活质量感到担忧,对康复过程缺乏信心。责任护理人员主动与患者沟通,了解他的感受和需求,表达关心和支持。向患者解释康复的必要性和可能的效果,帮助他树立战胜疾病的信心。同时,分享其他成功康复的案例,激发患者的希望和勇气。鼓励患者与其家人和朋友保持联系,寻求他们的支持和帮助。协助患者参与社会活动,如病友交流会等,以减轻孤独感和无助感。

8.团队合作 护理人员与其他相关人员密切协作,共同为患者提供优质的护理服务。与其他科室保持密切联系,协调多方资源,共同提高护理水平和服务质量。

(二)基础护理的伦理要求

1.热爱专业,忠于职守 热爱是最好的老师,基础护理工作平凡而琐碎,且任务繁重,老百姓对其认可度不是很高,影响了少数护理人员的基础护理质量。因此,护理人员应提高对本专业的认识,充分认识到基础护理对患者的康复具有重要意义。引导护理人员热爱护理专业,认同专业价值,忠于职守,以自己的辛勤付出和探索精神促进基础护理技术的革新和发展。

2.工作严谨,审慎耐心 基础护理工作的科学性、繁杂性要求护理人员必须严谨、耐心和细致地对待各项具体工作。切不可疏忽大意，无视规章制度或机械地执行医嘱。应密切观察患者病情变化，审查细致，严格执行查对制度、消毒隔离制度和各项操作规范，防止和杜绝差错、事故的发生。

3. 团结协作，勇于创新 基础护理工作涉及面广，在病情监测、生活护理、用药护理、排泄护理等方面，与患者接触、沟通最为频繁，从而获取其生理、心理、社会等方面的基本信息和变化，可及时了解疾病发生和发展的规律，为预防、诊断、治疗、康复等工作提供依据。因此，医生的诊疗工作离不开大量细致、优质的基础护理工作。护理人员与其他医务人员必须团结协作，提升其医疗服务质量。同时，随着科学技术日新月异的发展，基础护理也发生了巨大的变化。在长期的临床护理工作实践中，护理人员要善于发现问题，勇于创新研究，为基础护理理论与技术的不断变革做出努力。

第二节　整体护理伦理

案例导入

某科室收入一位急诊患者，医生匆忙开好医嘱后到手术室做手术（因手术室安排不能调时间）。中午该患者输液完毕，一低年资护理人员检查治疗台及巡视卡后发现无继续输液药物即准备拔针，正好被一高年资护理人员看见。该护理人员知道该患者为禁食患者，认为不可能输液完毕，当即制止拔针行为，并马上翻阅病历，发现是医生由于时间匆忙开具的液体量过少，遂及时通知医生补开了医嘱，避免了该患者可能因补液量不足导致脱水现象的发生。

请思考：

1. 该案例中低年资护理人员的行为违背了哪些基础护理道德规范？
2. 分析发生该结果的原因并提出整改措施。

一、整体护理

(一)整体护理的概念

整体护理是以"人的健康"为中心，以现代护理观为指导，以护理程序为基础框架。并把护理程序系统化地应用于临床护理和护理管理的工作模式。这种护理模式不仅关注患者的身体健康，还重视患者的心理、社会和精神方面的需求，旨在提高患者的整体健康水平，促进患者的康复和提高其幸福感。

(二)整体护理的特点

1. 以患者为中心 整体护理强调以患者的需求和利益为出发点，关注患者的身心健康和生活质量，提供个性化的护理服务。

2. 系统性 整体护理采用护理程序为基础框架，将临床护理和护理管理的各个环节系统化，如采用 PDCA 循环管理方法，实现护理工作的有序推进和全面提升。

3. 综合性 整体护理将患者视为具有生理、心理、社会、文化及发展等多维度需要的综合体，且各方面是动态变化的。以此为基础，提供全方位的、立体化的护理服务，促进患者尽早康复。

4. 团队合作 整体护理强调多学科、多专业的团队合作，包括医生、护理人员、各辅助科室人员、营养师、心理咨询师等，相互合作，共同为患者提供全面的护理服务。

5. 人文关怀 整体护理注重对患者的尊重和关爱,关注患者的情感需求和心理状况,及时高效地提供人文关怀和心理支持。

(三)整体护理的意义

1. 提高患者满意度 整体护理以患者为中心,关注患者的生理、心理、社会、文化及发展等多维度需要,从而提供个性化的护理服务,有助于提高患者对护理工作的满意度。

2. 促进患者康复 整体护理注重各方面的综合护理,有助于提高患者的整体健康水平,促进患者的康复。

3. 提高护理质量 整体护理采用护理程序为基础框架,将临床护理和护理管理的各个环节系统化,有助于提高护理工作的有序性和规范性,从而提高护理质量。

4. 降低医疗成本 整体护理提倡预防为主的理念,注重疾病的预防和健康促进,通过健康教育、生活方式干预等手段,减少并发症的发生,有助于降低医疗成本,减轻患者和社会的经济负担。

5. 提高护理人员职业素养 整体护理要求护理人员具备全面的专业知识和技能,关注患者的身心健康和生活质量,有助于提高护理人员的职业素养和专业能力。同时,整体护理基于现代医学理论和研究成果,运用科学的方法和手段进行护理工作,有助于推动护理学科的发展和创新。

6. 提升医院形象 整体护理以患者为中心,关注患者的身心健康和生活质量,大大提升护理质量和患者的获得感,有助于提升医院的形象。

二、整体护理伦理

(一)整体护理原则

1. 以患者为中心 整体护理的核心是以患者为中心,关注患者的需求和利益,尊重患者的自主权和尊严。

2. 综合评估 整体护理要求对患者进行全面的评估,包括生理、心理、社会和精神等方面,以便制定个性化的护理方案。

3. 多学科合作 整体护理需要多学科的合作,包括医生、护理人员、心理咨询师、营养师等,共同为患者提供全面的护理服务。

4. 预防为主 整体护理注重预防疾病的发生和发展,通过健康教育、生活方式干预等手段提高患者的健康素养和自我管理能力。

5. 持续改进 整体护理强调"没有最好,只有更好",提倡不断学习和创新,主动寻求改进,追求卓越的护理质量。通过及时调整护理方案和措施,持续改进护理质量和效果,提高患者的满意度和生活质量。

(二)整体护理的伦理规范

整体护理的伦理规范是指在实施整体护理过程中,应遵循的一系列道德准则和行为规范。它们是保障患者权益、提高护理质量的重要保障。医护人员应时刻遵循以下规范,以便更好地为患者提供优质的护理服务。

1. 关注患者的需求和利益 医护人员应以患者为中心,关注患者的全方位需求和利益,尽力满足其合理的要求。在制定护理方案时,应充分考虑患者的身体状况、心理需求和社会背景等因素,以提供个性化的护理服务。

2. 尊重患者的自主权 医护人员应尊重患者的自主权,包括知情同意权、隐私权和共同决策权等。在实施任何护理措施之前,应充分告知患者相关信息,并征得其同意。同时,应注重保护患者的隐私,避免泄露其个人信息。

尊重的力量

在美国,一个颇有名望的富商在散步时,遇到一个摆地摊卖旧书的年轻人,他在寒风中啃着发霉的面包。富商怜悯地将 8 美元塞到年轻人手中,头也不回地走了。没走多远,富商忽然又返回,从地摊上拿起两本旧书,说:"对不起,我忘了拿书。其实,您和我一样也是商人!"两年后,富商应邀参加一个慈善募捐会时,一位年轻书商紧紧握着他的手,感激地说:"我一直以为我这一生只有摆摊乞讨的命运,直到您对我说,我和您一样都是商人,才使我树立了自尊和自信,从而有了今天的业绩……"

3. 保持专业素养和技能水平 医护人员应具备扎实的专业知识和技能水平,不断提高自身的专业素养。在工作中,应严格遵守操作规程和安全规范,确保患者的安全和舒适。

4. 维护患者权益 医护人员应维护患者的合法权益,不得侵犯患者的权利。在处理医患纠纷时,应公正、客观地处理问题,保护患者的合法权益。

5. 保持沟通和协作 医护人员之间应保持良好的沟通和协作关系,共同为患者提供优质的护理服务。在合作过程中,应相互尊重、理解和支持,共同出谋划策,共同解决问题。

第三节 心理护理伦理

案例导入

一位男性患者因心脏病住院,由于担心自己的病情和治疗效果,出现了失眠、食欲不振等症状。护理人员通过与他沟通,了解到他的担忧和恐惧,制定了个性化的护理方案。护理人员为他提供了深入浅出的健康教育,解释心脏病的病因、治疗方法和注意事项,帮助他树立应对疾病的信心。同时,护理人员还教会了他放松训练和音乐疗法等辅助治疗方法。经过一段时间的心理护理,这位患者的睡眠质量和食欲均得到明显好转。

请思考:该案例中护理人员的行为体现了哪些心理护理伦理规范?

一、心理护理

(一)心理护理的概念

心理护理是一种在心理学的理论和技术指导下,由护理人员通过各种方式和途径积极影响患者的心理活动,旨在改善患者心理状态、促进患者康复或维持患者健康的护理过程,是整体护理的重要组成部分。

随着整体护理观念的深入,人们更加深刻地认识到心理因素与疾病的相关性。尤其是情绪对健康和疾病的影响,如紧张、失落、不愉快的情绪,会造成不良的心理刺激,从而引起身心疾病。相反,自信、开朗、乐观等积极情绪则有助于患者的康复。因此,心理护理在促进患者康复过程中发挥着重要的作用。

(二)心理护理的特点

1.个性化 每个人的心理状态和需求都是独特的,心理护理强调根据患者的具体情况制定个性化的护理方案。个性化的护理方案制定有助于护理人员更好地了解患者的心理状况、文化背景、性格、爱好等,从而提供更有针对性的支持和帮助。

2.沟通性 心理护理要求护理人员与患者之间建立良好的沟通关系。通过有效的沟通,了解患者的心理需求、担忧和期望,同时也可以帮助患者表达自己的感受和想法。这种双向的沟通有助于建立信任关系,减少患者的焦虑和恐惧。因此,护理人员应掌握一定的沟通技巧,如倾听、非语言沟通、反馈与确认等。

3.情感支持 心理护理能提供情感支持,如护理人员通过倾听、安慰和鼓励等方式,帮助患者增强心理韧性,帮助患者提高应对压力、焦虑和抑郁等负面情绪的能力。同时,应注重寻求患者的重要关系人(如配偶、子女、父母等)的情感支持。

4.预防性 心理护理不仅关注患者当前的心理状态,还注重预防潜在的心理问题。如预期的重大手术、特殊治疗或支持系统变化等,应有意识地进行早期识别和干预,可以防止心理问题的恶化,提高患者的整体健康水平。护理人员可以教给患者一些放松技巧、应对策略和自我调节的方法,帮助患者更好地控制自己的情绪和行为。

5.协同性 心理护理通常与其他治疗方法(如药物治疗、物理治疗等)结合使用,形成综合治疗护理方法。这种协同性的方法可以更全面地满足患者的需求,提高患者信心和治疗效果。

(三)心理护理的意义

1.促进健康 心理护理可以帮助患者缓解焦虑、恐惧、沮丧等负面情绪,获得更多的情感支持和心理安慰,提高其心理韧性和应对能力,从而有助于身体康复。良好的心理状态可以增强患者的免疫力,促进病情的好转。

2.建立和谐的护患关系 心理护理强调与患者之间的沟通和互动,这有助于建立信任关系。通过有效的沟通和互动,可以增进护患之间的理解和信任,建立和谐的护患关系,减少护患纠纷的发生。

3.预防心理问题 通过早期识别和干预,可以防止心理问题的恶化,降低心理疾病及不良事件的发生率。

4.提高护理质量 心理护理是现代护理的重要组成部分,它要求护理人员具备一定的心理学知识和技能。通过心理护理实践,可以提高护理人员的专业素养和护理质量,为患者提供更加全面、优质的护理服务。

综上所述,心理护理在医疗过程中具有非常重要的意义。护理人员应该重视心理护理的作用,为患者提供更加全面、优质的护理服务。

二、心理护理伦理

(一)心理护理原则

1.主动性原则 在心理护理中,护理人员需要主动与患者沟通,了解患者的心理状况和需求。通过主动关心、询问和观察,护理人员可以及时发现患者的心理问题,并采取相应的干预措施。

2.针对性原则 每个患者的心理状况和需求都是不同的,因此心理护理须具有针对性。护理人员需要根据患者的具体情况,以患者为中心,制定个性化的护理方案,提供多维、全面的护理服务,确保护理措施的有效性和针对性。

3.启迪性原则 心理护理不仅要解决患者当前的心理问题,还要启发患者的自我调节和应对能力。护理人员可以通过健康教育、示范指导等方式,帮助患者掌握基本的心理学知识和技

Note

能,提高其自我管理能力。

4. 自我护理的原则 心理护理不仅是护理人员对患者的护理,还包括患者的自我护理。护理人员应注重引导患者学会自我调节和应对压力的方法,如放松训练、积极思考、分散注意力等,帮助其建立健康的生活方式,培养良好的心态。

5. 整体性原则 心理问题往往不是单一存在,而是与疾病、治疗手段、预后及社会支持等相关。心理护理强调身体和心理的相互关系,认为心理健康对身体健康有重要影响。因此,在心理护理中,护理人员需要关注患者的整体健康状况,包括生理、心理和社会等方面。同时,与其他治疗方法(如药物治疗、物理治疗等)综合运用,提高护理质量。

(二)心理护理规范

1. 平等尊重,保守秘密 心理护理以护理人员与患者之间有效沟通、相互尊重、平等相处为基础。平等尊重,保守秘密,是调节护患关系的重要伦理规范。护理人员与患者之间真诚相待、相互信任是进行心理护理的重要前提和基础,只有获取了患者的信任,他们才会把自己内心的困惑、恐惧和无助等倾诉出来,护理人员要绝对保守其秘密。保守秘密既是职业道德的要求,也是法律义务,更是心理护理能有效进行的最基本的要求。如果患者的秘密可能危及自身或他人的安全,则不能固执地死守诺言。

知识之窗

保守病人的秘密

"凡我所见所闻,无论有无业务关系,我认为应守秘密者,我愿保守秘密。"——《希波克拉底誓言》

"医疗机构及其医务人员应当对患者的隐私和个人信息保密。"——《中华人民共和国民法典》

2. 换位思考,情感支持 护理人员在面对不同患者的行为或反应时,应站在对方的角度思考问题,设身处地理解对方的感受和需求。深入分析患者障碍产生的原因,根据不同情况实施心理疏导。同时,与患者家属一起,通过安慰、鼓励和陪伴等方式,帮助患者应对压力、焦虑和抑郁等负面情绪,共同创造条件,促使患者角色正常转化。

3. 了解需求,综合服务 患者比健康状态时更为脆弱,需全面、准确地了解每一位患者的生理状况、心理特点和社会支持系统,提供优质的综合服务。引导患者正视自身面临的问题,启发患者多角度思考问题,并适当安慰、合理疏导,让其树立对抗疾病的信心。同时,提供高质量的生活护理、用药护理、专科护理及中医调理等,提升整体护理质量,促进患者康复。

本章小结

基础护理、整体护理和心理护理的规范学习,有助于培养学生严谨认真的工作作风和全局意识,对于树立接待热心、护理精心、征求意见虚心、诊疗细心、解释耐心的"五心服务"理念具有重要意义。本章内容包括基础护理伦理、整体护理伦理、心理护理伦理的概念、特点及伦理原则,为开展临床护理工作,维护和谐的护患关系提供了伦理依据。在实践中不断内化相关理论,转化成临床实践活动,提升临床护理质量,提高患者的健康服务获得感。

能力检测

一、单选题

1. 在护理实践中,护理人员如何践行安全原则?(　　)

A. 提供高质量的护理服务　　　B. 遵循标准操作程序

C. 定期监测患者状况　　　D. 不断夯实自身的专业知识和操作能力

E. 以上选项都正确

2. 以下哪项不是基础护理的伦理要求?(　　)

A. 热爱专业,忠于职守　　　B. 尊重隐私

C. 工作严谨,审慎耐心　　　D. 节力原则

E. 团结协作,勇于创新

3. 护理人员如何处理患者隐私和保密信息?(　　)

A. 仅在必要时与同事分享患者信息

B. 未经患者同意,不得向第三方透露患者信息

C. 在法律要求或紧急情况下,可以透露患者信息

D. 在集中查房或临床教学时,避免讨论患者敏感信息

E. 以上所有选项都正确

4. 如果患者无法支付心理治疗费用,但确实需要帮助,你应该怎么做?(　　)

A. 告诉患者他们必须自己解决财务问题才能得到治疗

B. 寻找社区资源、慈善机构或滑动收费标准来帮助患者

C. 减少治疗次数以降低成本

D. 减少治疗时长以降低成本

E. 使用效用较低的药物

二、分析题

赵女士,48 岁,因糖尿病并发症住院治疗。在住院期间,她与护理人员小王建立了良好的信任关系,并分享她最近正在经历婚姻危机,并且她的丈夫对她的病情并不关心。事后,小王与同事讨论赵女士的婚姻状况,并将此事告诉了其他同事。消息很快在医院传开,且传到了赵女士的耳中。赵女士感到非常愤怒,她觉得自己的隐私被严重侵犯,对医院的信任度大幅下降。

问题:护理人员小王违反了哪项基础护理伦理原则?请制定解决方案。

(谢桂英)

扫码看答案

Note

第六章 临床特定部门和特殊患者护理伦理

学习目标

1.知识目标:掌握门诊、急诊、手术、危重、儿科、妇产科、老年、传染病、精神病、肿瘤患者及安宁疗护的护理伦理要求。熟悉门诊、急诊、手术、危重、儿科、妇产科、老年、传染病、精神病、肿瘤患者的护理特点;熟悉安宁疗护的含义、脑死亡的判断标准;了解安宁疗护的服务模式。

2.能力目标:能根据特定部门护理伦理要求,为门诊、急诊、手术患者提供相应护理;能根据特殊患者护理伦理要求,分别为危重、儿科、妇产科、老年、传染病、精神病、肿瘤患者提供相应护理;能结合安宁疗护与死亡伦理要求,为生命即将终结的患者提供相应护理。

3.素质目标:工作细致周到,关爱患者,能为患者及家属提供有温度的服务。

引 言

临床护理是医院各类工作的重要组成部分。临床护理水平及护理质量直接关系到医院的诊疗水平及服务质量,关系到患者的健康利益。临床护理伦理是护理人员在临床实践中需要遵守的道德规范,它与临床护理的质量及是否满足患者的健康需求密切相关。因此,无论护理人员在临床特定部门从事护理工作,还是护理特殊患者时,都必须遵循基本的道德原则,以高度的责任感和事业心做好各项工作,达到帮助患者减轻痛苦、恢复健康的目的。

第一节 特定部门护理伦理

案例导入

一对农村夫妇抱着白喉病的患儿来院求治。患儿呼吸困难,医生决定马上做气管切开术,但患儿父母坚决不同意。这时患儿呼吸困难,面部发绀,生命垂危。医护人员反复解释劝导,患儿父母拒绝手术签字,不同意气管切开。急诊医生看到患儿病情危急,毅然将患儿抱到手术室,患儿父母不顾一切追到手术室,在这关键时刻,急诊医护人员以特有的权威劝服患儿父母,并实施手术,患儿得救。

请思考:请对此案例中医务人员的行为进行伦理分析?

一、门诊护理伦理

门诊是医院面向社会的窗口,是医院医疗工作的第一线,是医院直接为公众提供诊断、治疗、护理、预防保健的场所。明确门诊护理特点及其伦理规范,是做好门诊护理工作的重要内容。

（一）门诊护理的特点

1. 情况复杂，管理任务重 普通门诊是防治常见病、多发病的窗口，是患者就医最集中的地方。为了确保患者有序就诊，满足患者及时诊断和有效治疗的需要，缩短患者的候诊时间，护理人员既要做好分诊、检诊、巡诊的工作，还要指引患者化验、检查、取药、注射和处置各项具体工作。因此，门诊的管理任务非常重。

2. 人流量大，预防感染难 门诊人群流量大，患者集中，病情各异，且传染病患者在就诊前难以及时鉴别和隔离。同时，在门诊流动的人群中大部分是患者，患者因抵抗力低下更容易感染。因此，门诊护理人员应该高度重视预防交叉感染，认真做好消毒隔离工作，做好传染病患者或疑似传染病患者的管理。

3. 服务性强，沟通任务重 门诊护理工作既有技术性服务，如预检分诊、治疗、健康教育等；又有非技术性服务，如初诊患者不熟悉医院的环境和工作，需要护理人员做好就诊指导，对复诊患者需要了解心理状态，做好心理疏导，增强其战胜疾病的信心，且门诊患者的病情各不相同，这就要求护理人员提供有针对性的医疗保健服务。不管是技术性服务还是非技术性服务，都需要护理人员与患者或其家属进行沟通交流，而交流的对象情况不一，这就势必造成沟通任务重，需要护理人员做到耐心、细心、热心和服务周到。

（二）门诊护理的伦理要求

1. 热情关怀，高度负责 门诊患者因疾病痛苦，心理紧张，加上对医院环境和制度的不熟悉，拥挤、嘈杂的环境更加重了心理负担。尽管病种、病情不同，但患者都有一个共同的心愿，就是希望能得到医护人员热情的关怀，以尽早解除病痛，恢复健康。护理人员应根据患者的病情做好预检分诊，指导患者挂号及就诊等，并且细心地做好就诊前的各项准备工作，尽量缩短患者的候诊和就诊时间，减少患者的不适。如果遇到病情危重、年老体弱的患者，可以安排提前就诊，特别是危重的患者，还应该做好病情观察和配合抢救工作，利用患者候诊的时间做好健康教育。因此，门诊护理人员要充分理解、同情患者，主动热情地帮助患者就诊。

2. 细心观察，作风严谨 门诊患者的病种多样，病情变化快，并且大部分患者是随来、随治、随走。护理人员可以观察患者的时间有限，护理工作中的任何疏忽大意，如打错针、发错药、生命体征测量不准确、病情观察不到位等，都有可能给患者带来不必要的伤害，甚至危及患者的生命。在治疗护理中，护理人员必须作风严谨，严密观察治疗护理中的微小变化。例如，注射青霉素要让患者留院观察，确认安全后才可用药或离院。治疗时严格执行查对制度，门诊手术坚持无菌操作原则，认真履行护理职责，保证门诊患者的护理质量。

3. 环境优美，安静舒适 保持门诊环境优美、安静和舒适，可使患者心情稳定，提高诊疗护理效果。门诊布局要合理，可设立总服务台、导医处，配备醒目的标志、指示路牌、多媒体查询触摸屏和电子显示屏等，体现方便患者就诊的宗旨；护理人员应认真做好门诊清洁卫生工作，维持良好的就诊环境，禁止随地吐痰、吸烟、大声喧哗及吵闹行为，加强巡视，及时根据患者病情调整就诊顺序；护理人员还要做好门诊污物、污水的无害化处理，做好医院物品和空气的消毒，做好传染病患者的管理，以预防交叉感染。

4. 团结协作，多方配合 门诊护理人员不仅要面对各种各样的患者，还要面对复杂的人际关系。护理人员不仅要处理好与患者、患者家属、医生、其他护理人员及其他科室医技人员的关系，还要帮助协调患者与医生的关系、门诊与其他科室的关系。处理和协调以上关系需要护理人员具备较强的社交能力，注重相互尊重、团结协作。

门诊部护理工作制度

1. 护理人员有良好的仪表、仪容,着装符合职业要求,佩戴胸牌。

2. 严格执行医院及门诊各项规章制度,认真履行岗位职责。

3. 门诊工作人员应关心体贴患者,态度和蔼,礼貌待人,耐心解释。

4. 加强门诊环境管理和秩序管理,门诊服务要做到五优先:危重患者、老年人、孕妇、残疾人、军人优先。预检、分诊、挂号、候诊和就诊有序,诊断室保持"一医一患"。

5. 门诊患者在诊疗过程中应严密观察病情变化,出现异常情况及时处理,主动配合医生进行诊疗。

6. 门诊各科室相互协作,在坚持首诊负责制的前提下,认真履行必要的会诊制度,避免工作纠纷、推诿患者的事件发生。

7. 门诊各医技科室的检查、报告必须做到准确、及时。

8. 门诊各科室与住院部及病房应加强联系,以便根据病床使用及患者情况,有计划地收纳入院患者住院治疗。

二、急诊护理伦理

急诊科是医院诊治急症患者的场所。急诊科护理人员的任务是做好急诊和急救工作。护理人员应注意迅速诊断、及时抢救,做到抢救生命高于一切。对患者要有高度的责任感和深厚的同情心,同其他医护人员密切合作,确保急诊生命通道的先锋作用。急诊护理人员必须具有救死扶伤的高尚品德、熟练的配合抢救技术和丰富的临床护理经验,要有"急而不躁、忙而不乱"的工作作风。

(一)急诊护理的特点

1. 随机性强,必须常备不懈 急症患者病情变化快,来诊时间、人数、病种及危重程度均难预料,因此随机性大、可控性小。尤其遇有交通事故、集体急性中毒、传染病流行等情况,患者常集中就诊,急诊工作十分繁忙,要做到紧张有序,常备不懈,随时做好思想上、业务上的准备,做好急救设备和抢救药品的供应保障,确保随时都能胜任急救的需要。

2. 时间性强,必须争分夺秒 急症患者发病急骤,来势凶猛,一切工作突出一个"急"字,要争分夺秒、迅速处理。急诊护理人员应具备随时高速、高效参与急救工作的能力。赢得了时间,就赢得了生命,因此要争分夺秒、全力以赴参与抢救。

3. 病情多变,必须全力以赴 急症患者病种复杂,疾病谱广,几乎涉及临床各科室,常需多科室人员协作诊疗。因此,要有高效能的组织系统和协作制度。要求急诊护理人员快速准确地做出护理诊断,及时通知有关科室的医生进行诊治与抢救。在医生未到之前,既要做好抢救的准备工作,还要严密监护病情的细微变化,为医生诊断、治疗提供可靠的依据。对病情十分危重的患者,护理人员应主动予以处置,以免延误病情,丧失抢救良机。

4. 感染性强,必须预防为主 急症患者中经常包括各种传染病患者,极易造成交叉感染,因此,要特别注意无菌操作和严格执行消毒隔离制度,积极预防,防止发生医院感染。此外,急诊涉及暴力伤害和意外事件多,要求护理人员加强自我约束,服务周到,防止发生护患冲突。

知识之窗

急诊科工作制度

1.各临床科室选有一定临床经验和技术水平较高的医生、护理人员担任急诊科工作。

2.对急症患者应以高度的责任心和同情心,及时、严肃、敏捷地进行救治。急诊抢救患者到院后 5 min 内开始处置,严密观察病情变化,做好详细记录;疑难危重患者应立即请上级医生诊治或急诊会诊;对危重不宜搬动的患者应在急诊室就地组织抢救,待病情稳定后再护送至病房;对需要立即手术的患者应在 30 min 内做好术前准备,及时送手术室施行手术,必要时在抢救室就地施行手术;送手术室的患者,急诊医生应向病房或手术医生直接交班。

3.急诊室各类抢救药品及器材要准备完善,由专人管理放置于固定位置,便于使用,班班检查,及时补充、更换、修理和消毒。急诊医护人员必须坚守岗位和做好交接班,严格执行急诊各项规章制度和技术操作规范,建立危重患者抢救技术操作程序。

4.建立观察病历,开好医嘱,密切观察病情变化,及时有效地采取诊治措施。

5.遇重大抢救,需立即报请科主任和院领导亲临参加指挥,凡涉及法律纠纷的患者在积极抢救的同时,要及时向有关部门报告。

6.建立查房、学习、传达制度,每天科主任重点查房,主治医生每天查房,值班医生每班查房,值班护理人员每班检查抢救药品及抢救器械,确认抢救仪器设备处于完好备用状态。

(二)急诊护理的伦理要求

1.争分夺秒、敏捷果断 抢救急症患者,必须分秒必争,急诊护理人员必须树立"时间就是生命""抢救就是命令"的强烈观念。要突出一个"急"字,全力以赴地救治患者,尽量缩短从接诊到抢救的时间,救患者于危急之中。因此,护理人员要坚守工作岗位,及时做好各项准备工作,以冷静、果断、敏捷、准确的作风,积极配合医生做好抢救工作。密切做好病情的观察,有效应对各种突发情况,最大化保证患者的抢救成功。慢条斯理或不紧不慢、怕担风险或利用种种借口推诿急症患者的行为,都是缺乏道德的表现。

2.高度负责、耐心周到 急症患者抢救常有一定的风险,护理人员应从患者利益出发,以患者生命为重,不计个人得失,敢于承担风险,高度负责地抢救患者的生命。要根据病情,耐心、周到、及时给予洗胃、人工呼吸、胸外按压、止血、输液等治疗,并详细准确地做好抢救记录。对急诊科可能遇到的特殊患者要从社会公益出发,灵活地采取相应的措施:①对有风险的患者,要敢于承担责任,积极参与抢救;②对意识不清的患者,要有慎独精神,耐心周到地提供服务;③对交通事故或有法律纠纷的患者,在认真做好抢救工作的同时,要详细、准确地做好抢救记录;④对可疑患者要及时向医院值班保卫人员汇报;⑤对留院观察的患者不要放松警惕,不能只留不察,失去留察的目的,要严密观察以防发生意外;⑥对待打架斗殴致伤的患者,应从人道主义出发,以正确的态度对待他们,以最佳的抢救护理方案进行救治,争取达到最佳疗效。

3.深切同情、亲切关怀 急症患者多为突然发病或遭受意外伤害,患者及其家属均无思想准备,心理紧张、恐惧,痛苦不堪,甚至惊慌失措。急诊护理人员要有急患者所急、想患者所想的深切同情心。理解体贴患者及家属的焦虑和痛苦,给予患者亲切关怀、热情帮助和细心的照料。多使用安慰、解释性语言,尽快稳定他们的情绪。始终把抢救患者的生命作为自己的责任,细心观察每位患者的病情变化。特别是对自杀、意外伤害的患者不能埋怨、责怪、讽刺、挖苦。自杀患者由于各种痛苦的折磨,内心有不同程度的创伤,更需要护理人员的热情关怀和照料,要以高尚的情操,耐心劝导他们振作精神,重新点燃其生活的信心和希望。遭受意外伤害的患者及其家属容易惊慌失措,也容易把不冷静的情绪转到护理人员身上,护理人员应深表同情,对患者及家属的态度、情绪予以谅解。护理人员应以沉着冷静的态度,用最快的速度做出准确判断,实施最佳抢救方案,争取最理想的疗效。

4. 团结协作、互相支持 急症患者的抢救成功往往需要几个临床科室的相互协作、共同完成。所有参加抢救的人员包括医生、护理人员、麻醉师、其他医技人员等,都要精诚团结、密切配合、相互理解、相互支持,共同完成抢救患者的重任。如果医护人员相互推诿、配合不当,就会造成严重的后果。护理人员应从全局出发,积极协调,配合各部门主动救治患者,并在救治中发扬不怕苦、不怕脏、不怕累和连续作战的精神,从而有效地救治急症患者。

三、手术护理伦理

护理手术患者是一项充满挑战性的工作,需要护理人员对患者的生理、心理和社会支持系统有一个全面的评估,熟练掌握手术患者的护理流程,恰当应用护理伦理规范,确保护理工作顺利完成。

(一)常规手术护理伦理

1. 常规手术护理的特点

(1)护理工作要求严格:常规手术对于护理工作有着严格的要求。由于手术治疗创伤性的特点,容易造成细菌、病原微生物等侵入患者机体,导致感染。因此,手术护理必须严格遵守并执行各项规章制度,工作要一丝不苟。如手术前有严格的护理准备要求,手术间要严格保持无菌、定期消毒,手术无关人员不得随意进出手术室。术前、术中对每位患者的用药、输血、手术部位等均应严格核对,要防止用错药、输错血、做错手术。手术结束前必须查对手术器械和敷料,防止将异物遗留体内等。

(2)护理流程衔接紧密:手术本身是一个治疗过程,常规手术护理包括术前、术中、术后三个阶段,每个阶段的护理工作都由不同的护理人员承担,通过交接班制度衔接。各阶段紧密相连,以保证手术过程的完整性和连续性,严防差错、事故的发生,使手术取得良好的效果。

(3)护理过程全程协作:手术治疗是一个相对复杂的治疗过程,需要医护人员的通力合作。包括医生的认真诊断和娴熟操作,麻醉师准确、安全的麻醉,技术人员对仪器设备的精心检查、调试和维护,更有护理人员耐心、细致、周到的术前准备、术中配合和术后护理。医护人员齐心协力,配合默契,才能确保手术顺利完成。

2. 常规手术护理的伦理要求

(1)术前护理伦理。

①心理护理,消除顾虑。多数患者对手术治疗手段不够了解,造成情绪波动较大,恐惧心理增加。确定手术治疗后,患者往往心绪难平,常伴有紧张、焦虑、失眠等表现。此时护理人员应主动关心体谅患者,耐心细致地给患者解释手术方案,让患者明白手术对其治疗的必要性。努力帮助患者摆脱不良情绪,鼓励患者以良好的心态接受和配合手术。护理人员应协助医生做好与患者及家属的沟通,消除他们的心理顾虑,使患者安心接受手术。

②认真沟通,知情同意。医疗机构在为患者施行手术之前,有义务向患者或者其家属说明病情、为什么要手术以及手术的风险,患者或者其家属有权决定同意或者不同意进行手术。知情同意是患者的权利,告知是医护人员的义务。因此,医护人员应该在手术前在适当的场合、以适当

的方式向患者及其家属交代手术风险、手术方式、术中及术后并发症、预后等;并取得患者或者其家属签署的手术同意书,确保患者的知情同意权利不受侵害;无法取得患者意见又无家属或者关系人在场,或者遇到其他特殊情况时主治医生应当提出医疗处理方案,在取得医疗机构负责人或被授权负责人员的批准后实施。

③术前准备,程序完备。医生在选择手术治疗时,必须要慎重,要做好手术治疗与非手术治疗、创伤代价与预期效果的利弊权衡。护理人员应该严格按照操作规程,做好术前准备工作。如做好手术区的皮肤准备,根据手术需要做好肠道准备,遵照医嘱给患者用药,准确查对患者姓名、性别、科室、手术诊断、手术名称、手术部位、血型、所需物品,认真细致地做好护理记录。在执行的过程中,注意做好解释工作,以免引起患者的恐惧,同时还要监测执行的效果,若有不妥应及时解决。同时,护理人员应为患者创造一个整洁、安静、舒适的休息环境,保证患者得到充足的睡眠和良好的休息,确保手术顺利进行。

(2)术中护理伦理。

①安全肃静,体恤患者:安全肃静的手术环境是做好手术的前提条件,要加强手术室的制度建设,严格遵守无菌操作规程,禁止无关人员进入手术室。手术器械要认真检查,确保性能完好,抢救物品要齐全,且位置固定。室内环境要保持清洁、无菌,温湿度符合要求。手术过程中,不要在患者面前大声讲话,减少不良刺激,不谈论与手术无关的话题,保持手术室的严肃、安静。患者进入手术室后心理紧张感进一步加剧,护理人员应该陪伴在患者身边,简单地介绍手术室环境,协助患者上手术台,严格按照手术要求暴露手术部位,并注意保暖;协助其他医护人员做好术前指导,指导患者术中配合的方法和告知可能有的感受。手术中密切观察患者情况,随时解决患者提出的合理要求。

②操作娴熟,一丝不苟:手术的每一个步骤都与患者的安危紧密相连,其中很多操作需要护理人员独立完成。因此,在任何情况下都要认真负责、一丝不苟、坚持原则。手术过程中护理人员要熟知手术的步骤和护理配合的要点,并且做到技术熟练、反应灵敏、沉着冷静、果断细致,操作稳、准、轻、快,尽量减少患者身体的暴露,传递器械要眼明手快、准确无误,伤口缝合前要认真清点核对,坚决杜绝手术事故的发生。

③密切配合,作风顽强:手术是由团队共同配合完成的,护理人员要从患者利益出发,服从手术全局的需要,与手术团队成员间通力合作。尤其面对复杂手术时,更需要医护人员密切配合和心理调适,在紧张的情况下,任何一方配合失误都可能导致手术的失败。手术中出现事故时,当事人要勇于承担责任,及时采取补救措施,尽可能减少对患者的伤害,不得欺瞒不报。手术工作是科学严谨的脑力劳动和艰苦的体力劳动相结合的一项复杂劳动,它需要医护人员不仅具有清晰的头脑、敏捷的思维、渊博的医学知识、娴熟的技术操作,还要有强健的身体、顽强的作风和严谨的工作态度。

④理解家属,耐心解疑:患者家属往往急于了解手术进展和结果,护理人员应给予充分的理解,要保持和蔼的态度,耐心回答问题,以解除他们的忧虑和不安。若家属提出不合理要求,干预手术正常进行,护理人员应拒绝并进行解释。手术结束后,医护人员应主动将手术结果告知患者家属,做到热心服务。

(3)术后护理伦理。

①密切观察,谨防意外:护理人员应在手术患者回病房前做好迎接患者的各项准备,与护送患者回病房的医护人员做好详细的交接,包括患者手术过程、生命体征、意识、出血、输血、输液、用药、引流、插管、皮肤等情况,及时告知患者及其家属结果,满足其心理需求。患者回病房后护理人员要密切观察患者的生命体征,准确执行术后医嘱,尤其要注意呼吸道是否通畅,引流管和导尿管有无异常,手术创口有无渗血,生命体征是否正常,有无休克、内出血等现象,发现异常时应及时通知医生,并协助做好紧急处理,尽量减少或消除术后可能发生的意外,确保手术成功。

Note

②安抚鼓励,促进康复:患者麻醉苏醒后,伤口疼痛开始发作,活动及饮食受限,有时身上还插有各种管道,给患者带来很大的痛苦。患者通常十分关心手术效果,手术护理人员应守护在患者身旁,及时告诉患者手术进行得很顺利,增强其康复的信心。有些患者因手术失去某些生理功能或机体组织,产生不良情绪,护理人员应体会患者的痛苦并理解患者的心情,给予有效的心理护理,尽量减轻患者的痛苦,创造良好的病房环境,同时告诉他们要适度锻炼,增强信心,促进患者早日康复。

知识之窗

普外科一般护理常规

术前护理:

1.协助医生准确、及时地做好患者的全面检查。

2.评估患者的身心状况和需求,做好心理护理和健康教育。

3.做好呼吸道准备,戒烟,进行深呼吸和有效咳嗽咳痰的训练,预防上呼吸道感染。

4.做好胃肠道准备,根据病情给予合理饮食,一般术前禁食 12 h,禁饮 4~6 h。

5.做好手术区域皮肤准备,防止切口感染。

6.配血,完成药物过敏试验。

7.保证患者良好睡眠,根据需要适当应用镇静药。

8.按要求为患者留置胃管、导尿管等。

9.执行术前用药,将病历、术中带药交给手术室工作人员,并做好交接记录。

10.根据不同手术要求铺好麻醉床,备好术后用物。

术后护理:

1.妥善安置患者,做好手术患者交接记录。

2.与麻醉师交班,了解术中情况及术后注意事项。

3.根据手术、麻醉方式以及全身状况选择合适的体位。

4.正确连接各种管道,妥善固定,保持引流通畅,观察引流液的颜色、性质、量并记录。做好引流管留置期间的护理。

5.正确执行术后医嘱。

6.严密监测生命体征的变化直至平稳。

7.保持呼吸道通畅,按需要给予吸氧。

8.观察切口有无渗血、渗液。

9.注意保暖,防止意外损伤。

10.给予饮食指导,保证患者的营养需求。禁食期间注意口腔卫生,给予口腔护理 2 次/日。

11.保证患者休息,必要时遵医嘱给予镇痛药。

12.加强基础护理,指导、协助患者有效咳嗽、翻身、拍背、做深呼吸运动,防止发生并发症。

13.根据病情鼓励、指导、协助患者尽早下床活动,进行循序渐进的功能锻炼。

14.评估患者的身心状况,做好心理护理。

15.评估患者和家属的需求,做好健康教育和出院指导。

（二）整形外科手术护理伦理

1. 整形外科手术护理特点

（1）专科护理特色强：整形外科手术是一门医学审美艺术，除遵循一般外科手术要求外，还需要遵循美学观念和规律，讲究均衡、对称，不留瘢痕。因此，整形外科手术护理人员要有科学的审美观念，既要理解和尊重患者大胆地选择美、追求美的权利，又要宣传科学审美观，鼓励患者正确理解医学整形技术的作用，理性审视和护理整形外科手术的患者，帮助他们回归正常社会生活。

（2）多学科交叉、护理任务重：整形外科患者治疗内容多，手术涉及的解剖部位遍及全身，并与其他外科交叉，因此增加了护理人员的护理范畴。多数患者术后生活自理能力下降，需要护理人员在生活上给予辅助，如穿衣穿裤、吃饭、喝水、洗头、洗澡、解大小便、下床走路等，整形外科手术的基础护理任务比其他外科护理更多更重。

（3）心理护理要求高：患者选择整形外科手术方案都力争达到心理期望的美感，心理预期与实际手术效果的差距，患者不满和纠结等情绪往往增加了护理工作难度。有些先天性畸形或缺陷患者，往往比较孤僻、自卑、苦恼；后天性畸形或缺陷患者，因意外事件导致某些功能丧失或容貌改变，患者心理负担更重，容易出现情感障碍，如情绪波动大，甚至缺乏继续生活的勇气。他们都希望通过整形手术接近正常人或与正常人一致，但又怕手术效果达不到要求，往往会以敏感、多疑的心态去对待医护人员，甚至不能很好地配合医护人员工作。

2. 整形外科手术护理伦理要求

（1）尊重患者，调节心理：整形外科手术患者心理上往往比较敏感，有着很强的自尊心。护理人员一定要谨言慎行，发挥主动性和积极性与患者进行沟通，充分利用语言、动作、眼神、神态等沟通手段，了解和发现患者的心理问题和心理需求，在此基础上认真做好心理护理。要理解患者的痛苦和需求，同情、体贴患者的心情，尊重患者的人格，积极热情地做好疏导工作，以消除他们的心理压抑和情绪低落，与医生密切配合，尽力满足其追求美的需求，取得患者对护理人员和医院的信任。

（2）关心患者，减轻疼痛：整形美容外科手术患者术后往往承受巨大的痛苦，如为满足移植组织的需要，要求供给移植组织的部位与接受移植组织的部位在一定时间内保持一定的姿势，固定头部、手臂或腿部，甚至固定身体，常需要 3～4 周时间，因此患者往往感觉极不舒适，尤其在术后1周内，疼痛剧烈，甚至痛不欲生。护理人员应该十分关心和理解患者的痛苦处境，根据病情，适时给予镇痛药，并经常安慰患者，尽量转移其注意力，鼓励患者克服困难。同时，密切观察病情，防止意外发生。

（3）不辞辛苦，任劳任怨：整形美容外科病种复杂，要求精细，工作任务十分繁重。如手术前皮肤准备，备皮区一般都有陈旧性瘢痕，表面凹凸不平甚至还有隐窝和窦道，其间存在污垢和毛发，清洗难度很大，有时需护理人员在术前几天就开始每天用热水浸泡瘢痕，使瘢痕软化，从不同角度剪除毛发、去除污垢。护理人员要确保手术区无毛发、无污垢、无破损，为手术创造条件，工作十分辛苦和繁杂。术后护理更是繁重琐碎，既要做好手术护理、心理护理，还要做大量生活护理工作。护理人员要做好本职工作，就必须发扬不辞辛苦、任劳任怨的精神。

（4）钻研进取，精益求精：整形外科手术是一种追求医学美的体现，需要遵循医学和美学的双重观点和规律。整形外科手术涉及范围很广，包括眼科、神经科、泌尿科、妇科、耳鼻喉科、口腔科、胸外科、皮肤科等。护理人员必须不断学习、勤于钻研，补充和更新知识和技能，拓宽知识范围，提高自身在医学、美学、伦理学、心理学、社会学等方面的理论水平。护理人员必须在操作技术上精益求精，操作不仅要规范、准确、轻柔，尽量减轻患者的痛苦，还要适应整形外科手术护理工作的发展和广大人民群众日益增长的审美需要。

（何见平）

第二节　特殊患者护理伦理

案例导入

患者王某,女,32岁,在某医院妇产科就诊,医生问王某:"你怎么不舒服?"王某回答:"我没有什么不舒服。"然后,王某看了看周围的患者,接着小声说:"厂医务室在普查时说我可能得了性病,让我速到医院检查和治疗。"医生又问:"你怎么得上了性病?"王某回答:"我也不知道,我素来是个规矩人!"医生冷笑着说:"不知道? 好吧! 上床检查检查看。"围观的患者笑了,王某满脸通红地上床接受检查。

请思考:请对医生的言行进行伦理分析。

特殊患者的护理是指对各种特殊疾病患者进行的全面生理、心理的护理,如危重患者、特殊年龄段患者、妇产科患者、传染病患者、精神病患者、肿瘤患者等的护理。特殊护理接触的患者病种多、病情复杂、需求不同、时间紧迫,对护理的要求高。此外,在服务对象和服务方法上,特殊患者与一般患者不同,护理人员在护理工作中除应遵循护理道德的基本原则外,又因其服务难度大、范围广,道德要求标准高,伦理难题多等护理特点,还应具有一些特殊的伦理规范。

一、危重患者护理伦理

危重患者是指病情严重、随时有可能发生生命危险的患者。作为一名合格的重症监护病房护理人员,不仅要熟练掌握临床知识和基本技能,还要有良好的伦理道德修养。

(一)危重患者的护理特点

1. 护理任务重　危重患者病情危急、变化快,需要随时抢救。重症监护病房的患者往往痛苦不堪,甚至意识不清,患者生活难以自理、难以配合;患者及患者家属心理活动复杂、顾虑较多,需要加强心理护理。以上种种现象表明,危重患者的护理任务十分艰巨。

2. 护理难题多　在患者的生与死面前,护理人员经常陷入两难境地。护理人员在为危重患者抢救护理中经常遇到伦理难题,如知情同意与保护患者利益之间的矛盾;履行告知义务与保护性医疗之间的矛盾;履行人道主义救助义务与医院社会经济效益之间的矛盾;患者拒绝治疗与维持患者生命之间的矛盾等。

3. 对护理人员素质要求高　危重患者抢救任务艰巨,要求护理人员具有丰富的临床抢救经验、高水准的职业道德修养、健康的身心素质、敏锐的观察能力等。

(二)危重患者护理伦理要求

1. 头脑机警,反应敏捷　危重患者病情复杂多变,危险情况时有发生。在护理过程中,护理人员必须具备敏锐的观察力,严阵以待,细心观察,及时发现患者细微的生理和心理变化,对病情做出及时、准确的判断。一旦发现问题,要及时向医生报告,果断采取护理救治措施,赢得抢救和治疗的时机。

2. 不惧风险,慎独恒定　危重患者病情变化快,随时有生命危险,护理人员要头脑冷静,准确判断,行事果断,敢于迎难而上,协同医生进行抢救,勇于承担责任和风险。同时,要做到行动审慎,考虑周全,在任何情况下都要严格遵守操作规范。

3. 全面护理,减轻痛苦　进入重症监护病房的患者普遍都有恐惧的心理。护理人员在保证护理活动有效进行的同时,要经常与患者交谈,了解患者的情况与需求,与患者建立良好的信赖关系,有利于提高治疗效果。在条件允许的情况下,可以让家属多与患者接触,有助于消除患者的孤独和焦虑心理,有利于患者的康复。

4. 理解患者,有效沟通 危重患者通常会产生焦虑、恐惧、抑郁、妄想等不良心理,患者家属也多忧虑急躁,护理人员要理解患者及其家属的心情并及时化解。在抢救患者生命的同时,护理人员应努力做到态度和蔼、言语诚恳贴切、有效沟通、富有同情心、举止沉着稳重、操作认真,值得患者及其家属信赖。

二、临床特殊人群护理伦理

(一)儿科护理伦理

1. 儿科患者的护理特点 儿科的服务对象是体格和智力均处于不断发育过程的儿童,其生理、病理、心理、营养、代谢等方面均与成人有所不同。患儿(特别是婴幼儿)不具备或缺乏主诉能力,病情叙述往往由其父母和其他监护人替代,病情陈述具有间接性特征,可靠性较差。

(1)病情变化快:患儿因处于生长发育期,基础代谢旺盛,但免疫功能较成人低,抵抗能力较差,对疾病防范意识不强,易感染疾病。同时,患儿病情发展较快,若未及时发现可能会引起其他疾病。

(2)自述能力差:儿童语言表达能力和理解能力不完善,不能自诉疾病症状和自身感受,多以哭闹表达病情。患儿对疾病缺乏足够的心理应对能力,心理活动受环境影响很大,对陌生的环境易产生恐惧心理,会给诊治和护理带来一定难度。因此,要辨别疾病发生和变化情况,还要综合观察各种表现形式。

(3)自我保护能力差:患儿没有独立生活的能力,自我防护能力差。同时,患儿生性好动、好奇心强,容易发生意外伤害事件。

(4)健康教育难度大:患儿大多数是完全依赖型,如暖箱中的新生儿,他们的生活照护和临床护理都要由护理人员来完成。初为父母的家长,对抚育孩子没有经验,指导他们喂养、清洗等要靠护理人员手把手地教,反复讲解。儿科护理工作烦琐,更加要求护理人员要细心、耐心。

(5)技术操作要求高:儿科的常规护理操作如小儿头皮静脉穿刺、颈静脉采血、股静脉采血、皮试、肌内注射等都比成人难度高,要求儿科护理人员技术更高,确保护理操作顺利。

(6)临床护理难度大:由于患儿语言表达能力较差,往往靠哭闹不安、拒绝进食、不愿活动、精神欠佳等表现来反映身体的不适。一些年幼体弱患儿对疾病反应差,往往表现为体温不升、不哭闹、表情淡漠等。并且患儿病情发展快,来势凶险。同时,由于患儿身体稚嫩,护患配合较困难,导致接受医护操作的耐力差,这无疑为儿科护理增加了难度。

2. 儿科护理伦理要求 儿科必须树立以患儿为中心的护理理念。儿科的护理实践活动要求儿科护理人员必须具备特殊的素质,应有强烈的责任感,爱护及尊重患儿,具有丰富的知识和熟练的技术操作能力,同时具备针对患儿的沟通技巧和洞察患儿家属心理的能力,这样有助于提高护理质量、化解护患矛盾、减少护患纠纷。

(1)关爱患儿,平等尊重:患儿的健康成长,不仅需要物质营养,还需要精神哺育,其中"爱"是重要的精神营养要素之一。患儿离开熟悉的家庭环境来到陌生的医疗环境,面对陌生的医护人员,患儿的表现各不相同,有的恐惧哭闹,有的沉默不语,有的抗拒饮食,有的任性顽皮。儿科护理人员要发自内心地爱护患儿,做到一视同仁,并要尊重患儿,做到言而有信,与患儿建立平等友好的关系,更好地保护患儿。在对患儿进行治疗护理的过程中,对于哭闹好动、不愿配合的患儿,护理人员应采取恰当的方式安抚患儿,不应该以谎言达到一时的目的,或者以不可能实现的承诺来换取患儿的信任。否则,患儿会有被欺骗的感受,同时,还无形中学到用谎言去达到一定的目的。

（2）细致严谨，业务精湛：患儿因不能自诉病情，且发病急、病情变化快，容易误诊、漏诊，要求护理人员细心看、仔细听，善于在细微变化中观察并发现问题。因此，儿科护理人员必须具有强烈的责任感、良好的慎独修养及严谨的工作作风，密切观察病情，除此之外，还需具备精湛的业务能力。护理人员可以通过其丰富的科学知识及熟练的操作技巧，发现儿童生长发育过程中的变化及生理、心理和社会方面的需要并给予全面的护理。根据所掌握的各年龄组儿童对疾病的心理及情绪的不同反应，通过细致严密的观察，注意患儿有无身心两方面的客观征象及主观症状；熟悉儿科常用药物的剂量、作用及用法。随着医学科学的发展，护理人员应能够胜任比较复杂的临床护理技术、抢救技术及先进护理和检查仪器设备的操作，儿科护理人员只有熟练掌握这些相关技术，才能减轻患儿的痛苦，取得最佳的护理效果。

（3）有效沟通，治病救人：现代的儿科护理不仅要挽救患儿的生命，同时还必须考虑疾病过程对患儿生理、心理及社会等方面发展产生的影响。儿科护理人员应本着对患儿及整个家庭负责的态度，掌握有效的人际沟通技巧，与患儿及其家长及时交流信息，全面了解患儿的生理、心理和社会情况，促进其身心健康。在平时的护理活动中，不仅要照顾患儿的生活，还要启发患儿的思维，与患儿进行有效的沟通，以取得其信任，建立良好的护患关系。护理人员是患儿学习的对象之一，因此还必须做到以身作则，加强自身的修养。

（4）重视保健，做好预防：由于重视儿童保健工作，营养不良、肺炎、腹泻等多发病、常见病的发病率和病死率明显降低。儿科护理人员有责任为促进儿童的健康发育向其家庭提供相关的健康保健知识，做好儿童疾病的三级预防。护理人员可通过多种方式，如在门诊、病房走廊悬挂宣传展板，通过播放儿童健康教育视频等，向家长讲解合理喂养和儿童膳食安排、日常护理、体格锻炼、意外伤害预防措施，以及常见病家庭护理方法。家庭是儿童生活的中心，指导家长重视儿童心理、情感发育问题，重视家庭、社会等环境影响，给予儿童合理的爱和教育，保障儿童的健康成长。

（二）妇产科护理伦理

妇产科学是直接为妇女健康服务的一门专科医学，它的任务是开展保健、预防和治疗疾病，保障妇女健康的工作和生活。妇产科护理不仅在妇科疾病防治、产科临床及妇女卫生保健中具有重要作用，还影响子孙后代的繁衍。因此，从事妇产科的护理人员应特别重视相关的伦理规范。

1. 妇科患者的护理特点　妇科患者具有心理特殊、护理责任重大、涉及面广、技术要求高等特点。因此，护理服务工作不能只停留在疾病的护理上，还应重视心理护理和家庭护理。

（1）转变观点，强化服务：妇科服务领域广泛，涉及妇科学，以及女性在非妊娠期生殖系统的生理病理等多个领域，不仅针对患病的女性，健康女性的健康宣教也同样重要。

（2）重视心理，维护尊严：生殖系统的特殊性，决定了女性患者心理上的特殊反应。生殖系统虽非生命维持器官，但却肩负着孕育生命的重要功能，对人类的繁衍、维护女性的自尊起着至关重要的作用。因此，当女性生殖系统出现疾病时，直接影响女性的婚姻生活，患者可能面临生育功能、性功能受损的威胁，要承受女性特征减弱、自尊心受损的伤害。女性患者心理上受到的打击尤为明显，尤其容易表现出焦虑、紧张、情绪不稳定、抑郁等心理问题。

（3）爱护患者，保守秘密：生殖器官是女性身体最私密的部位，妇科诊疗和护理要特别注意保护患者的隐私和尊严。

（4）沟通合作，促进康复：当女性患有生殖系统疾病时，在对患者做好心理护理的同时，要特别注意对其配偶做好解释工作和健康生活方式的宣教，以获得其配偶的理解和配合，共同促进疾病的康复。

2. 妇科护理伦理要求

(1)态度诚恳,和蔼可亲:女性患者情绪波动大,依赖性强,忍耐性差,疼痛阈值低。结合女性的这些特点,护理人员在工作中要注意主动关心体贴患者,态度和蔼,说话亲切,对患者的劝说、解释要有耐心,帮助患者建立自尊心、自信心,增强患者的信任感和安全感。

(2)行为端庄,作风严谨:女性患者患有生殖器官疾病时,害羞、恐惧、压抑是普遍的心理状态。在进行诊疗或护理操作时,态度要严肃认真,行为要举止端庄,并注意避开人群,尤其是异性,注意保护患者的隐私,操作时要注意遮挡患者的乳房、腹部、会阴部、臀部等隐私部位,并在床帘后或专门的检查室、治疗室进行。在进行各种操作时要注意动作轻柔,避免反复操作。对未婚女士要尽量以肛诊代替阴道检查,不得以任何方式帮助孕妇非法堕胎,更不能从中牟利。对使用人类辅助生殖技术的所有参与者(如卵子捐赠者和接受者),医务人员有履行匿名和保密的义务。对待患者的态度不得带有世俗的偏见,无论患者所患何种疾病,都要一视同仁,尊重患者的人格。

(3)掌握心理,耐心指导:女性患者情绪容易波动,再加上疾病带来内分泌的变化以及疾病本身或手术等因素,患者往往面临着较其他科室患者更大的精神压力和心理压力,都会导致患者出现一些特殊的心理变化,如害羞、压抑、恐惧等心理。另外,由于某些妇科疾病需要接受手术治疗,甚至切除相应的女性器官,患者也会产生自卑、抑郁、失落等心理。同时患者也可能会出现隐瞒病史、拒绝检查等情况。护理人员要掌握患者可能存在的心理问题,体谅、理解患者,有针对性地进行耐心解释、诱导和劝说,以高度的同情心关心患者、消除其顾虑,使患者及其家属能更科学地认识治疗的必要性,从而减轻其不良的心理反应,增强其治愈疾病和恢复正常生活的信心,减轻其身心痛苦。

(4)健康指导,提高疗效:患者的病情可能会对家庭生活尤其是夫妻性生活造成一定影响,护理人员要根据患者病情,对其配偶进行健康宣教,使其主动配合妻子的治疗,提高疗效。

3. 产科患者的护理特点 要做好产科母婴护理,就必须正确分析患者的需求,理解患者及其家属的心理,掌握母婴护理的特点。

(1)重视家庭护理,提高护理质量:妊娠、分娩、产褥虽然由孕产妇的身体承担,但其本身就是孕产妇及其社会支持系统共同参与的家庭事件。因此,护理人员的服务对象不仅是孕产妇本身,还要涵盖其丈夫、胎儿或新生儿及其整个家庭成员。做好这方面的护理工作,有利于促进产后新家庭的和谐。

(2)加强心理护理,预防产后抑郁:孕育和分娩胎儿,使孕产妇成为家庭关注的重心,加上妊娠期和产后激素水平的改变,孕产妇所承受的心理压力很大。尤其分娩后的产妇身体虚弱,激素水平改变明显,其家人的关注焦点由孕产妇转为婴儿,此时,如果孕产妇心理调节不当,极易出现产后抑郁。

(3)强化围产保健,提高优生概率:在我国,随着医学事业的飞速发展,优生成为每个家庭的期盼,围产期保健逐渐从以母体为中心的医疗保健转为更重视围产儿的保健工作。因此,要求产科的护理人员为积极开展围产儿保健工作而不懈努力。

(4)坚持学习提高,满足护理需求:当前,各种先进的诊断、检测和治疗仪器广泛应用于产科临床实践。如内镜的广泛使用对产科的诊断治疗和优生优育起着重要作用;胎心监护仪、超声多普勒听诊仪在产科中已成为必不可少的仪器。护理人员只有认真学习新知识、新技术,才能胜任产科临床的护理工作。

(5)掌握婴儿特点,开展优质护理:婴儿在生理、心理等方面都与成人有所不同。表现如下:①婴儿生理反应比较灵敏,治疗和护理中不予合作,给操作带来很大困难;②婴儿没有语言表达能力,无法清楚表达自己的感受,当有不适时只会哭闹,这时护理人员要多留心;③婴儿接受医护操作的耐受力差,实施护理操作的选择范围小;④婴儿生长发育不成熟,免疫系统不完善,易感染疾病,因而发病率高、起病急、进展快、病情变化大,给护理工作带来困难和风险。

4. 产科护理伦理要求

(1)加强孕产保健,保障母婴健康:孕产期保健的好坏,直接关系到母婴的健康和安全。妊娠期保健应该从妊娠前开始。产科护理人员应重视对孕妇进行优生卫生知识的普及,指导孕妇定期进行产前检查和自我监护,积极防治各种并发症。分娩时,应严格执行消毒隔离和无菌操作制度,以防止感染,产褥期应做好保健工作,避免病理性改变的发生。降低孕产期并发症及难产的发病率,降低孕产妇死亡率、围产儿死亡率和病残率。

(2)加强沟通能力,做好心理护理:产科患者由于害羞、压抑、恐惧等心理问题而背负着极大的心理包袱。例如,年轻女性未婚先孕,常使患者在面对诊治和护理时感到难以启齿,不愿坦露实情,甚至拒绝检查和护理,给治疗和护理带来困难。这时,护理人员要体谅患者的心理,理解和同情其处境,用合适的语言和行动,做好患者的心理疏导,使患者主动配合疾病的治疗。又如,产妇分娩后家人往往把注意力的焦点转移到孩子身上,会让产妇有失落感,如果产妇的心理调节不好,极易出现产后抑郁。护理人员要认真观察产妇的反应,及时做好心理疏导,并对其家庭成员做好健康宣教。总之,护理人员沟通能力的提升对患者身心健康有着重要的作用。

(3)加强消毒隔离,做好观察记录:孕妇的身体状况事关母婴安危,在治疗和护理时必须十分谨慎小心,稍有不慎,都会给母婴、家庭以及社会带来不良的影响。尤其是婴儿病情变化快且不能表达,护理人员要严密观察婴儿的反应,及时记录并报告医生,以供医生及早做出判断。此外,婴儿免疫功能尚不成熟,易发生交叉感染,护理人员要严格执行消毒隔离制度。

(4)加强施救力量,冷静果断处置:产科患者随时都有可能出现异常或发生意外。例如,分娩时可能会突然发生羊水栓塞;正常胎心改变可能发生胎儿窘迫;妊娠合并心脏病会突然发生心力衰竭、子宫破裂等。由于产科患者病情变化快,使得产科急诊多。因此当患者病情突然发生改变时,产科护理人员要迅速判断病因、病情,果断采取措施,积极配合抢救。

(三)老年护理伦理

1. 老年患者的护理特点　人到了老年后会出现器官、组织、细胞的自然老化现象,生理功能日渐衰退,机体抵抗力下降。同时,老年人的心理、精神活动和人格特征等也会发生相应改变,导致老年人易于患病,且病情复杂,往往兼具多种疾病的临床表现,病程长、并发症多、恢复缓慢、易反复。这些特点使诊疗护理任务繁重,工作强度大,心理护理难度高,对护理人员的业务水平、思想道德素质提出了较高的要求,具有如下特点。

(1)病情复杂,护理任务重:由于久治不愈的慢性病病程漫长,疾病所致的疼痛和不适,治疗过程中的痛苦和麻烦,往往致使一些老年慢性病患者消极沮丧、丧失信心,对自己的价值产生怀疑,甚至不相信疾病会好转,表现为治疗依从性差。如拒绝执行治疗方案,不按时按量服药。有的患者焦躁不安、易发脾气,埋怨护理人员未尽心尽责,责怪家人不悉心照料;还有的患者将患病状态习惯化,按时打针吃药休息,依赖性地接受他人照顾,缺乏恢复正常生活的心理和思想准备。上述情况都导致护理工作量较大。

(2)病情多变,护理难度大:老年人群中的常见病,如心脑血管疾病、恶性肿瘤等,病情多危重,对护理工作要求高。老年人患病后,体质更加虚弱,抵抗力迅速下降,且许多老年患者往往同时患多种疾病,病情复杂多变,确诊困难。老年患者因各器官功能衰退,行动不便,反应迟钝,大多生活上需要他人协助或完全依赖他人照顾。另外,老年患者大多对医院的人、事、物,缺乏信赖和安全感,他们往往在接受手术和药物治疗、生活护理时会提出各种质疑和要求,比较普遍的是要求在治疗和护理中得到特殊照料,这在很大程度上增加了护理工作的难度。

(3)疑虑多,心理护理要求高:老年患者的心理常有两种主要的表现。一种是悲观失望,缺乏生存下去的信心,又害怕死亡过早来临,反复交代后事,渴望护理人员给予其足够的关注。另一种是沉默不语,对周围一切人,包括家属和医护人员厌烦甚至敌视。这两类患者大多不配合治疗,有的甚至拒绝服药打针,容易烦躁发脾气,有的患者向护理人员反复地询问疾病过程中出现的一些微小异常表现,非常关注预后情况,希望获得高质量的医护服务并早日康复。有的患者认为自己阅历多,对自己所患的疾病有一定的了解,怀疑诊断的正确性,向护理人员提出各种质疑。

2. 老年护理伦理要求 关注老年人的健康和生活质量,是衡量一个国家社会文明程度的标志之一。随着科技发展和生活水平的提高,人的平均寿命不断延长,老年人口比例逐渐上升,我国已提前步入老龄化社会。如何实现健康老龄化,既是和谐社会发展的要求,也给护理工作提出了新的课题。老年护理不仅是护理道德的体现,还是全社会爱老、敬老风尚的体现,关怀、敬重、真诚、平等是老年护理的基本道德原则,护理人员在护理工作中必须认真照顾、耐心解释,为老年患者提供高水平、高质量的护理服务。

(1)理解与尊重,维护老年人权益:老年人多数很敏感,对护理人员要求较高,尤其对频繁接触的护理人员的态度、表情、语言观察得十分细致,容易对护理人员产生误解,有的患者经常会对护理工作提出意见,甚至责难。这时护理人员应充分理解、尊重和宽容老年患者,对老年患者提出的要求,应耐心倾听,并认真对待;态度要和蔼可亲;行为举止要有礼貌且适宜,语言要得体,尽量使用通俗易懂的语言,避免过多使用专业性术语;护理人员应充分尊重老年人的生活方式和行为习惯,尽量满足老年人的需求,不要强求老年人改变多年的习惯来符合医院的要求。

(2)耐心与细致,杜绝护理差错:老年患者因身心衰老,常表现为说话啰唆、表述不清或语无伦次,且行动不便、动作缓慢、反应迟钝。护理人员一定要有足够的耐心和同情心,切忌急躁,不能流露出不耐烦或者厌恶的情绪,要同情、谅解他们,耐心倾听他们的诉说,采取老年人愿意接受的方式进行护理。对于卧床患者,更要精心护理,勤巡视、细观察,凡事为老年人的安全和舒适着想,不断改进护理措施,防止护理差错的发生。

(3)疏导与关怀,做到尊老爱老:生理或病理因素给老年人带来的痛苦和折磨,使老年人的心理活动变得复杂,老年人常会因衰老和疾病给家人增添负担而感到自卑、自责和不安。同时,长期的病痛折磨易使老年人产生悲观厌世等消极情绪,表现为沉默寡言,有时会因为小事而大发雷霆。护理人员要充分了解老年人的社会背景、家庭环境、个人喜好,针对患者的不同性格、心理需求,给予充分的理解和同情,同时争取患者家属的配合,共同做好护理工作。用真诚去感化老年人,多与老年人交谈,积极做好心理疏导,了解和满足老年人的合理要求,让老年人产生信任感和安全感,保持最佳心态,愉快地接受治疗和护理。

(四)传染病患者的护理伦理

传染病是指由各种病原体如细菌、病毒等,通过各种途径侵入人体而引起的传染性疾病。能在人与人或人与动物之间传播。传染病具有传染性、阶段性、流行性和季节性等特点,这决定了传染科护理工作的特殊性。

1. 传染病患者的护理特点

(1)消毒隔离要求严:传染科是各类传染病患者集中的场所,每一个传染病患者都是潜在的传染源。为了控制传染源、切断传播途径、保护易感人群,护理人员必须对传染病患者进行隔离,在整个护理过程中严格执行消毒隔离制度。在传染病的护理过程中,护理人员要对患者入院时的衣物、生活用品以及分泌物、排泄物等进行规范消毒;对患者执行严格的消毒隔离措施;防止将传染病房内的污物、污水传播到社会、家庭等环境中。

(2)心理护理要求高:传染病患者的心理压力大,容易产生心理问题,如被限制感、孤独感、自卑感和不安全感等,护理人员应针对每个患者的不同心理问题进行心理护理,为使患者处于最佳的心理状态以接受治疗和护理,必须帮助患者消除顾虑和心理负担,增强战胜疾病的信心,促进患者尽快康复。

(3)社会责任大:在传染病护理中,护理人员不仅要对患者负责,还要对他人、整个社会负责。

如果在护理过程中因消毒不严格造成院内感染,在一定条件下可能引起传染病的大规模暴发,从而造成严重社会后果。特别是一些特殊的传染病,如艾滋病等,如果不积极进行性健康教育、预防检查及治疗,就会造成性传播疾病的流行,对社会危害极大。

2.传染科护理伦理要求

(1)勇于奉献,忠于职守:在传染病的护理过程中,传染科护理人员每天都要接触传染源,在工作中可能接触到具有传染性的分泌物、呕吐物和排泄物。在抢救危重患者时,护理人员更容易被传染。因此,传染科护理人员应严格执行消毒隔离制度,牢固树立无菌观念,切断各种传播途径,防止患者交叉感染。护理人员的生命和患者的生命同样珍贵、神圣,护理人员也要做好自我防护和职业防护,切不可因为措施烦琐而省略;一旦发生职业暴露,要及时处理,将对护理人员的危害降到最低。

(2)尊重患者,关注心理:由于传染病患者被隔离,其个人的正常生活环境和习惯发生了极大的改变,患者心理上要承受极大的压力。传染病患者的心理状况复杂,护理人员应关注患者的心理动态,一视同仁,维护患者的人格尊严。针对患者的心理问题进行护理,帮助患者解除不良情绪,使其积极配合治疗及护理,尽早恢复健康。护理人员应给予隔离人群更多的同情和关心,提供全面周到的服务,鼓励患者通过电话、网络等方式获得更多的社会支持。

(3)预防为主,服务社会:由于传染病具有传染性、流行性的特点,对社会危害性较大,因此国家对传染病的防控要求高。一旦确诊患者是传染病患者和疑似患者,必须在规定时间内向卫生防疫机构报告。特别是发现甲类传染病和乙类传染病中的人感染高致病性禽流感、严重急性呼吸综合征、新型冠状病毒感染、肺炭疽等,应以最快的通信方式向发病地区的卫生防疫机构报告,同时填报疫情报告卡。任何人不得隐瞒、漏报、谎报,否则将负道德甚至是法律责任。因此,护理人员应利用各种途径加强宣传和教育,提高全民的预防保健意识,防止传染病的发生和传播。

知行领航站

救死扶伤,甘于奉献

第48届南丁格尔奖章获得者之一的脱亚莉,是庆阳市第一批援鄂医疗队队长,在武汉抗击新型冠状病毒肺炎的53天时间里,她平均每天穿防护服工作时间超过10 h。工作中,她时刻为患者着想,细心观察、了解每一位患者,及时进行个性化护理。她说:"我们不仅要让患者远离病毒感染,更要让他们感受真情。"张大爷,除了患有新型冠状病毒肺炎外还患有肺心病,老人身体虚弱,吃饭困难,脱亚莉就会来到老人床旁,拿着勺子一勺一勺地喂他,他的一口饭要嚼好长时间,但是她还是耐心地给喂完,其实她也知道这样感染的风险很大,但是她还是做了,老人非常感动。她始终秉承"救死扶伤,甘于奉献"的职业情操,积极投身于救援抗疫工作中,受到了病区护士长、同事以及患者的认可和赞扬。

(五)精神病患者的护理伦理

精神病是大脑功能紊乱所导致的以认知、情感、意志和行为等精神活动不同程度障碍为主要表现的一类疾病。精神病最大的特点是患者出现人格障碍或缺乏自知力和自控力。由于患者自知力和自理能力减退或丧失,否认患病,拒绝治疗,并且多数患者病因不明,使护理工作难度加大,对护理道德也提出了更高的要求。

1. 精神病患者的护理特点

(1)病情复杂,护理难度大:护理对象是患有各种精神病的患者,与躯体疾病不同,精神病主要表现为精神和行为方面的异常。患者的心理状态紊乱,难以理解客观事物,不能适应社会生活。患者自控力差,不能像其他科室的患者那样陈述身体不适,患者的有关信息和资料基本来源于其家属或其他人员,这给病情观察带来一定困难。护理人员在为患者进行治疗护理时,部分精神病患者缺少对疾病的自知力和自控力,强烈反对接受各种必要的检查,突发事件多,会给护理工作带来意想不到的困难。

(2)任务艰巨,随机事件多:因患者出现人格障碍或缺乏自知力和自控力,常表现为思维紊乱,精神失常。患者常会在不理智的情况下做出一些病态举动,尤其是精神分裂症、躁狂症患者,因其病理性特征,随时都有可能冲动伤人、毁坏财物或自残,严重危及人身安全,影响社会安宁和个人安危,给家庭和社会造成严重后果。精神病病程长,较难治愈,且容易反复发作。患者容易失去生活动力,对治疗信心不足,多数患者性格极端、情绪反常。甚至很大一部分患者否认自己患病,拒绝治疗,只能被家人诱导、哄骗,甚至强行送医,使患者抵触情绪大,不愿配合治疗。因此,精神病患者的诊疗任务重,护理任务艰巨。

(3)情感障碍,心理护理难:情感障碍主要表现为情感淡漠,不仅表情呆板缺乏变化,还缺乏肢体语言或不做任何辅助表达。如有的患者同人交谈时很少与对方有眼神接触,多茫然凝视前方;对亲人感情冷淡,少数患者甚至出现情感倒错。心理护理的重点是启发和帮助患者以正确的态度认识疾病和对待疾病。护理人员不仅要知道患者的哪些表现是异常的,还要通过各种心理护理技术让患者自身认识到哪些是异常表现。如果有可能,还要利用现有的相关理论知识帮助患者认识出现这些异常表现的原因,战胜疾病过程中可能遇到的各种困难等。

2. 精神科护理伦理要求

(1)尊重患者,一视同仁:1977年第六届世界精神病学大会上一致通过的《夏威夷宣言》中指出:"把精神错乱的人作为一个人来尊重,是我们最高的道德责任和医疗义务。"精神病患者由于精神创伤,失去正常思维,需要人们的同情和关注。护理人员在护理过程中要尊重患者人格尊严和自主性。把患者的利益放在首位。在任何情况下,都要以真诚的态度服务患者,不能有任何歧视、耻笑行为。当遭遇患者因疾病发作而情绪冲动时,应忍让克制,对患者的正当要求要尽力予以合理回应,要保护患者的一切正当权益不受侵犯。精神病患者在感知、思维、意志、情感方面的异常,常给患者和周围人带来困扰,患者的一些异常行为常会影响正常的家庭生活和社会秩序。因此,精神病患者经常遭受社会的歧视和人们的疏远,甚至遭受愚弄和凌辱,社会地位低下,合法权益常被侵害。护理人员要努力消除人们对精神病患者的偏见,在临床诊疗护理上充分尊重精神病患者,把他们同普通患者一样看待。

(2)加强护理,确保安全:精神病患者因缺乏自知力和自控力,不能判断自己行为所产生的善或恶的后果,意外状况时有发生,危及自身和他人人身安全和财产安全。因此,要求护理人员必须严格坚守岗位,定期巡视,履行职责,密切观察患者的病情和心理变化,做好处理危机事件的预案。特别是对有自杀、自伤、破坏和暴力倾向的患者,要重点巡视和监护,严格遵守病房管理制度,按时检查和收缴危险物品,必要时可以遵医嘱采取强迫治疗或行为控制等措施约束患者,消除隐患。

(3)保守秘密,精心呵护:保密是保护性医疗制度的一项具体措施,是建立和谐护患关系、取得患者及其家人信任和配合的基本前提,充分体现出对患者权利、人格尊严的尊重和维护,亦是护理道德的基本要求。保密原则在精神科护理中尤为重要。一些患者在精神异常情况下做出的非理智行为,是患者本人不愿看到和听到的,当患者恢复自知力后知道自己的所作所为一定会羞愧难当,难以面对他人,自我否定,甚至可能会有轻生的想法,导致严重后果。因此,护理人员要尽心呵护患者的心理,帮助他们树立信心,早日回归社会。患者病情的隐私绝不可泄露出去,这

Note

是对精神病患者的尊重和保护。

(4)自尊自爱,保护自我:精神科护理人员在护理患者时,要做到态度自然大方、稳重端庄、亲疏适度,不可过分殷勤或有任何轻浮举动,以免患者产生错觉或误解,导致钟情妄想,给治疗和护理带来不必要的麻烦。女性护理人员工作期间不可浓妆艳抹、过度打扮,以免招致男性患者出现性幻想、性冲动。护理人员要高度警惕自身因素可能引发异性患者的情绪异常,进而导致患者治疗出现反复和波动。护理人员要自尊自爱,不做有损法律和道德规范的事情。

(5)遵章守纪,慎独修养:精神病患者因常常不能正确反映和评价客观事物,不能对自己的言行负责,也不能对护理人员的行为给予恰当的评价。这就要求护理人员在工作时自觉遵守工作纪律,严格要求自己,恪守慎独精神,无论有无他人监督,都凭良心和责任感认真对待每一位患者。那种认为精神病患者"糊涂",少做一点也没有关系的想法,是缺乏道德责任心的表现。护理人员要严格执行每一项护理操作,按时巡查病房,观察病情,以防意外发生。同时,坚决不可在患者冲动时或极端不配合治疗时马虎从事,在任何情况下都不能违背自己的良心和职业道德,尽职尽责、自觉主动、及时准确地完成各项护理任务。

(六)肿瘤科患者的护理伦理

肿瘤是机体中正常细胞在不同的始动与促进因素长期作用下,发生增生与异常分化所形成的新生物。肿瘤分为良性肿瘤、恶性肿瘤等。以下阐述的肿瘤是指恶性肿瘤。

1. 肿瘤科患者的护理特点

(1)重视心理、社会因素对疾病的影响:罹患恶性肿瘤对人们的心理、社会和情感的稳定性产生巨大的影响,特别需要专科护理人员的关怀及理解。这要求护理人员必须具备心理学、社会学方面的知识,通过交流和疏导以调动患者内在应对危机的能力,坚定其与肿瘤做斗争的信念,促使其主动参与并配合治疗,以达到良好的治疗效果。

(2)预防并发症和减轻不良反应:恶性肿瘤患者治疗过程中产生的副作用可能远远多于疾病本身所致的症状。因此,护理人员应重视预防,控制和减轻放、化疗副作用;针对手术患者,要做好术前指导及围手术期护理,预防并发症的发生。做好这些工作对保证患者顺利完成治疗起着十分重要的作用。

(3)重视生活质量:肿瘤科护理人员要通过指导患者进行各种功能锻炼,再造器官自理训练等,帮助肿瘤患者恢复正常自理能力,帮助其重新适应在家庭、社会中的角色,为其重返社会和工作岗位创造条件。在恶性肿瘤发展至终末期时,护理人员尽可能地为晚期肿瘤患者提供舒适的环境、减轻其痛苦,实施临终关怀,维护临终患者的尊严,帮助他们平静、无痛苦地走完生命的最后旅程。

(4)支持帮助肿瘤患者及其家庭:恶性肿瘤患者面对威胁生命的疾病,承受着巨大的心理压力,有的患者表面上乐观、开朗,实际上可能隐藏了真实的感受,以避免家人替他们担心。他们需要情感上的支持。责任护理人员在患者出院前对其家庭及环境进行评估,帮助患者适应家庭生活,并协助照顾患者的家属解决出现的困难。对失去亲人的家庭,帮助他们适应改变的情况,达到新的平衡。

2. 肿瘤科护理伦理要求

(1)重视心理,提供支持:语言是一种直接有效的沟通方式,可以给肿瘤患者提供情感支持,恰当的语言可给予患者最大限度的支持和鼓励。对于积极接受并配合治疗和护理的肿瘤患者,若其疾病进展得到控制,病情没有发生进一步的恶化,身体状况得到改善,护理人员应多肯定患者的身体状态和精神状态,以增强他们康复的希望和信心。在安慰和鼓励患者的同时,指导其家属、亲戚、朋友提供情感支持,强化患者被爱和被需要的感受,以激发他们战胜疾病的斗志。护理人员应主动给肿瘤患者介绍成功的病例,介绍先进的医学科学技术和医学发展动态,维系患者的希望,激励患者不要放弃希望。但在对患者进行相关疾病知识的健康教育时,应简要告知患者有关化疗药物副作用的信息,让患者做好心理准备。同时,根据患者的实际情况,给予切合实际的指导,让其了解如何配合治疗、护理和康复,满足他们希望被理解、被体谅、被接纳的心理需求。总之,护理人员要详细了解患者的心理需求,并通过有效的语言沟通策略激励和保护患者的希望,帮助患者在病程中的每个阶段都能够进行心理调适。

(2)同情体谅,耐心沟通:肿瘤患者在心理上很脆弱、很敏感,期望得到尊重、同情和理解。因此,护理人员要采用换位思考的方式,理解和体谅患者的心理挫折和压力,主动接触患者,并提供帮助和指导。护理人员需要经常巡视病房,了解患者的需求,帮助他们解决各种实际问题和困难,尤其是在患者遭受疼痛或者不适时,护理人员的巡视、关心及各种切实有效的解决措施,能够使患者真正感受到被关心和被支持,尤其对于没有家属陪床的重症患者,更要提供细致周到的护理服务。此外,护理人员应满足肿瘤患者对知识和信息的需求。有些肿瘤患者缺乏疾病相关知识方面,护理人员应通过多种途径为患者提供相应的知识和信息,如在操作之前给予说明和解释。有的患者对信息需求较详细,护理人员要多做一些解释,让患者在理解的基础上配合治疗和护理。作为护理人员,应把对患者的关心和情感支持落实在日常的护理工作中。许多濒临死亡的患者最大的恐惧就是害怕孤独地离世,他们希望有家属陪伴。对于家属而言,在患者生命最后阶段能够陪伴在患者床旁,将有助于他们度过最后的悲伤阶段。

(3)尊重理解,恰当告知:病情需要医护人员与患者进行谨慎的沟通,以达到既能满足患者对疾病的知情权,又不会导致患者出现突然和严重的心理应激,最终力求达到相对较满意的效果。国际上比较通用的病情告知的基本原则是:第一,在疾病诊断的过程中,诊断结果确定以后,尽早让患者有面对坏结果的心理准备。第二,由一名高年资的有肿瘤病情告知经验的医生与一名护理人员一起,告知患者诊断结果。护理人员在场的目的是护理人员能够为患者提供所需的情感支持和必要的信息,并且能够对患者的心理反应进行随访。第三,以一种缓慢的渐进性的方式告诉患者病情,并实时评估患者的心理反应、心理承受能力和应对方式,即以患者能够接受的过程速度告诉患者,给其时间做出反应,让患者有权自主选择需要对病情完全告知或者部分告知。第四,选择在充满情感支持的环境氛围中告知病情,同时建议患者家属在场,并帮助记下有关信息。第五,医护人员通过给患者提供专业支持和安慰,帮助患者树立治疗疾病的信心。第六,与患者讨论和回答他们的各种疑问。

在我国,有关肿瘤患者的病情告知方式沿用以家庭为中心的决策制定。一旦肿瘤被确诊,医生首先会将患者的病情、治疗和预后告知家属,尤其是在家庭中能够起主导作用的核心成员。如果家属要求医护人员不要告诉患者本人肿瘤诊断,医护人员将答应尽量保守秘密;否则,医生将会在合适的时间,采用比较间接的、含糊的方式告诉患者疾病诊断。事实上,许多肿瘤患者希望慢慢地或间接地知道自己的病情。不同的患者及其家属对病情告知持有不同的态度。因此,护理人员应该尊重患者及其家属的意愿,减轻其心理负担,提高其治疗依从性,以期获得较好的治疗效果和患者满意度。

(4)健康教育,预防为主:随着人们生活水平的提高,人们不仅注意防病、治病,还注意卫生保健。为了维护人类健康,在肿瘤预防方面,护理人员应走向社会,开展防癌普查、咨询讲座、科普宣传等,普及有关防癌知识,帮助人们改变各种不利于健康的行为习惯,建立科学的生活方式及自我保健意识和能力,使肿瘤三级预防得以大力宣传,提高人们的健康水平。

(李 琴)

第三节　安宁疗护伦理与死亡伦理

案例导入

护理人员小李在一家医院的临终关怀病房工作多年,一直致力于为绝症患者减轻痛苦。近期,他负责护理一位晚期癌症患者张大爷。张大爷的癌症已经广泛转移,身体极度虚弱,每日遭受着难以忍受的剧痛,尽管使用了最大剂量的镇痛药,效果仍不理想。张大爷神志清醒时,多次向小李表达自己不想再这样痛苦地活下去,希望能够有尊严地结束生命。张大爷的家属看到他如此痛苦,内心也十分煎熬,他们在一定程度上支持张大爷的想法,但也存在顾虑和犹豫。

请思考:

1. 从伦理角度分析,支持和反对对张大爷实施安乐死的理由分别有哪些?

2. 结合此案例,谈谈护理人员小李护理时应该遵循哪些伦理原则?

在当今社会,全球人口老龄化进程不断加速。老年人口数量的持续攀升已带来了一系列深刻的变革与挑战。随着岁月的流转,生命的终章也越发成为人们无法回避的课题。现代医学虽在诸多领域创造奇迹,可面对一些疾病的终末期,治愈往往力不从心。当医疗技术在某些绝症面前暂时难以实现治愈的突破时,医疗的使命该如何界定?是仅仅执着于延续生命的长度,还是更关注生命最后阶段的质量与患者的尊严?安宁疗护伦理犹如一盏明灯,在生命的暮霭中,为患者、家属以及医护人员照亮了一条充满人性关怀与伦理思考的道路,引导人们去重新审视生命终点的价值与意义,它以符合伦理道德的方式,给予每一个即将谢幕的生命应有的尊重、关怀与体面,开启一段关于生命终章伦理探索的重要旅程。

一、安宁疗护伦理

(一) 世界人口老龄化

随着医疗保健、营养和生活水平的提高,人类的寿命得到了延长,同时全球生育率持续下降,新生婴儿数量减少,全球人口老龄化问题正在加剧。根据联合国发布的《2024 年世界人口展望:结果摘要》报告指出,到本世纪 70 年代末,65 岁及以上的人口数量预计将超过 18 岁以下的人口数量。而联合国经济和社会事务部的最新统计和预测也显示,全球 65 岁以上老年人在总人口中的占比可能由 2000 年的 6.8% 上升至 2040 年的 14.3%,步入中度老龄化阶段;2050 年可能上升到 16.3%,本世纪下半叶中后期可能达 21%,步入重度老龄化阶段。不同地区老龄化程度差异较大。欧洲老龄化率较高,北美次之,亚洲紧跟其后,非洲相对较低。预计到 2050 年,欧洲的老龄化率将达到 28%,北美为 23%,亚洲为 18%,非洲仅为 6%。

(二) 中国人口老龄化

在我国,根据民政部发布的《2024 年民政事业发展统计公报》显示,截至 2024 年底,全国 60 周岁及以上老年人口 31031 万人,占总人口的 22.0%,其中 65 周岁及以上老年人口 22023 万人,占总人口的 15.6%。预计到 2035 年,中国 60 岁及以上老年人口将突破 4 亿人,占总人口比例将超过 30%,进入重度老龄化阶段。随着老年人口数量不断攀升,患有恶性肿瘤、心脑血管病等不可治愈疾病的老年人逐渐增多,还有如老年期痴呆、慢性呼吸系统疾病、糖尿病并发症等导致的失能失智等情况,他们不仅需要身体上的疗护,还需要心理、精神等多方面的支持。

（三）安宁疗护含义以及服务模式

1. 安宁疗护的含义 安宁疗护也被称为姑息治疗或舒缓疗护，是一种专注于提高临终患者及其家属生活质量的医疗护理模式，是指为疾病终末期患者提供身体、心理、精神等方面的照顾和人文关怀等服务，缓解痛苦，维护尊严，提高生命质量，使其舒适、安宁、有尊严地走过生命的最后阶段，并对其家属提供生理和心理关怀的全面社会保障服务。安宁疗护强调的不是对疾病的治愈或者延长生命的长度，而是着重改善患者在生命最后阶段的生活质量。安宁疗护的目标是当疾病发展到无法治愈的阶段，例如癌症晚期、终末期器官衰竭等情况，让患者尽可能舒适、安详地度过余生。它体现了深厚的人文关怀精神，把患者当作一个有情感、有尊严的个体，尊重患者及其家属的意愿、价值观和信仰。在面对死亡这一沉重的话题时，给予患者心理、社会和精神层面全方位的支持。

安宁疗护在我国经过了一段漫长的发展历程。最早在 20 世纪 80 年代，安宁疗护的概念传入中国。临终关怀最早在 1982 年中国香港的香港天主教医院开始实行，主要为癌症晚期患者提供善终服务。1988 年 7 月，天津医学院（现天津医科大学）临终关怀研究中心成立，这是中国内地第一家安宁疗护专门研究机构，标志着内地现代安宁疗护的起步。1991 年，该研究中心举办了首次全国临终关怀学术研讨会，推动了安宁疗护理念在内地的传播和交流。2012 年，第一批全国临终关怀试点工作启动，在上海、北京、长春等城市的部分医疗机构开展试点，探索安宁疗护的服务模式、管理机制和政策支持等方面的经验。此后，国家不断出台相关政策，鼓励和支持安宁疗护的发展。例如，2017 年，国家卫生计生委印发《安宁疗护中心基本标准和管理规范（试行）》，为安宁疗护机构的建设和管理提供了具体的指导。2022 年，国家卫生健康委会同教育部等 15 部门在《"十四五"健康老龄化规划》中强调要"发展安宁疗护服务"。各地积极探索建立多层次的安宁疗护服务体系，包括在医院设立安宁疗护病区、在社区开展居家安宁疗护服务等。一些地区还建立了安宁疗护转诊机制，实现了医院与社区、家庭之间的无缝对接。随着宣传力度的加大和人们观念的转变，社会对安宁疗护的认知度和接受度逐渐提高。越来越多的患者和家属开始了解并愿意选择安宁疗护服务，以提高患者生命末期的生活质量。

2. 服务模式

（1）机构服务模式：主要是在专门的安宁疗护机构中提供服务。这些机构配备了专业的医护人员、心理专家、康复治疗师等。患者入住后，能够得到全方位的关怀和照顾。以北京、上海等大城市所设立的安宁疗护中心为例，这些中心内部设施完备且人性化。病房宽敞明亮，装修风格温馨宜人，配备有可调节舒适度的病床、独立的卫生间以及一应俱全的生活设施，让患者能够在一个近似家庭的环境中接受治疗与护理。先进的医疗设备涵盖了各类生命体征监测仪器、疼痛缓解设备以及紧急救援设备等，为患者的生命安全与健康保障提供了坚实的物质基础。专业的医护团队实行 24 h 轮班制，确保患者在任何时间都能得到及时且贴心的护理服务，无论是深夜患者需要调整药物剂量，还是清晨患者身体出现突发状况需要紧急处理，医护人员都能迅速响应并给予专业的救治与关怀，使者在生命的最后阶段也能感受到无微不至的呵护与尊重。

（2）社区服务模式：以社区为基础，医护人员定期上门服务是其显著特点。医护人员会定期（如每周或每两周）到患者家中对病情进行评估。他们会检查患者的身体状况，包括查看伤口愈合情况、询问症状变化等。例如，社区护理人员可以到患者家中为长期卧床的患者更换尿管、提供伤口护理等服务，同时还能对患者家属进行简单的护理培训。

（3）居家服务模式：这种模式主要是在患者自己家中进行安宁疗护。医护人员会根据患者的情况制定个性化的护理方案，定期上门或者通过电话、网络等方式进行指导。例如，对于在家中进行安宁疗护的癌症患者，医护人员会根据患者的疼痛程度和药物耐受性，制定合适的镇痛方案，并指导家属如何正确给药。这种模式让患者能够在熟悉的家庭环境中度过生命的最后时光，

Note

家属也能更好地陪伴在患者身边。

(四)安宁疗护的伦理原则与要求

1. 自主原则 在安宁疗护中,自主原则是核心。尊重是相互的,医护人员的专业和付出应被患者理解,而患者的人格尊严更需被医护人员捍卫。无论患者病情轻重、意识是否清晰,都不能被歧视。患者的自主决定权尤为关键,他们有权自主选择治疗手段,如在临终时决定是否接受有创抢救。对于意识清醒的患者,医护人员要全面告知治疗或护理选择的利弊,让患者自主决定。若患者失去自主能力,家属也应基于患者利益和以往意愿代行决策,保障患者意愿得到体现。

2. 知情同意原则 知情同意原则要求信息传递得准确与透明。医护人员要如实告知患者和家属病情进展,如癌症患者的肿瘤发展阶段、转移情况。在治疗方案上,详细阐述每种方案的预期效果,如某种药物能缓解哪些症状及可能出现的副作用(如化疗可能导致的脱发、呕吐等)。对于放弃治疗或不予延命医疗这类重大决定,更要反复沟通,确保患者理解其中含义。并且要以多种方式确认患者真正明白,如通过问答、案例讲解等,只有患者明确表示同意,方案才能实施,以避免误解与盲目决策。

3. 人道主义原则 人道主义原则贯穿安宁疗护始终。对患者身体的照顾是基础,通过专业医疗手段缓解病痛,如为呼吸困难患者提供合适的吸氧设备和体位。心理关怀不可或缺,关注患者在面对死亡时的恐惧、焦虑情绪,安排专业心理人员倾听、疏导。在社会层面,鼓励患者与亲友互动,营造温馨氛围,若患者行动不便,可安排视频交流。在精神上,尊重信仰。同时,家属在这一过程中承受巨大压力,要为他们开展哀伤辅导,组织家属交流活动,减轻其心理负担,陪伴他们度过艰难时期。

4. 有利原则 有利原则体现了对患者的关怀和对社会利益的维护。对于终末期患者,医护人员要以善意为出发点,积极缓解他们的痛苦。例如,根据患者疼痛程度精准调整镇痛药剂量,确保其舒适度。在护理过程中,注意患者的尊严维护,如保护隐私、尊重习惯。在社会方面,合理利用医疗资源,避免过度医疗,如不进行无意义的生命维持措施,减少社会医疗成本。同时,医疗行为的动机、过程和结果都不能对患者造成伤害,无论是身体的伤痛还是心理的创伤,一切以患者利益为出发点,让患者有尊严地度过最后时光。

5. 公正原则 公正原则保障安宁疗护资源的合理分配。在面对有医疗需求的患者时,平等是首要原则。无论患者来自何种社会阶层、患有何种绝症,都应平等享受资源。例如,在分配安宁疗护病房时,不能因患者经济状况而区别对待。同时,在资源分配中要兼顾效率与效益。依据患者病情的紧急程度和严重程度合理安排,对于病情危急的患者优先分配资源,如急需心理干预的重度抑郁患者应优先获得心理医生的帮助。通过优化资源配置,避免浪费,让有限资源发挥最大作用,满足更多患者的安宁疗护需求。

二、死亡伦理

(一)死亡的概念及标准

1. 死亡的概念 从生物学的角度来看,死亡是指个体生命活动和新陈代谢的永久性终止。在人体中,这通常表现为心搏、呼吸停止,血液循环中断,身体的各种器官和组织无法再进行正常的生理功能。例如,当心脏停止跳动后,血液就无法为大脑、肝脏、肾脏等重要器官输送氧气和营养物质,细胞会因为缺氧和缺乏营养而逐渐死亡。随着时间的推移,身体会出现一系列不可逆的生理变化,如尸冷、尸斑、尸僵等。

2. 死亡的标准

(1)传统的心肺死亡标准:在过去很长一段时间里,心肺功能的停止被视为死亡的判定标准。即心搏、呼吸停止。这是一种基于直观生理现象的判定方法,例如在古代战场上,军医主要通过触摸士兵的颈动脉搏动和观察呼吸来判断生死。这种判定方法在当时的医疗和社会环境下是最为可行的。随着医学技术的发展,心肺复苏技术、人工呼吸装置和体外循环技术等的出现,心肺功能停止的人有可能被重新恢复生命迹象。这表明,仅依据心肺功能停止来判定死亡已不再具有绝对可靠性。

(2)脑死亡标准的出现:脑死亡是指大脑和脑干功能完全停止,导致不可逆转的严重损伤和死亡。其判定标准包括不可逆的深度昏迷、无自主呼吸、脑干反射全部消失、脑电波消失等多项指标。

20世纪中叶,随着器官移植技术的兴起,需要更精准的死亡判定标准来确保器官获取的合法性和质量。同时,医学研究对大脑在生命活动中的核心地位有了更深入的认识。大脑是人体的中枢神经系统,对维持生命的基本功能(如呼吸、心搏等)有重要的调节作用。当大脑功能完全丧失时,即使通过医疗设备维持心肺功能,从本质上讲,人的意识和自主生命活动也已经结束。例如,一个脑死亡的患者虽然可以通过呼吸机维持呼吸、通过药物维持心搏,但永远不会恢复意识,也没有自主呼吸等生命活动。1968年,美国哈佛大学医学院首先提出脑死亡的诊断标准,诊断标准须满足判定先决条件:①昏迷原因明确为不可逆性脑损伤,需通过病史询问、体格检查、实验室及影像学检查确定,排除低血糖、药物中毒、低体温等可逆转因素。②排除可逆性昏迷,包括代谢性疾病(如肝性脑病等)、内分泌疾病(如甲状腺功能减退危象等)、中毒(一氧化碳中毒等)、休克或低血压状态等。

具体判定标准如下。

①无自主呼吸:脱离呼吸机给予纯氧观察8~10 min,患者无自主呼吸运动且动脉血二氧化碳分压升高至一定数值(一般大于60 mmHg)。

②不可逆的深度昏迷:对外界任何刺激均无反应。

③脑干反射消失:包括瞳孔对光反射、角膜反射、头眼反射、前庭眼反射、咳嗽反射消失。

④脑电图平直:脑电活动呈一条直线,无任何脑电波形。

脑死亡判定需由专业医生团队严格按程序进行,多次复查确认,结合患者具体情况和当地法律法规综合考虑。这一标准逐渐被许多国家和医学组织所接受。不同国家在具体的判定细节和流程上可能会有所差异,但总体原则是相似的。此后,脑死亡判定标准在世界范围内不断完善和规范,并且与法律、伦理等多个领域相互交融。芬兰为世界上第一个以国家立法的形式确定脑死亡为人体死亡的国家。

在我国判定脑死亡需要满足一系列条件,具体如下:首先满足昏迷原因明确且排除各种原因的可逆性昏迷,同时满足深度昏迷、脑干反射全部消失、无自主呼吸(靠呼吸机维持,自主呼吸诱发试验证实无自主呼吸)。结合确认试验中:①脑电图呈电静息;②经颅多普勒超声检查无脑血流灌注现象;③体感诱发电位p14以上波形消失,以上三项中至少有一项阳性。并且,第一次确诊脑死亡后,观察12 h后患者没有任何生理变化,才能最终确认脑死亡。不过,虽然脑死亡诊断标准在医学上具有科学性,但在我国的社会文化背景下,脑死亡尚未成为唯一的判定标准,心肺死亡在大众观念和法律实践中仍占据重要地位。在实际操作中,死亡判定需要经过专业的医生或医疗机构的鉴定,并出具相关的证明文件。

(3)实施脑死亡标准的伦理意义。

①有助于科学地判定死亡。脑死亡标准基于先进的医学认知。从生理角度而言,大脑是人体的"司令部",尤其是脑干对呼吸、心搏调控至关重要。脑干损伤会致呼吸停止且无法逆转,像严重车祸导致脑干严重受损的案例,即便心肺功能可维持,但生命本质已变。在判定上,它有严格的程序。临床的深度昏迷、脑干反射消失、无自主呼吸等指标,再加上脑电图、经颅多普勒超声、体感诱发电位等确认试验可相互印证。相比传统心肺死亡标准,脑死亡能更准确判断,如在特殊药物中毒致心搏骤停但大脑功能尚存的情况中可避免误判,从而科学界定死亡。

②有助于维护个体尊严。对于脑死亡患者，从生命质量方面看，他们已无意识，只是在医疗设备维持下有"呼吸"的躯壳。这种状态下的生命毫无质量，此时尊重脑死亡标准，停止过度医疗，是对尊严的维护，就像让沉睡且无苏醒可能之人安宁离开。从患者意愿角度，如果有生前预立医疗指示不希望脑死亡后维持生命，遵循此标准就是尊重其自主选择。这能避免违背患者意愿的"续命"行为，让他们在生命尽头也能决定自己的归宿，捍卫了个体尊严。

③有助于节约医疗资源。从成本角度来看，脑死亡患者维持生命体征所需的经济消耗巨大。高级呼吸机每小时费用几百元，体外循环装置昂贵，还需大量药物如强心药、抗感染药等。医护人员也需花精力进行监测护理。这对脑死亡患者而言并无意义。从资源分配公平性方面看，医疗资源有限，把资源用于脑死亡患者，会使有康复希望的患者得不到及时救治，如一些基层医院，因医疗资源有限，若过度维持脑死亡患者，其他急症患者就可能被耽误，实施脑死亡标准可合理分配医疗资源。

④有助于促进器官移植。在器官移植方面，脑死亡标准意义非凡。从器官质量上看，脑死亡患者器官在短时间内质量较好。脑死亡后血液循环未完全停止，器官能得到一定血液灌注，肝脏、肾脏等重要器官功能可维持。这为器官移植提供了更优质的供体，能提高移植成功率。从移植效果看，使用脑死亡供体的器官，受体术后恢复可能更顺利，减少并发症，像肝移植中，脑死亡供肝能更好地在受体内发挥功能，延长受体生命，推动器官移植事业发展。

(二)安乐死的概述及伦理问题

1. 安乐死的概述 "安乐死"一词来源于希腊文"euthanasia"，原意是无痛苦的、幸福的死亡。医学伦理学认为，安乐死是指患不治之症的患者在垂危状态下，由于精神和躯体的极端痛苦，在患者及其家属的自愿请求下，经医生认可，通过作为或者不作为的方式，消除患者的痛苦或缩短其痛苦的时间，使其安详地度过死亡阶段，结束生命。它包含两层含义：一是无痛苦的死亡，即安然地离世；二是无痛致死术，即为结束患者的痛苦而采取的措施。

实施的方式可以分为主动安乐死和被动安乐死。主动安乐死是指在患者患有绝症、无法忍受病痛折磨且处于濒死状态时，应患者及其家属的主动请求，由医生采取直接的医疗措施（如注射药物）来终止患者生命的行为。例如，对于癌症晚期患者，全身剧烈疼痛，各种医疗手段都无法有效缓解，且患者明确表达希望以相对无痛的方式结束生命，医生按照特定程序注射致死药物的情况。其特点是医生的行为直接导致患者生命终止。被动安乐死是指对于那些依靠生命维持系统（如呼吸机、心肺复苏设备等）生存的绝症患者，经过慎重考虑，停止使用这些维持生命的设备，让患者自然死亡。例如，一位脑死亡患者仅靠呼吸机维持呼吸，家属和医疗团队经过评估和沟通后，决定撤掉呼吸机，允许患者自然地走向生命终点。

安乐死是一种帮助绝症患者或临终患者在无法治愈的情况下，以相对更人道、更能减轻痛苦的方式结束生命历程的理念和实践。它涉及医疗、伦理、法律和社会观念等多个方面的综合考量，目的是在尊重生命的前提下，当生命质量极低且痛苦无法缓解时，给予患者一种有尊严地离世的选择。

关于安乐死的立法问题，在伦理上存在一定的争议，同时在法学界、医学界、司法界也一直是争论不休的话题，不同的国家持有不同的态度。1993年2月9日荷兰参议院通过了关于"没有希望治愈的病人有权要求结束自己生命"的法案，2001年荷兰通过《安乐死法案》，成为世界上第一个将安乐死合法化的国家。其立法规定了严格的条件，如患者必须是成人，申请必须自愿且深思熟虑后坚定不移，患者需在无法忍受病痛的情况下申请，所患疾病要经过两名医生诊断等。比利时议会众议院于2002年5月16日通过了允许实施安乐死的法律草案，对安乐死的适用条件和程序等做了明确规定，允许医生在特殊情况下对患者实施安乐死，从而成为继荷兰之后第二个安乐死合法化的国家。法国、德国、奥地利、丹麦、匈牙利、挪威、瑞典、西班牙和瑞士等国家允许被动安乐死,即允许终止为延续个人生命而进行的无意义治疗。英国、意大利及葡萄牙三国对这个问题仍存在争议;希腊和波兰两国则禁止安乐死。我国尚未对安乐死进行专门立法,目前仍将安乐死视为非法剥夺人的生存权利。在我国,只有司法人员依法执行死刑和符合正当防卫条件下的自卫杀人属于合法剥夺他人生命的情形。

2. 安乐死的伦理问题 安乐死是否应该合法化,一直是一个备受争议且极为复杂的议题,在全球范围内引发了广泛而深刻的讨论,不同的国家、地区、文化背景以及不同的社会群体和个人基于各自独特的价值观、伦理观、宗教信仰、法律认知以及对生命意义的理解,持有截然不同的观点并展开了激烈的争辩。

(1)从支持安乐死合法化的角度来看,主要存在以下观点。

①尊重患者自主权。对于绝症患者来说,当疾病让他们承受难以忍受的痛苦,且医疗手段已无法改善病情时,他们有权自主选择死亡的方式,自主决定自己生命的最后阶段如何度过,选择安乐死是他们行使自主权利的一种方式。例如,一位患有胰腺癌晚期的患者,每天要经历多次剧烈的疼痛发作,尽管使用了最高剂量的镇痛药,仍然无法缓解。在这种情况下,患者可能希望能够平静地结束生命,有权利选择以相对舒适、有尊严的方式离开这个世界,而不是在无尽的痛苦中等待死亡的降临。这种自主决定体现了对个体意愿的尊重。

②减轻患者痛苦。现代医学虽然在很多方面取得了巨大的进步,但仍有一些疾病会让患者承受近乎无法忍受的肉体煎熬与精神折磨。而安乐死,则为这些在苦海中挣扎的患者开辟了一条可能摆脱苦难的路径,使其有机会从这无尽的病痛深渊中得以解脱。例如,渐冻症患者随着病情的发展,会逐渐失去身体的运动能力,甚至连呼吸和吞咽都需要依靠机器辅助,同时还要忍受肌肉萎缩带来的剧痛。安乐死可以让这些患者从这种长期的、折磨人的痛苦中解脱出来,从人道主义层面看,这是一种减轻患者痛苦的方式。

③优化社会资源分配。将大量的医疗资源用于维持绝症患者毫无质量的生存状态,会造成医疗资源的浪费。医疗资源在世界范围内都是有限的,有可能会影响到其他有治愈希望患者的治疗。例如,在一些发展中国家,昂贵的重症监护设备和药物往往供不应求,如果这些医疗资源可以分配给那些更有可能康复的患者,可提高社会整体的医疗效益。

④符合人道主义精神。当一个人的生命只剩下无尽的痛苦,且没有任何好转的希望时,那么强制其继续维持这样的生存状态,或许会被视作一种违背人道主义精神的行径。安乐死允许这些患者在家人和医护人员的陪伴下,在相对平静和尊严的环境中结束生命,给予他们最后的尊重与抚慰。就像对待那些在战场上受了重伤、无法救治且痛苦万分的士兵,有时让他们快速、无痛苦地死去,更符合人道主义精神。

⑤减轻家庭负担。长期照顾绝症患者对家属来说是一个沉重的负担,不仅包括经济上的压力,看着亲人在病痛中挣扎,家属也会陷入精神上的折磨。安乐死可以在一定程度上减轻家属的负担,让他们在情感上更容易接受亲人的离去。例如,一位癌症患者的家属,在多年的照顾过程中身心俱疲,并且患者也希望能够结束痛苦。如果安乐死合法化,这对家属来说,可能是一种在艰难处境下相对能够接受的选择,他们可以陪伴患者平静地走完最后一程。

(2)从反对安乐死合法化的角度来看,主要存在以下观点。

①违背生命神圣论。生命被视为具有至高无上的价值,是神圣不可侵犯的。无论是宗教教义还是传统的伦理观念,都强调生命是一种天赋的权利,只有自然的力量(如疾病、衰老等自然过程)才有权利终止生命。例如,在基督教的观念中,生命是上帝赋予的,人类没有权利去结束它。这种观点认为,安乐死是一种人为地、主动地终止生命的行为,这是对生命神圣性的亵渎,违背了基本的生命伦理原则。

②存在滥用风险。一旦安乐死合法化,就存在着严重的被滥用的风险。例如,在家庭经济压力下,患者可能会感受到来自家属的隐性压力而被迫选择安乐死。或者一些医生可能会受到经

济利益（如减少医疗资源消耗）或其他不当因素（如减轻自己的工作负担）的影响，诱导患者同意安乐死。这种情况会导致弱势群体的权益得不到保障，使安乐死从一种"解脱痛苦"的选择变成一种违背患者真实意愿的强迫行为。

③医学不确定性。医学科学是在不断发展进步的。许多目前被认为是绝症的疾病，随着医学研究的深入和新技术的出现，可能会在未来找到有效的治疗方法。例如，在过去，艾滋病曾被视为绝症，但随着抗病毒药物的研发，艾滋病患者的寿命得到延长，生活质量得到了极大的提高。如果因为当前医疗水平有限就允许安乐死，可能会剥夺患者获得未来潜在治疗的机会，这是对患者生命权不负责任的行为。

④与医护人员职责冲突。传统的医护人员职责是救死扶伤，尽力延长患者的生命。安乐死合法化会使医护人员陷入伦理困境。如果允许他们参与安乐死过程，就与他们一直秉持的"不伤害"原则和救死扶伤的使命相冲突。例如，医生在经过多年的医学教育后，内心深处建立起了挽救生命的价值观，而实施安乐死可能会对他们的职业认同感和道德观念产生巨大的冲击，导致他们在心理和职业行为上产生困惑。

⑤对社会产生不良影响。反对者担心安乐死合法化可能会引发"滑坡效应"。开始可能只是允许绝症患者在严格条件下选择安乐死，但随着时间的推移和观念的变化，这个范围可能会逐渐扩大。例如，从绝症患者扩展到慢性病患者、残疾人或者其他弱势群体，甚至可能会被用于非医疗目的，这会对社会的伦理道德和法律秩序产生严重的威胁。

知识之窗

安宁疗护发展历程

从古代起，不同文化背景下便有对生命相关概念的思考。战国时期，孟子提出"生于忧患而死于安乐"，开启了对生命境遇与质量的早期探索；东晋时期王羲之在《兰亭集序》中称"快然自足，不知老之将至"，展现出古人对生命体验的重视。近现代以来，西西里·桑德斯推动了安宁疗护理念兴起，她曾说：你重要，因为你是你，直到生命的最后一刻你仍然是那么重要；2004年世界卫生组织将每年十月的第二个星期六定为"世界安宁缓和医疗日"，促进了安宁疗护在全球得到广泛传播，推动了各国在安宁疗护政策、服务体系以及社会认知等方面的发展。

（崔　艳）

🔲 本章小结

在临床护理工作中，不同岗位的伦理要求有所不同，但也有很多相同之处，如团结协作、有责任心和爱心等，门诊与急诊是医院面向社会的窗口，医护人员的言行举止代表医院的整体形象，需要为患者提供热情周到的服务，树立"时间就是生命，抢救就是命令"的工作观念。手术是外科患者的主要治疗手段，医护人员不仅要工作态度严谨，还要帮助患者做好手术治疗的身心准备，与患者做好充分沟通，消除其手术顾虑。对于特殊患者更应结合患者个人特点，多点耐心和关怀，尊重患者，关注患者的心理，确保患者住院期间安全。给予安宁疗护患者足够的人文关怀和护理，尊重生命，正确认识安乐死，帮助患者提高生活质量，满足患者合理诉求，帮助患者安详地走完人生最后旅程。

能力检测

一、单选题

1. 门诊护理人员要充分理解患者期望较早解除病痛的心理需要,减少人多拥挤、环境嘈杂造成的心理负担,应做到的护理伦理要求为( )。

A. 一视同仁,尊重患者　　　　B. 尊重患者,保护隐私　　　　C. 细心护理,耐心指导

D. 热情接待,主动服务　　　　E. 维护公正,尊重患者

2. 要求加号患者在常规挂号患者后就诊,并在候诊时让患者先做常规化验,是遵循门诊护理伦理( )。

A. 热情接待,主动服务　　　　B. 尊重患者,保护隐私　　　　C. 维护公正,合理安排

D. 严谨认真,团结协作　　　　E. 尊重患者,关心体贴

3. 迅速投入抢救,争分夺秒,把患者的生命从死亡边缘拉回来,这充分体现了医护人员的敬业精神和( )。

A. 尊重生命的人道主义　　　　B. 急患者所急的情感　　　　C. 高度的社会责任感

D. 敏捷果断,敢当风险　　　　E. 理解宽容,同情关爱患者

4. 对危重患者,护理人员应细心观察,及时发现危险征兆,立即配合医生抢救,护理伦理要求是( )。

A. 果断和审慎　　　　　　　　B. 机警和敏捷　　　　　　　　C. 严谨和求精

D. 敏锐和细心　　　　　　　　E. 严肃和同情

5. 护理人员配合手术要眼明手快、准确无误,不能存在侥幸心理或疑点,保障手术安全,落实手术护理伦理要求中的( )。

A. 悉心护理,耐心指导　　　　B. 积极参与手术方案的制定　　C. 操作熟练,认真负责

D. 团结协作,密切配合　　　　E. 一丝不苟,精益求精

6. 护理人员要服从手术全局需要,与其他医护人员相互尊重、支持和理解,做到( )。

A. 减轻痛苦,促进康复　　　　B. 团结协作,密切配合　　　　C. 严谨认真,团结协作

D. 团结协作,互相监督　　　　E. 团结协作,勇担风险

7. 重症监护病房一般为无陪病房,患者和家属易产生很多不良情绪,所以护理人员应遵守什么护理伦理规范?( )

A. 迅速机警,反应敏捷　　　　B. 优化环境,传播知识　　　　C. 技术精湛,精益求精

D. 同情理解,任劳任怨　　　　E. 审慎慎独,团结协作

8. 危重患者病情凶险、复杂、多变,主要指重症监护护理的哪个特点?( )

A. 护理人员素质要求高　　　　B. 护理任务艰巨　　　　　　　C. 护理伦理难题多

D. 随机性强　　　　　　　　　E. 病情复杂

9. 某孕妇在产前检查时被发现患有艾滋病,护理人员在护理该患者时违反伦理规范的是( )。

A. 提供全面护理服务,满足患者需求　　　　　B. 保护患者隐私

C. 对待患者一视同仁　　　　　　　　　　　　D. 主动关心患者,鼓励其接受治疗

E. 以该患者为案例,宣传防艾知识

10. 患者,男,19岁,诊断严重急性呼吸综合征(SARS)收入发热病房,护理人员精心治疗与护理,按规定处理患者的分泌物、呕吐物、排泄物,从无任何惧怕与抱怨。护理人员主要体现的护理伦理规范是( )。

A. 做好知情同意,手续完备　　　　　　　　　B. 保守患者隐私,恪守护理人员节操

C. 热爱专业,勇于承担责任   D. 精研业务,重视预防工作

E. 尊重患者,做好心理护理

11. 患者,女,38岁,因乳腺癌入院,焦虑,经常哭泣,护理人员耐心与患者交谈,倾听患者诉说心中苦闷。护理人员的行为主要体现的伦理规范是(　　　　)。

A. 打开患者心结,做好心理护理   B. 做好知情同意,手续完备

C. 争分夺秒,急患者之所急   D. 团结协作,共同救死扶伤

E. 认真钻研进取,精益求精

12. 患者,男,26岁,因精神分裂症入院,幻想自己是自己的敌人,有自伤行为。护理人员护理此类患者时应主要遵守的伦理规范是(　　　　)。

A. 同情患者遭遇,尊重患者人格   B. 保守患者隐私,恪守护理人员节操

C. 履行知情同意,维护患者权利   D. 热爱专业,勇于承担责任

E. 保持严谨作风,维护护患安全

13. 患儿,3岁,因急性肺炎入院,住院期间拒绝打针吃药,护理人员小刘每次哄骗患儿给他买玩具,患儿才勉强配合治疗,但小刘从未兑现诺言。3日后小刘再来治疗时,患儿哭闹再不配合。护理人员小刘违反的护理伦理规范是(　　　　)。

A. 心理护理,体贴关爱   B. 知情同意,手续完备   C. 言而有信,治病育人

D. 密切观察,工作严谨   E. 优化环境,周密准备

14. 患儿,10岁,因先天性心脏病术后进入重症监护病房,次日患儿小声哭泣,其父母在监护室外不断要求进入监护室陪伴。面对这种情况,护理人员应遵循的伦理规范是(　　　　)。

A. 技术过硬   B. 尊重患者   C. 热情服务   D. 同情理解   E. 任劳任怨

15. 患者,女,40岁,因患有精神病从1楼阳台跳下后骨折入院,骨科护理人员小李一日在电梯中和另一位护理人员说:"真倒霉,我们科来了个精神病,我真害怕哪天我给她做治疗的时候,她精神病发作了。"护理人员小李的行为违反的护理伦理规范是(　　　　)。

A. 保持严谨作风,维护护患安全   B. 工作作风严谨,慎重保护隐私

C. 打开患者心结,做好心理护理   D. 保守患者隐私,恪守护理人员节操

E. 热爱专业,勇于承担责任

16. 护理人员小苏在重症监护病房工作,因是无陪病房,小苏常常不按照操作规程给患者做口腔护理。护理人员小苏违反的护理伦理规范是(　　　　)。

A. 审慎慎独   B. 团结协作   C. 技术过硬   D. 精益求精   E. 周密准备

17. 患者,男,80岁,因心肌梗死住院,听力、视力均不好,语言表达含糊,主诉病史不清。以下哪项不符合护理人员在护理此类老年患者时应遵守的伦理规范?(　　　　)

A. 急患者之所急   B. 提高患者生活质量   C. 理解老年人的生理变化

D. 细致观察患者病情   E. 了解老年人疾病特点

18. 患者,女,18岁,怀孕2个月,独自一人到妇产科就诊要求行人工流产。护理人员应重点体现哪方面的护理伦理规范?(　　　　)

A. 技术精益求精,确保患者平安   B. 工作作风严谨,慎重保护隐私

C. 打开患者心结,做好心理护理   D. 增强伦理意识,化解伦理困境

E. 做好知情同意,手续充分完备

19. 患者,女,75岁,因慢性糖尿病入院,住院期间患者因焦虑总是喜欢拉着护理人员聊天。这天,护理人员小王对患者说:"大娘,我们每天工作很忙的,没事儿的话自己待在病房里,不要找我们聊天。"护理人员小王违反的护理伦理规范是(　　　　)。

A. 理解老年人的生理变化,提高患者生活质量

B. 了解老年人疾病特点,细致观察患者病情

C.注意审慎慎独,团结协作

D.优化住院环境,传播疾病知识

E.体察老年人的心理问题,积极做好心理护理

20.患儿,2岁,因高热、昏迷1日入院,诊断为"乙型脑炎",医生尽心救治,护理人员认真观察患儿病情变化,并对观察结果认真分析,及时给医生提供病情变化的信息。此案例中重点体现的护理伦理规范是(　　)。

A.密切观察,工作严谨 　　　　B.优化环境,周密准备 　　　　C.苦练技术,精益求精

D.心理护理,体贴关爱 　　　　E.知情同意,手续完备

21.护理人员在为一胃癌晚期患者提供护理服务时,根据患者病情变化及时改变护理方案,体现出(　　)。

A.统一原则 　　B.调整原则 　　C.姑息性原则 　　D.客观原则 　　E.舒适原则

22.临终关怀医院护理人员在工作中理智、宽容对待向其发火的患者,符合哪项安宁疗护的伦理规范?(　　)

A.尊重患者知情权 　　　　B.理解患者的心理和行为 　　　　C.帮助患者解除痛苦

D.尊重患者自主权 　　　　E.关心临终患者家属

23.下列不属于安宁疗护的内容的是(　　)。

A.减轻患者痛苦 　　　　　B.为患者提供精神支持 　　　　C.对患者进行心理辅导

D.为患者家属提供帮助 　　　E.积极治疗患者

24.某患者因白血病复发入住某临终关怀医院。医护人员在制定医疗方案时,首要目标是(　　)。

A.为患者采用试验性治疗方法 　B.尽可能延长患者生命 　　　　C.为患者节约治疗费用

D.鼓励患者尽早安排后事 　　　E.提高患者生活质量

25.世界上第一个以国家立法的形式确定脑死亡为人体死亡的国家是(　　)。

A.比利时 　　B.芬兰 　　C.美国 　　D.荷兰 　　E.日本

26.下列不属于哈佛大学医院脑死亡判定标准的是(　　)。

A.心搏停止 　　　　　　B.自主呼吸停止 　　　　　　C.脑干反射消失

D.不可逆深度昏迷 　　　E.脑电波平直

(27~28题共用题干)

患者,女,25岁,未婚,因外阴瘙痒就诊。在做检查时,检查室中有2位实习医生和2位实习护理人员,医生一边检查一边向实习生讲解。患者对此情况极为不满,进行投诉。

27.在妇科就诊的未婚女性,医护人员做检查时要注意(　　)。

A.必须由高年资医护人员操作 　　　　　　B.按照常规妇科检查操作

C.保护处女膜的完整 　　　　　　　　　　D.必须谨慎操作

E.医护人员仪表端庄

28.在给患者做检查时,下列哪项医护人员的行为违反了护理伦理规范?(　　)

A.与患者提前沟通,检查时会有实习生在场,征得患者同意

B.患者有支持护理学科发展的义务,即使不同意也可有实习生在场

C.男性医生给患者检查时必须有女性护理人员在场

D.检查时严格执行无菌操作,遵守消毒制度

E.医护人员态度严肃,仪表整洁

(29~30题共用题干)

患者,男,80岁,因心肌梗死行手术治疗后入住重症监护病房,次日凌晨患者突然心搏停止,

护理人员李某反应迅速,立即给予电除颤。

29.护理人员李某执行电除颤前没有让患者本人或家属签订知情同意书,体现了( )。

A.履行人道主义与经济方面的矛盾　　　　　B.知情同意与保护患者利益的矛盾

C.提供真实信息与保护性医疗的矛盾　　　　D.卫生资源分配与患者实际需要的矛盾

E.患者拒绝治疗与维持患者生命的矛盾

30.重症监护护理伦理规范不包括( )。

A.迅速机警,反应敏捷　　　B.优化环境,传播知识　　　C.技术精湛,精益求精

D.同情理解,任劳任怨　　　E.审慎慎独,团结协作

二、简答题

1.试述整形外科手术护理伦理规范。

2.简述重症监护护理伦理规范。

三、案例分析

1.某医院急诊科收治一名脑出血患者行开颅手术,术后连夜送至重症监护病房。重症监护病房护理人员小刘认真仔细护理患者,随时监测生命体征,应对病情一切变化,以提高抢救成功率为目标。次日凌晨4时,护理人员小刘发现患者突然出现呼吸急促达32次/分,脉搏快而弱,血压低至60/40 mmHg,双侧瞳孔不等大,她预感到颅内出血,一边迅速向值班医生报告,一边打开呼吸机,做好二次手术的一切准备工作。故二次开颅手术进展及时顺利,证实了患者脑部又有一处动脉破裂出血,由于发现早,医护密切配合,手术成功,患者得救。请思考:结合案例,谈谈急诊护理伦理。

2.患者,男,70岁,因头痛、恶心、呕吐,伴右侧肢体活动失灵1 h,送医院急诊。患者头颅CT显示未见出血及梗死病灶,医生诊断为脑梗死。次日晨,护理人员发现患者神志淡漠,疑有颅内出血,立即联络医生,医生欲做CT确诊,但家属不接受此项检查,于是仅给予对症治疗。下午2点后患者逐渐昏迷,此时家属才同意行CT检查,护理人员陪同前往,CT报告显示颅内大片出血病灶。在投照CT过程中,患者呼吸、心搏停止,经抢救未成功。请思考:结合案例,对护理人员的行为进行伦理分析。

(何见平　李　琴　崔　艳)

扫码看答案

Note

第七章 公共卫生伦理与社区卫生护理伦理

学习目标

1. 知识目标：掌握公共卫生伦理的原则、社区卫生服务以及家庭卫生服务的伦理要求，以及突发公共卫生事件的伦理冲突；理解公共卫生伦理、家庭卫生服务及社区卫生服务的概念和特点；了解健康教育的概念以及社区健康教育的概念、特点。

2. 能力目标：能分析并运用社区护理和家庭的相关知识解决问题。

3. 素质目标：树立高度的责任心以及全心全意为人民服务的意识，培养服务社区和家庭以及处理突发公共卫生事件的工作意识。

引 言

本章主要分为三大部分，包括公共卫生伦理、社区卫生保健伦理以及突发公共卫生事件护理伦理。通过学习这些内容，系统掌握社区护理的基础理论、基本知识及基本技能，明晰社区护理的重要性以及社区健康教育的必要性，可以为今后从事社区护理相关工作提供思路和指导。深刻把握突发公共卫生事件应急护理措施，同时分析和阐释相关领域的伦理问题及原则，在未来面临的重大公共卫生事件时能更好地发挥应急处置能力和进行伦理分析，推动社会更好地应对重大公共卫生事件。

第一节 公共卫生伦理

案例导入

2017 年 11 月，国家食品药品监督管理总局发布了部分疫苗产品效价指标不合格产品处置情况介绍。国家食品药品监督管理总局接到中国食品药品检定研究院报告，在药品抽样检验中检出某生物科技有限公司生产的某批次疫苗产品效价指标不符合标准规定。

随后，国家药品监督管理局发布通告称，国家药品监督管理局发现该公司在另一类重要疫苗产品生产过程中存在记录造假等严重违反《药品生产质量管理规范》行为。地方食品药品监督管理局已收回该企业 GMP 证书，同时已按要求停止该问题疫苗的生产。该公司正对有效期内所有批次的该问题疫苗全部实施召回。通告强调，国家药品监督管理局始终把人民群众用药安全放在首位，对发现的违法违规问题绝不姑息，坚决依法依规严肃查处，涉嫌构成犯罪的，一律移送公安机关予以严惩。

该生物科技有限公司制造违规疫苗,严重危害了广大人民群众尤其是婴儿的健康权益,在隐瞒了相关事实的基础上,对婴儿的健康保障表现出漠然的态度;该公司为了寻求自身的私利多次造假,造成了极其恶劣的社会影响,必须要得到严惩。

请思考:

1.该生物科技有限公司疫苗造假事件属于什么性质的事件?

2.该生物科技有限公司疫苗造假事件违背了哪些伦理原则?

3.我国公共卫生预防事业应该遵循的伦理原则有哪些?

一、公共卫生伦理概述

1.公共卫生伦理的概念 公共卫生伦理是伦理学的基本理论和观念在公共健康与卫生领域中的具体应用。概念要点:研究对象为社会人群;研究目的是预防疾病、防止伤害发生、控制传染病流行等;实施手段不是医疗性手段而是社会性、政策制度性手段;实施主体不仅包括医务人员,还包括社会工作人员、政府机构人员等。

知识之窗

你能分清公共卫生伦理与临床诊疗伦理吗?

1.研究对象上:公共卫生伦理以社会人群为中心,而日常诊疗以个体患者为中心。

2.研究目的上:公共卫生伦理以社会人群预防疾病、防止伤害发生、控制传染病流行为目的,日常诊疗聚焦治疗患者疾病。

3.伦理关系上:公共卫生伦理涉及关系多样且具有政治色彩,侧重研究影响健康的行为等社会因素,日常诊疗涉及医患关系,侧重在新药、器械、生物制品等方面。

4.研究内容上:公共卫生伦理主要是卫生资源的公平分配、健康教育等内容,日常诊疗主要是医患双方的权利和义务、医患关系等内容。

2.公共卫生伦理的特点

(1)公共卫生伦理以维护社会公众健康利益为工作重心。公共卫生伦理是基于社会人群的健康维护的公共性重心形成的,因此公共卫生伦理关注的是社会公共健康利益。

(2)公共卫生伦理以维护与改善社会成员的健康利益与卫生需求为关键。因此,公共卫生伦理要求,在一般情况下,个人需要为公共健康利益做出必要的牺牲或付出一定的代价。如突发重大公共卫生事件中,为了防止事件恶化加剧,采取居家隔离、避免人群聚集、停止商业活动、实施交通管制等强制性措施。

(3)公共卫生伦理属于实践伦理范畴。所谓实践伦理,即从公共卫生问题出发,以认识和解决公共卫生存在的伦理难题、问题为主要形态和性质的伦理学。因此,公共卫生伦理具有自身的实践特性,主要体现在公共卫生科学与技术和社会公共卫生政策及制度体系的交叉融合,借助公共卫生事业管理的整个系统,注重发挥科学与技术的核心作用,既要运用公共卫生科学理论和技术手段,又要纳入该领域的社会管理和治理体系。

二、公共卫生伦理的基本原则

公共卫生伦理的主要任务是构建和运行该领域的道德原则和伦理规范,对公共卫生实际工作和主体行为进行伦理评价。这些伦理原则主要有效用原则、公正原则、尊重原则、互助原则。

1. 效用原则 效用一词起源于经济学,指消费者拥有消费商品或服务对欲望的满足程度。而在公共卫生领域中,效用是指某一具体方案和行动能够带给目标人群或整个社会在维护健康、预防疾病中的有用性或益处、好处。相反,负面效用是指可能带来的风险、负担或有损权利方面的影响。因此,效用概念包括在公共卫生实践中所产生的正面影响和负面作用的整体性评价。

2. 公正原则 公正原则是公共卫生伦理的基本原则,是指在公共卫生制度、政策和整个事业的规划和进行中,要将公平正义内化为这项事业的道德依据,确保每个社会成员都能享受到公共卫生所提供的应得利益。公正原则主要是针对公共卫生资源配置不合理或卫生资源、风险负担、收益分配上的不公平等问题提出的,为了更好地消除这类阻碍社会群体健康的不公正因素。公共卫生伦理倡导分配公正、程序公正、回报公正和补救公正。分配公正,是公正原则最主要的部分,体现在如何公正地分配资源、服务、利益和负担等;程序公正,指能够保证公共卫生实践过程得到正当程序维护,其中最关键的就是要求信息的透明化和自由流动,并且让利益相关者和群众参与到公共卫生行动的决策中,促进公民自愿自觉行动;回报公正,特指在公共卫生事业中做出贡献的人或集体应该得到回报,回报形式可以是物质的,也可以是精神上的;补救公正,指那些在公共卫生事业中受到损害的人应该得到弥补,以保障公平。

3. 尊重原则 在公共卫生事业领域,尊重原则指在实践中尊重一个人的自主性或自我决定权,尊重的具体形式体现在三个方面。一是尊重个体的知情同意权,这是最基本的权利,主要指对于那些有行动能力的当事人,必须全面提供信息,经专业人员讲解并使其理解后才能获得自由行事的书面同意;如果本人无行为能力,则需要经过监护人或代理人的同意。同时,注意参与公共卫生事业的公众有权对卫生行动和相关政策享有知情权。二是尊重个人的隐私权,在公共卫生工作中,个人信息尤为重要。我们要保护当事人的个人信息不被泄露,如个人所患疾病、家庭情况等信息的必要保护。三是尊重个人权利,不管是谁参加公共卫生各类活动,个人的合法权利必须得到尊重,要避免任何形式的差别对待,其中最根本的就是尊重人权。

4. 互助原则 互助原则又名共济原则,是指在公共卫生实践中,个体在追求自身公共卫生权益的同时,也要保护社会上其他人相同的公共卫生权益,避免自身的行为给社会和他人造成损害。共济原则是基于社会权益与个人权益的复杂关系提出来的。一方面,在社会群体层次上,每个个体在公共卫生活动中有着共同的利益,应该互相帮助;另一方面,个体利益和社会利益发生冲突时,基于利他性和互惠性的思考,为了满足集体或社会利益,个体利益可能在某种程度上受到限制。

知识之窗

推荐书目:《公共卫生伦理学》(2016 年版,翟晓梅、邱仁宗编著,中国社会科学出版社出版。)

推荐原因:这是一部较为系统地探讨公共卫生伦理学的著作,有助于深入理解公共卫生与伦理学的关系以及公共卫生的伦理基础;同时讨论在公共卫生所有领域中普遍存在的伦理问题,包括妥善处理公共利益与个人权利之间的关系,促进健康公平,优化卫生资源的配置等重要问题。此外,该书还紧密联系临床实际以及专业方向,帮助解决具体的问题。

Note

第二节　社区卫生保健伦理

一、社区健康教育概述

（一）社区健康教育的相关概念及特点

1. 健康教育的概念　健康教育指通过有计划、有组织的系统性社会教育活动，培养社会成员自觉选择有益于健康的生活方式和行为方式，减少或消除影响健康的危险因素，主动预防疾病，自觉维护健康，提高生活质量。其核心是教育人们树立科学、合理的健康意识，了解健康相关知识，形成健康对人生具有重要意义的观念，促进人们抵制和改变不良的生活习惯，养成良好的行为和生活方式。

2. 社区健康教育的概念　社区健康教育以社区为单位，以社区人群为教育对象，以卫生知识普及和干预为手段，开展有组织、有计划、有评价的社会活动，使社区人群能够理解所接受的健康知识并学以致用，以点带面，鼓励身边人群积极参与健康教育活动，进而提升社区整体健康水平。它也是社区卫生服务的重要内容之一。

3. 社区健康教育的特点　与医院健康教育相比，社区健康教育的主要特点可归纳为以下三点。

（1）以健康为中心、以促进健康为目标：社区健康教育的目的是改善社区人群健康状况，提高社区整体健康水平。这也是社区健康教育与医院健康教育的最根本区别。

（2）具有广泛性：由于社区健康教育的对象不局限于某一个人或某一群体，而是社区的所有人群，包括患者和健康人，从而决定了其具有广泛性。在进行社区健康教育的每一个步骤中，既要考虑整个社区，又要考虑某一特定人群或某一家庭，甚至某一个人；既要考虑如何争取领导层的支持，又要考虑如何协调社会各界力量。因此，社区健康教育比医院健康教育更为广泛。

（3）具有连续性：由于社区健康教育是以健康为中心，所以它将贯穿人的一生，即从出生到死亡。针对各个年龄阶段，健康教育的内容、形式将有所不同。

（二）社区健康教育的伦理要求

1. 尊重自主，耐心细致　承认并尊重在健康意义上的个人权利和特定文化传统中形成的健康价值观念，要让教育的目标人群参与到健康促进需求评估过程中，发现和认识自己的健康问题，自主决定如何解决自己以及自己所在社区的健康问题，即将参与赋权的理念和方法运用于健康教育与健康促进需求评估的过程。对于参与健康教育实践中的人群，健康教育工作者要激发人们的健康意识和健康责任感，使"让我做"变成"我要做"，进一步激发人群参与健康教育活动的热情和积极性，获得更好的健康教育效果。

2. 避免和减少伤害，保护个体权益　社区健康教育可以通过多种途径和方式实现教育的预期效果，但对目标人群无伤害或伤害最小化是进行健康教育的基本原则，受教育者的相关权益（如人格权、知情权）需要得到保护。例如，在调查时间和环节上，要尽可能减少调查工作对他们正常生活和工作秩序的影响；如需要进行必要的生理生化和血样检验时，需要合理、科学取样，尽可能减少目标人群的痛苦；同时，要注重对目标人群知情同意权和隐私权的保护，如实告知目标人群收集资料的目的、意义，处理好知情同意问题；对目标人群可能造成的损耗或支出，要争取目标人群的理解与配合，真正落实尊重隐私与保密原则。

3. 关注个性化需求　在社区健康教育的评估进程中，可以把目标人群进一步精准细化为不同类型的健康人群、亚健康人群和患者群体,要根据他们的健康需求,提供适合特定人群的健康教育方式和方法,提高健康教育的针对性和有效性。在社区健康教育的实施阶段,增加面对面的沟通活动,增强健康教育工作者和目标个体、人群的双向互动,尽可能地对重点人群进行个性化需求分析和评估。而社区卫生工作人员日常与人民群众的接触机会最多,更有条件满足人群或个体的个性化需求,因而社区卫生工作者在日常健康教育工作中应该认真负责、言传身教,做好表率。

二、社区卫生服务护理伦理

(一)社区卫生服务的概述

1. 社区卫生服务的概念 社区卫生服务的主要内容是提供基本医疗服务,其是以政府为领导核心,以社区为参与主体,以上级卫生机构为指导,以全科医生为业务骨干,以居民健康为服务目标,以老幼病残为服务重点,在合理利用社区资源、实现资源优化配置的基础上,构建一套综合预防、医疗、康复和保健等多功能的社区医疗服务体系。

2. 社区卫生服务的特点 随着社会的进步,医疗服务体系日益完善,社区卫生服务本身内容也有所变动,目前我国社区卫生服务的主要特点包括以下几个方面。

(1)公益性:医疗领域是我国财政大力扶持的一部分,国家给予医疗财政补贴旨在减少公民就医费用,提升公民健康水平,促进医疗事业完善发展。社区卫生服务是我国医疗领域的重要组成部分,具有明显的公益性。

(2)主动性:相较于出门就医而言,社区卫生服务可以为社区人群提供主动上门服务,为社区人群的就医提供了极大的便利。

(3)全面性:社区卫生服务具有全面性。对于患者而言,社区卫生服务是医疗服务;对于健康人群而言,社区卫生服务是保健服务和咨询服务;对整个社区人群而言,社区卫生服务是公共卫生服务。

(4)综合性:社区卫生服务是一项综合性的医疗卫生服务,它不仅为社区人群提供了基础医疗服务,还提供疾病预防、康复保健、健康咨询等服务。

(5)可及性:社区卫生服务的可及性体现在其以社区人群为服务对象,充分考虑其医疗需求,为社区人群提供有针对性的、兼顾经济性和便捷性的医疗卫生服务。

(6)持续性:社区卫生服务自社区人群出生起,至死亡止,贯穿社区人群的一生。

(二)社区卫生服务护理伦理要求

1. 以人为本的健康照护——坚持尊重与自主的伦理原则 社区卫生服务摒弃了生物医学模式下以疾病为中心的服务模式,以现代医学模式为指导,科学运用医学的基本理论与方法,始终以患者为中心,深入了解患者的病理生理过程和心理过程以及患者的个性、背景与社会关系、需求与期望,从而全面地分析与观察患者的健康问题,为患者提供生理、心理和社会层面的全方位的服务和个性化的健康照护。以人为中心的健康照护,要求医护人员必须坚持尊重与自主的伦理原则。充分尊重患者的健康权、知情权、医疗自主决定权,实现个性化健康照护。

2. 以家庭为单位的健康照护——恪守知情与保密的伦理原则 家庭是社区卫生服务中最重要的并经常使用的诊疗场所,也是社区卫生服务可利用的重要卫生资源。以家庭为单位的健康照护要求医护人员更加自觉地恪守知情与保密伦理原则。医护人员深入家庭,建立家庭健康档案,会涉及家庭成员的包括隐私在内的生活的各个方面。为了维护健康,医护人员与患者及家庭成员通常需要不断交换信息。所以医护人员的责任不仅包括向患者提供信息,还包括帮助他们理解信息,提高他们做出决定的能力。

3. 连续性综合性的健康照护——把握审慎与义务的伦理原则 社区卫生服务在服务对象、服务内容、服务手段、服务项目上都体现了全方位、立体性,是一种对患者与社区人群的综合性照

107

护。社区卫生服务实施的是一种对人从生到死的全过程服务,涵盖人生的各个阶段,是对服务对象的一种持续性照护。尤其随着人口老龄化,社区中的老年人成为社区卫生服务的主要对象,他们需要日常生活、就诊、保健、康复等多方面的长期照护与关怀。而这种综合性、连续性健康照护,突出地要求贯彻审慎与义务的伦理原则。从医学人道主义精神出发,医护人员要捍卫患者的尊严,关注和维护患者生命的质量,在慎重且充分考虑患者利益的前提下实施医学行为。这种负责式的健康照护需要强化医护人员的责任意识,强化并明确任何一个医疗行为都会影响患者的疾病、健康和生命,在为患者解除痛苦、医治疾病的同时,把审慎与义务的原则贯穿于社区卫生服务的全过程。

三、家庭病床服务护理伦理

(一)家庭病床服务的概述

1. 家庭病床服务的概念　家庭病床服务指对需要连续治疗,但因本人生活不能自理或行动不便,到医疗机构就诊确有困难,需依靠医护人员上门服务的患者,以居家、居住的养老服务机构为主设立病床,由指定医护人员定期查床、治疗、护理,并在特定病历上记录服务过程的一种卫生服务形式。

知识之窗

哪些人需要家庭病床服务呢?

诊断明确、病情稳定,符合住院指征,并经责任医生评估,适合在家庭或长期居住场所进行检查、治疗、护理和康复的患者。长期卧床、行动不便,且符合以下情形之一的患者,即可列为家庭病床服务对象。

1. 脑血管意外瘫痪需进行康复治疗。

2. 长期卧床并发呼吸、泌尿、消化等系统感染或压疮。

3. 需要长期吸氧或者使用无创呼吸机的严重慢性肺部疾病(含慢性阻塞性肺疾病、反复发作的气胸等)。

4. 糖尿病足、糖尿病或其他疾病合并肢端坏疽。

5. 骨折牵引固定且长期卧床。

6. 处于疾病终末期,需支持治疗。

7. 符合住院指征,65岁以上,合并多种慢性病需规律治疗、到医院就诊确有困难。

知识之窗

家庭病床服务中护理人员有哪些工作内容呢?

1. 护理服务:主要是针对晚期患者提供服务。具体服务内容包括护理评估、治疗调整、疾病监测及病情追踪,以保障患者的安全和舒适。

2. 药物管理:由专业护理人员对患者服药进行登记和记录,以确保患者按时服用药物。

3. 社会照护服务:主要是针对患者的家庭社会环境提供服务,帮助患者解决家庭社会问题,改善患者的精神状态。

4.培训服务：还需要提供针对患者家属的培训服务，如病情教育、安全知识培训等，以确保患者及其家属处于安全、舒适的环境。

5.出院服务：还提供出院服务，包括安全出院的跟踪、康复医嘱的指导等，以确保患者的及时康复及安全出院。

2.家庭病床服务的特点 以患者为中心，针对不同人群提供个性化、专业化的医疗护理服务；服务便利化，方便患者在家接受治疗，减少住院时间和费用；促进医疗资源的合理配置和使用，作为医院床位的补充，社区家庭病床不仅有利于改善医患关系和促进患者的康复，还有利于节省大量的医疗费用和减轻患者家庭的劳务负担。

（二）家庭病床服务护理伦理要求

1.一视同仁、平等待患 医护人员要平等对待每一位患者，不以患者的职业、身份地位、财富等差别而区别对待，不以任何借口拒绝或否定患者的合理要求，急患者所急，想患者所想，帮患者所需，对其热情、周到服务。体谅和理解患者因受疾病痛苦而表现的急躁、冷漠、不配合等行为，向患者做耐心的解释和心理疏导。尊重每位患者的人格，保护每位患者的利益，尊重患者的人格权、隐私权。

2.勤奋学习、精益求精 家庭病床服务内容的广泛性要求医护人员不仅应有专业知识，还应具备多学科知识。家庭责任护理人员要经常学习一些新知识、新方法、新技术，不断提高自己的技术水平和服务质量，积极进取。护理人员还要有机智灵活的应变能力，能够在病情突变的情况下，采取果断的应急措施，恰当地救治、处理病情。护理人员应掌握不同年龄患者在各种疾病中的临床特点和护理措施，避免偏科。在护理工作中不断积累经验，探索和研究新课题，为了患者的利益刻苦学习，不断提高自己。

3.不辞辛苦、定时服务 疾病的发生、发展和转归是一个连续的过程，疾病的诊断、治疗和护理也是一个连续不断的过程，任何一个环节都不能随意中断，而家庭病床的患者居住分散，远近不一，护理人员上门服务又往往单独行动，所以护理人员应严格要求自己遵守时间，按时定点，不能以天气、交通、私事等理由延误治疗和护理，要切实维护患者的利益。

4.言语贴切、保守秘密 家庭病床的很多患者由于病程长、行动不便、长期受病痛折磨、增加家庭的经济负担等，容易产生消极心理。护理人员要关怀、体贴患者，与患者进行沟通，随时注意患者的心理状态，发现问题及时开导。但要避免简单、生硬、刺激性语言和消极暗示性语言。对所了解的患者家庭情况、经济情况、个人隐私等应保守秘密，不能随意乱讲，更不要介入患者家庭内部矛盾中。总之，家庭责任护理人员应遵守职业道德，充分尊重患者人格，保护隐私，不向外界泄露相关内容。

第三节　突发公共卫生事件护理伦理

一、突发公共卫生事件的概念、特点

1.突发公共卫生事件的概念 突发公共卫生事件指突然发生的造成或可能造成社会公众健康严重损伤的重大传染病疫情、群体性不明原因疾病、重大食物和职业中毒以及其他严重影响公众健康的事件（图7-1）。

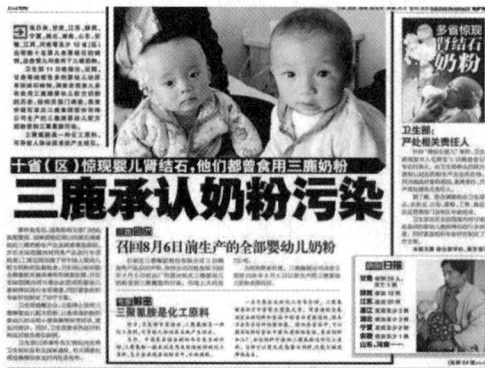

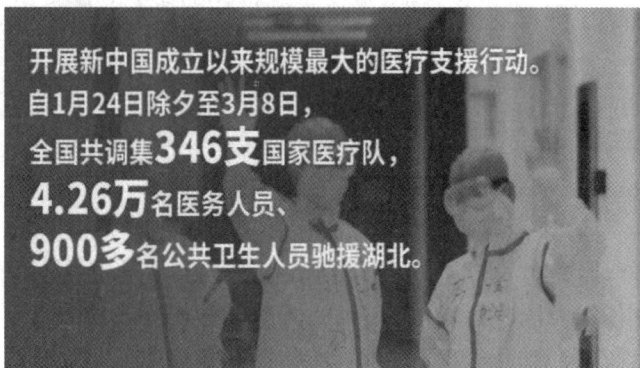

图 7-1　突发公共卫生事件举例

2.突发公共卫生事件特点

（1）社会影响大：突发公共卫生事件影响面广，易造成人们心理上的恐慌。若处置不当，不仅损失扩大，还容易引发社会问题，对人们的日常生活、工作秩序及社会稳定带来深远的负面影响。

（2）涉及公众广泛：突发公共卫生事件中往往受灾遇难人数众多，涉及面较广，呈群体性。

（3）突发且风险大：突发公共卫生事件的护理工作具有较大的风险性。突发公共卫生事件发生后，医护人员往往是先进入事故现场的人员之一，由于突发公共卫生事件的不可预测，无论是中毒、疫情、安全事故，还是群体性不明原因疾病，医护人员直接的现场接触都是一项危险的工作。

（4）时间紧迫：公共卫生事件突发时，人们往往毫无防备，往往会出现病情、伤情和疫情严重，伤病人员集中、人数众多的现象。能否及时、准确地开展救治工作，不仅直接影响到患者安危，同时也关系到社会的安定。在突发公共卫生事件的护理工作中，护理人员必须快速做出决策，开展紧急救治。

（5）协作性强：处理突发公共卫生事件是一项复杂工作，需要全方位、多部门相互支持与协作。在突发公共卫生事件的应急处理中，护理人员不仅要承担现场救治、现场控制的紧急任务，还要与诸多部门协调合作，最大限度地控制危机，减少损失。

二、突发公共卫生事件护理人员责任

1.突发公共卫生事件护理人员的伦理责任　公共卫生事件突发时，公共卫生组织包括卫生行政管理机构和公共医疗机构及护理人员均应承担起保护公众健康的职责，承担起治病救人的专业责任，这是对医护人员职业伦理的底线要求。

（1）护理人员应当服从突发事件应急处理指挥部的统一指挥，协同合作，集中力量开展相关科学研究。

（2）护理人员应给突发事件中的致病人员提供相应医疗救护和现场救援，对需要就诊的患者提供接诊治疗，并进行详细、完整的病历记录；对需要转送的患者，按照相关要求及时将患者及其病历记录的复印件转送给接诊人员或指定的医疗机构。

（3）护理人员应积极采取各种有效措施防止交叉感染。按照要求对传染病患者密切接触者采取医学观察措施。对收治的传染病患者及疑似传染病患者依法报告所在地的疾病预防与控制中心，配合疾病预防与控制中心工作人员进行调查，采取控制措施。

（4）护理人员在传染病暴发、流行时，应组织力量，团结协作，群防群治，协助做好疫情信息收集报告、人员隔离及公共卫生措施落实，并及时对居民和村民开展传染病预防和治疗等相关知识的宣传。

2.突发公共卫生事件护理人员的法律责任　国务院发布的《突发公共卫生事件应急条例》明

确规定了医疗卫生机构的应急处理具体内容,其中第三十九条明确说明:医疗卫生机构应当对因突发事件致病的人员提供医疗救护和现场救援,对就诊病人必须接诊治疗,并书写详细、完整的病历记录,对需要转送的病人,应当按照规定将病人及其病历记录的复印件转送至接诊的或者指定的医疗机构。医疗卫生机构内应当采取卫生防护措施,防止交叉感染和污染。医疗卫生机构应当对传染病病人密切接触者采取医学观察措施,传染病病人密切接触者应当予以配合。医疗机构收治传染病病人、疑似传染病病人,应当依法报告所在地的疾病预防控制机构。接到报告的疾病预防控制机构应当立即对可能受到危害的人员进行调查,根据需要采取必要的控制措施。

同时《突发公共卫生事件应急条例》第五十条规定:医疗卫生机构有下列行为之一的,由卫生行政主管部门责令改正、通报批评、给予警告;情节严重的,吊销《医疗机构执业许可证》;对主要负责人、负有责任的主管人员和其他直接责任人员依法给予降级或者撤职的纪律处分;造成传染病传播、流行或者对社会公众健康造成其他严重危害后果,构成犯罪的,依法追究刑事责任。

(1)未依照本条例的规定履行报告职责,隐瞒、缓报或者谎报的;

(2)未依照本条例的规定及时采取控制措施的;

(3)未依照本条例的规定履行突发事件监测职责的;

(4)拒绝接诊病人的;

(5)拒不服从突发事件应急处理指挥部调度的。

三、突发公共卫生事件的伦理冲突

1. 知情同意与紧急救治的冲突 知情同意强调的是对救治对象权益的尊重,让其在接受救治过程中有权知晓自身的处境及面临的风险、所要付出的代价和可能的收益。但是突发公共卫生事件中,由于事件突发带来的应急反应可能导致的多方面不确定性,会使救治者在处置事件、抢救生命等应急判断和实际行动上面临异常复杂的情况,特别是最佳方案的选择和制定,往往需要对事件有比较深入的把握。这种情况反映在对救治对象的紧急救治与知情同意关系上,可能会在救治对象或代理人尚未知情的情况下,实施紧急的救治行为,这种特殊情况下的救治决定权有必要让渡给医务工作者,也就必然带来知情同意与紧急救治之间的冲突。

2. 人身自由与强制隔离的冲突 处理突发公共卫生事件的强制措施主要包括强制隔离和强制撤离,主要适用于公共卫生领域,需借助一定的行政手段,将传染病原、疑似患者和健康人群在家庭、医院等场所进行隔离,这在一定程度上限制了公民的人身自由,对个人权益有所限制。但从公共卫生伦理的视角看,一个人的自由边界是他人的权益不受到伤害,在应对突发公共卫生事件过程中,为了防止疫情的进一步恶化,一个人的行动自由和他人的生命、健康之间具有了直接因果性,因此一个人的自我存在的前提,是对他人负有直接的道德责任。如新冠疫情暴发,严重影响了社会的正常运行和人们的日常生活,各国政府都会为控制疫情而采取一系列强制性防控措施,表面上看个人自由因强制隔离而受到限制,但这种冲突是基于维护大多数人的健康权益而必须面对的。

3. 医疗救治机会平等和急重优先的冲突 依照科学的救治原则和对人权的尊重,每个个体享有均等的救治机会,无关性别、种族、年龄、身份、国籍等因素。但在突发公共卫生事件发生之后,原有的资源配置平衡被打破,出现了医疗资源短缺特别是床位严重不足等情况。在这种情况下,医护人员根据急重优先的原则对这一类救治对象施救,无疑与其他享有同一时间救助机会的救治对象的权益发生冲突,救治时机的合理安排给临床一线工作人员带来巨大的挑战和伦理压力,同时也容易引发医患矛盾。此时,资源分配的公正性和对急重患者的关怀治疗则十分重要。

4. 个体权益保护与疫情防控的冲突 突发公共卫生事件如重大疫情发生后,由于疫情防控期间采取的社会隔离和医疗集中等措施,使一些非感染人群包括其他慢性病患者的日常生活受到明显影响,甚至会出现非感染患者无法及时就医和日常保健受限的情况;在疫情突发的紧急情况下,人们容易忽略日常需要治疗人群的合理需求和基本权利,即使知晓这种情况,也可能无法满足其治疗需求。这就必然带来维护非感染患者群体利益与疫情防控之间的冲突。

知行领航站

"退休不退岗的抗疫社区英雄"

柳帆是注射室的一名护理人员,她工作十分认真,并且护理技术过硬,执行医嘱从未出过差错和事故。她原本可以退休,可以在疫情之下不用承受那么多责任。然而,她主动担起原本可以放下的责任,用自己多年的专业知识和临床实践,积极参与救治护理工作,为这场"战疫"奉献出自己的力量。然而长时间的工作以及"零距离"的接触,她不幸感染了新型冠状病毒,于 2020 年 2 月 14 日抢救无效病逝。

她不仅是一名护理人员,还代表了武汉人民的英气,代表了千千万万护理人员救死扶伤、迎难而上的决心和勇气。她是千千万万英勇的护理人员的缩影,她是当之无愧的一线社区英雄。

本章小结

护理伦理及护理法规的学习有助于培养护理学生的医学伦理精神和法律意识,从而为未来的人性化、合法化的护理服务奠定基础。本章内容是对公共卫生伦理、社区卫生护理伦理以及突发公共卫生事件护理伦理的整体概括,具体包含了公共卫生伦理学的概述、社区卫生服务及家庭病床服务的概述及伦理要求,还有在突发公共卫生事件中对护理人员的要求及责任分析。

护理人员的工作内容与工作中的伦理要求非常广泛且细致严格,尤其是面对突发卫生公共卫生事件,更应该义无反顾地参与,充分发挥应急处置能力。同时还要培养服务基层、服务人民的意识,不断学习,不断实践,为更多人民提供更好、更亲和的服务。

能力检测

一、单选题

1.以下不属于公共卫生事件的是(　　)。

A.某工厂工人在食堂就餐时发生大规模食物中毒

B.某制鞋厂长期使用甲苯等工业原料,致使多名员工患上肌肉萎缩症

C.某学校发生重大传染病疫情

D.某化工厂化学原料发生泄漏,造成周围居民大面积中毒

2.下列不属于突发公共卫生事件特点的是(　　)。

A.突发性　　　　　　　　　　B.不可预见性

C.发展进程缓慢　　　　　　　D.涉及范围广泛

Note

二、多选题

公共卫生伦理的原则包括( )。

A. 效用原则 B. 公正原则 C. 尊重原则 D. 共济原则

三、简答题

简述社区卫生服务和家庭病床服务的伦理要求。

四、论述题

结合新冠疫情,分析突发公共卫生事件的伦理冲突。

(李 月)

扫码看答案

Note

第八章 医学科研与新技术应用伦理规范

学习目标

1.知识目标:掌握人类辅助生殖技术、人体实验、器官移植的伦理原则,熟悉其伦理难题与选择标准。

2.能力目标:能运用基本伦理原则分析在人类辅助生殖技术、人体实验、器官移植等护理实践中存在的伦理问题。能正确处理医学科研与新技术应用中的伦理问题。

3.素质目标:树立正确的科学观,提高积极应用新技术服务临床的意识。

引 言

本章节主要介绍医学科学研究与新技术应用中的医学科研伦理规范、人类辅助生殖技术伦理、人体实验伦理、器官移植伦理。医学科学研究与新技术应用是指通过科学方法,对人体结构、功能,以及疾病的发生机制、预防、诊断、治疗等方面进行深入研究,并将新技术应用到临床实践中的活动。其目的在于揭示生命现象的本质,理解疾病的发生发展规律,为临床实践提供科学依据,变革传统的医学诊疗手段,最终为提高人类健康水平和生命质量做出重要贡献。这是一个复杂且严谨的过程,必须始终坚持科学精神。遵循科学研究服务于人类、造福于人类的根本伦理原则是端正科研动机、把握医学科研方向的重要保障。

第一节 医学科研伦理规范

案例导入

纽约斯特登(Staten)岛的州立柳溪医院是一家专门收治弱智儿童的医院。1956年,该医院的一个研究所开展了一系列传染性肝炎的实验。弱智儿童的父母被告知除非同意把孩子送进研究所,否则需等待两年才能进入医院治疗。弱智儿童的父母要么不得不同意孩子接受实验研究,要么得让孩子等待两年才能入院治疗。为了了解肝炎的传播途径,这些入院治疗的儿童在实验早期被喂食人类粪便的粗提炼物;在实验后期,为了进一步了解病原体,则被喂食纯肝炎病毒。结果,柳溪医院一年接收的儿童中85%患上了肝炎。

请思考:该案例中的研究所违反了哪些医学科研伦理规范?

一、医学科研伦理的特点

医学科研伦理是指在医学研究和实践中所应遵循的伦理原则和规范,它涉及研究者、患者、社会以及整个医疗体系之间的关系;要求研究者在追求科学真理的同时,必须关注患者的权益和社会责任。通过遵循伦理原则和规范,保障医学科研的健康、有序和可持续发展,为人类的健康事业做出贡献。医学科研伦理主要有以下几个特点。

1.实践性 医学科研伦理的实践性体现在其理论和规范都来源于医学实践,是在长期的医疗活动中形成并发展的,同时这些形成的理论和规范又对新的医学实践起着重大的指导作用。

2.继承性 继承性主要体现在医学道德上,是贯穿医学发展史的一条主线。如"生命至上""救死扶伤""医者仁心"等伦理道德,从古至今都被医生自觉地继承、恪守,在医学发展中不断传承并发扬光大。

3.辩证性 辩证性主要体现在科学与伦理的不同属性、评价标准和变革速度上。医学伦理告诉人们什么样的医学科研活动是有益于人类的,什么样的医学科研行为是应该实施的。在医学科研中要把握伦理观,体现科技观,富有创新观。

4.时代性 时代性主要体现在医学伦理伴随着医学和社会进步而不断发展。医学的进步不仅是健康服务手段的飞跃,还伴随着医学伦理的进步。制定与新的预防、诊断、治疗、康复、保健等方法相适应的伦理原则,是医学道德进步的重要标志。

医学科研伦理以其实践性、继承性、辩证性和时代性等特点,为医学科研提供了重要的指导和保障。

二、医学科研伦理的意义

医学科研伦理在医学研究和实践中具有重要意义,主要体现在以下几个方面。

1.保障患者权益 医学科研伦理强调尊重患者的尊严和权利,要求研究者必须获得患者的知情同意,并保护患者的个人隐私和敏感信息。这有助于保障患者的权益,避免其受到不必要的损失。

2.规范研究行为 医学科研伦理为研究者提供了明确的道德准则和行为规范,要求其坚持客观、公正、诚实的态度,避免主观偏见或利益冲突的影响。这有助于确保研究的科学性、可靠性和有益性,提高研究质量和价值。

3.促进社会福祉 医学科研伦理关乎社会的整体利益和发展,强调公平分配医疗资源,促进医疗技术的普及和应用,提高人民群众的健康水平,以实现社会的共同进步。

4.推动医学发展 医学科研伦理鼓励创新和探索,支持研究者进行前沿性的研究。这种创新精神和探索精神是推动医学发展的重要动力,有助于不断拓展医学领域的范围,提高医疗水平和服务质量。

综上所述,医学科研伦理在保障患者权益、规范研究行为、促进社会福祉及推动医学发展等方面都具有重要意义。因此,我们必须高度重视医学科研伦理的建设和发展,为医学研究和实践提供有力的道德支撑和保障。

三、医学科研伦理规范

医学科研伦理规范是确保医学研究活动遵循科学、道德和法律准则的重要指南,旨在保护患者权益,维护科研诚信,促进医学科学健康发展和造福人类。

1.动机纯正 医学科学研究只有动机纯正,才能服务于国家、社会和人民群众的利益与需要,才能推进医学发展并造福人类。医学科学研究是一项复杂且艰巨的工作,纯正的动机能激励医学科研人员勇于献身医学科研事业,坚持以救死扶伤、防病治病、促进人类健康为目标,勇攀医学高峰,为之奋斗终生。

2. 科学严谨　医学科学研究需对人的生命、健康负责。所以,医学科学研究须尊重医学科学的发展规律,实事求是。医学科研需要进行大量的实验,经过认真严密的综合、分析、概括而来。实验是医学科学研究中十分重要的环节,取用的各种材料、数据等是否精确、可靠、真实,过程是否严谨,都将影响实验的开展及结论的可靠性,在临床试验中还可能会影响患者的健康,甚至生命安全。因此,在医学科研过程中,应以科学严谨的态度,严格审慎地开展工作。

3. 尊重受试者权利　在涉及人的生命科学和医学研究中,必须尊重患者的知情权、自主决定权、隐私权及个人信息保护等基本权益。研究者需通过透明的沟通,确保患者充分理解研究目的、方法、潜在风险及收益,并完全自愿参与研究,且可随时终止参与研究。同时,对特殊群体如儿童、孕产妇、老年人、智力低下者等,应给予额外保护措施。

4. 团结协作　科研成果的取得离不开个人的作用,也不能忽略集体的力量。随着新知识、新技术、新学科的不断发展,医学科学研究通常需要多学科、多领域的通力合作,才能取得更瞩目的成果。特别是重大课题的攻关,往往需要数个单位和部门分工协作,科学分工、取长补短、共同提升。

5. 促进国际合作　随着全球化的发展,国际的科研合作日益增多。医学科研伦理规范也应与国际接轨,遵循国际公认的伦理准则,促进跨国界的科研合作与交流。

6. 成果共享　医学科学研究的最终目的是为人类谋福利。从这个角度讲,医学科学研究的成果是面向全世界、全人类的,没有绝对保密。但是,由于世界格局的复杂性,科学研究常会受到社会、政治、经济等多种关系的影响和制约,在一定时期或一定范围内存在保密的问题。因此,不仅要提倡互助原则、成果共享,同时也要注重知识产权的保护。

第二节　新技术应用伦理规范

案例导入

美国的一对夫妻,在生殖医学中心用辅助生殖技术冷冻了2个胚胎,拟于1个月后植入妻子生殖道内。但不幸的是,在一次飞机事故中这对夫妻不幸罹难。这给生殖医学中心的医生留下了一个难题,这对夫妻冷冻的2个胚胎该何去何从呢?

请思考:你认为,该案例中的胚胎应该如何处理呢?

一、人类辅助生殖技术伦理

(一)人类辅助生殖技术的概念

辅助生殖技术(assisted reproductive technology,ART)又称人工生殖技术,是指采用医疗辅助手段帮助不孕不育夫妇妊娠的技术。这种技术通过人工干预卵子、精子和胚胎,以达到治疗不孕或不育的目的。随着研究的不断深入与突破,辅助生殖技术经过迭代发展,胚胎植入前遗传学检测、筛选健康胚胎、阻断家族遗传病等技术已被掌握。辅助生殖技术相比传统的治疗手段,虽价格较高,但具有无可替代的疗效优势。与此同时,伦理、法律和社会问题也应运而生。

(二)人类辅助生殖技术的类型

1. 人工授精(artificial insemination,AI)　人工授精是通过人工方法收集丈夫或自愿献精者的精子,并将其处理后植入女性生殖道内,使精子与卵子自然结合,以达到受孕的一种技术。按照精子来源不同可分为两大类。

(1)同源人工授精(artificial insemination by husband,AIH):将丈夫的精子植入女性生殖道内,又称夫精人工授精或同质人工授精。常用于:①男子患病,如接受抗癌治疗前取出精子冷冻,避免抗癌治疗可能产生的不良后果;②精子状况不良者;③不愿意通过性生活受孕的女性。

(2)异源人工授精(artificial insemination by donor,AID):将捐献者的精子植入女性生殖道内,又称供精人工授精或异质人工授精。常用于男方不育。

2.体外受精(in vitro fertilization,IVF)　体外受精是用人工技术使精子与卵子在人体以外受精并发育成胚胎,再植入女性生殖道内的一种生殖技术,也称体外受精-胚胎移植。用这种技术生育出来的婴儿通常称为"试管婴儿"。

知识之窗

"试管婴儿"的发展历史

20世纪50年代,试管婴儿技术的早期尝试:英国科学家罗伯特·爱德华兹(Robert Edwards)和帕特里克·斯特普托(Patrick Steptoe)开始研究试管婴儿技术。他们成功地在实验室中培养了人类胚胎,但并未将其植入母体。

1978年7月,试管婴儿技术的进一步发展:世界上第一个"试管婴儿"在英国诞生。从此,试管婴儿技术开始在全球范围内得到广泛应用。许多国家和地区开始建立试管婴儿中心,为不孕不育患者提供治疗服务。

20世纪90年代,试管婴儿技术的成熟:全球已经有成千上万的试管婴儿出生。同时,试管婴儿技术的成功率也在不断提高。

21世纪,试管婴儿技术的进一步发展:试管婴儿技术高速发展。例如,通过基因筛选技术,可以筛选出没有遗传病的胚胎植入,从而避免遗传病的传递。

(三)人类辅助生殖技术的伦理价值

(1)为不孕不育患者提供实现生育愿望的可能,使他们能够拥有自己的后代。辅助生殖技术为不孕不育家庭带来了福音,保障了更多人的生育权,体现了发展辅助生殖技术的基本价值。它不仅对个人和家庭至关重要,对人类社会的繁衍和发展也有重要意义。

(2)提高人类的遗传素质。辅助生殖技术可以帮助阻断某些遗传病的传递,通过胚胎植入前遗传学检测(PGD)等技术,可以筛选出不携带特定遗传缺陷的胚胎进行移植,从而减少患遗传病的风险。

(3)为意外事件提供生殖保险,即利用现代技术将生殖细胞或受精卵、胚胎进行冷冻保存备用。

(四)人类辅助生殖技术的伦理原则

随着辅助生殖技术的发展和应用,其在帮助解决不孕不育问题的同时,也带来了一系列伦理挑战。因此,在推动辅助生殖技术发展和应用的过程中,必须遵循以下伦理原则,确保技术的安全性、有效性和公正性。

1.有利于患者的原则　辅助生殖技术的应用应以患者的利益为首要考虑,旨在帮助不孕不育患者实现生育愿望,提高他们的生活质量。该原则是实施人类辅助生殖技术的根本原则,主要包括以下几点。

(1)医务人员须综合考虑患者的病理、生理、心理及社会因素,告知患者目前可供选择的治疗方案、利弊及其所承担的风险,在患者充分知情的情况下,提出有医学指征的选择和最有利于患者的治疗方案。

(2)禁止以多胎和商业化供卵为目的促排卵。

(3)不孕不育夫妇对获得的生殖细胞、胚胎有选择处理方式的权利,技术服务机构须获得患者的书面知情同意并记录。

(4)患者的生殖细胞和胚胎在未征得其知情同意情况下,不得随意处置,更不得买卖。

2. 知情同意的原则

(1)在进行人类辅助生殖技术前,医生必须向患者提供充分的信息,包括实施该技术的必要性、实施程序、该机构稳定的成功率、总费用、可能的风险和预期效果等,确保患者在充分了解的基础上做出完全自愿的决定。

(2)人类辅助生殖技术必须在夫妇双方自愿同意,并签署书面知情同意书后方可实施。

(3)接受人类辅助生殖技术的夫妇可在任何时候提出中止该技术的实施,且不会影响其今后的治疗。

(4)医务人员有义务告知接受人类辅助生殖技术的夫妇及其已出生的孩子随访的必要性。

(5)医务人员有义务告知捐赠者进行健康检查的必要性,并获取其书面知情同意书。

3. 保护后代的原则

(1)医务人员有义务告知接受者,通过人类辅助生殖技术出生的后代与自然受孕分娩的后代享有同样的法律权利和义务,如继承权、受教育权、赡养父母的义务、父母离异时对孩子监护权的裁定等。

(2)医务人员有义务告知接受者,他们对通过该技术出生的孩子(包括有出生缺陷的孩子)负有伦理、道德和法律上的权利和义务。

(3)如果有证据表明,实施该技术将会对后代产生严重的生理、心理和社会损害,医务人员有义务终止其实施。

(4)医务人员不得对任何不符合伦理、道德原则的生殖细胞实施人类辅助生殖技术。

(5)医务人员不得实施代孕技术、胚胎赠送助孕技术、嵌合体胚胎技术等。

(6)同一捐赠者的生殖细胞,最多只能供 5 名妇女受孕。

案例介绍

世界上孩子最多的父亲

英国的一位人工授精专科医生贪婪成性,他的诊所以去精子库购买优质精子为由,向进行人工授精的夫妇索取高昂的专项费用。实际上,他却使用自己的精子进行人工授精,因而先后出生了 600 多个以他为生物学父亲的"试管婴儿"。他的做法后患无穷,这些试管婴儿互不知晓,成年后有较大概率近亲结婚。

4. 社会公益原则　人类辅助生殖技术的实施应符合社会伦理标准,维护家庭和社会稳定,促进社会和谐发展。

(1)医务人员必须严格贯彻国家相关法律法规,不得对不符合国家相关法规和条例规定的对象实施人类辅助生殖技术。

(2)医务人员不得实施非医学需要的性别选择。

(3)医务人员不得实施生殖性克隆技术。

(4)医务人员不得将异种生殖细胞和胚胎用于人类辅助生殖技术。

Note

(5)医务人员不得进行各种违反伦理、道德原则的生殖细胞和胚胎实验研究及临床工作等。

5. 保密原则 医生应当对患者的个人信息进行保密,不得未经患者同意泄露给第三方。

(1)互盲原则:凡使用供精实施人类辅助生殖技术,供方与受方夫妇之间、供方与实施人类辅助生殖技术的医务人员之间、供方与后代之间,均应保持互盲。

(2)机构和医务人员对使用人类辅助生殖技术的所有参与者,有实行匿名和保密的义务。

(3)医务人员有义务告知捐赠者不可查询接受者及其后代的一切信息,并签署书面知情同意书。

6. 严防商业化的原则 机构和医务人员对要求实施人类辅助生殖技术的夫妇,须严格掌握适应证,不得受经济利益驱动而滥用。供精、供卵只能以捐赠助人为目的,禁止买卖,但可提供捐赠者必要的误工、交通和医疗补偿。

7. 伦理审查的原则 为确保以上原则的实施,实施人类辅助生殖技术的机构应组建生殖医学伦理委员会,并接受其指导和监督。生殖医学伦理委员会应由医学伦理学、法学、心理学、社会学、生殖医学和群众代表等组成。生殖医学伦理委员会应对人类辅助生殖技术的全过程和有关研究进行监督,并对实施中遇到的伦理问题进行咨询、审查、论证和建议。

知识之窗

辅助生殖技术纳入医保

2025年中国不孕不育患者总数已突破5000万。人类辅助生殖技术成为人们满足生育意愿的重要手段,但其高昂的费用让一些家庭陷入困境。

在中国人口规模进入负增长、生育率持续低迷、育龄妇女逐年减少的背景下,支持有生育意愿的家庭实现生育愿望成为政策着力点。2022年7月,国家卫生健康委员会、国家发展和改革委员会等17个部门联合印发《关于进一步完善和落实积极生育支持措施的指导意见》,明确地方可综合考虑医保(含生育保险)基金可承受能力及相关技术规范等因素,逐步将适宜分娩镇痛和辅助生殖技术项目按程序纳入基金支付范围。截至2024年10月,我国北京、广西、内蒙古、甘肃、湖南、四川、山西和广东等超过20个省份将人类辅助生殖技术纳入医保。

案例导入

残酷的日本法西斯,为了制造价格低、杀伤力大、隐匿性好的细菌武器,于1935年组建了以细菌战为目的的"731部队",其中的许多成员是医科大学的教授和讲师,他们使用健康的中国人、俄罗斯人、朝鲜人、蒙古人等进行惨无人道的活体实验。①将鼠疫杆菌、白喉杆菌、伤寒杆菌等或通过食物,或注射输入受试者体内,对第二天没有死亡的受试者,则加大剂量。他们不仅对受害者的尸体进行解剖,还对受害者进行惨无人道的活体解剖。②通过注射法、埋入法和内服法将致病菌输入受试者体内,从而确定哪种感染途径能最快使人死亡,以便为细菌武器的制造提供数据。③进行冷冻和细菌的联合实验,以检验气性坏疽在低温条件下作为细菌武器的有效性。④一系列残忍的活体实验:感染梅毒,冻伤,倒挂,饥饿,触电,热水烫伤,极限抽血,置人于真空室,人、马血交换注射,器官移植,枪弹穿透,X射线照射,人工授精,静脉注射空气,静脉注射尿液,人体高速旋转,切断动脉等。

请思考:日本"731部队"惨无人道的人体实验违反了哪些医学科研伦理规范?

二、人体实验伦理

人体实验是在医学基础研究和动物实验之后，在常规临床应用之前不可缺少的中间环节。在研制一项新技术或新药物时，一般程序为先进行查阅文献、选题、建立方法和指标等理论研究，然后进行反复的实验室研究，最后开展临床试验。由于人和动物有着本质的差异，任何一项新的医学成就，无论通过理论研究和动物实验创立了多少假说，取得了多么显著的成效，在常规临床应用前，必须经过人体实验。人体实验对医学发展具有重要意义，是保障人类健康的必要手段。

（一）人体实验的概念

人体实验是指在人身上进行的以取得研究人员所需资料的实验，是医学知识建立在科学基础上的重要手段。人体实验是典型的涉及人的生物医学研究。涉及人的生物医学研究是指以人类受试者为研究对象，为了解疾病的原因、发展和结果，以改进预防、诊断和治疗而开展的系列活动，如临床试验、流行病学研究、利用医学记录的研究、利用保存的人的生物标本的研究等。

（二）人体实验的类型

人体实验的类型主要包括天然实验和人为实验两大类，其中人为实验又分为自体实验、自愿实验、欺骗实验和强迫实验。

1. 天然实验 天然实验是指实验的发生、发展和结果都是自然演进的过程，不依赖于研究人员的意志。这种实验通常在自然灾害（如地震）或疾病高发区等自然条件下发生，其研究较少涉及伦理问题，因为研究人员无法控制实验条件。

2. 人为实验 人为实验是研究人员按照随机原则对受试者进行有控制的观察和实验研究，以检验假说是否成立。

（1）自体实验：研究人员本人参与的实验。这种实验通常由研究人员自己进行，以验证某些假设或治疗方法的安全性和有效性。

（2）自愿实验：受试者（非研究人员本人）基于医学目的或其他社会、健康或经济目的自愿参加的实验。受试者往往知晓实验的目的和潜在风险。

知行领航站

"糖丸之父"顾方舟

顾方舟先生，我国著名医学科学家、病毒学专家，中国医学科学院原院长，北京协和医学院原校长，北京协和医学院一级教授。由他主持研制的糖丸疫苗的推广，让脊髓灰质炎的年平均发病率从1949年的十万分之4.060，下降到1993年的十万分之0.046，使无数儿童免于残疾。在疫苗研制的Ⅰ期临床试验阶段，为了检验疫苗对人体是否有副作用，顾方舟曾冒着瘫痪的危险，喝下了一小瓶疫苗溶液。一周过去，他发现自己的生命体征没有出现异常，于是又做了一个惊人的决定：让自己刚满月的儿子服用疫苗，证明疫苗对儿童同样安全。在顾方舟的感召下，同事们也纷纷给自己的孩子服用了疫苗。最终，他们成为中国第一批试用脊髓灰质炎疫苗的人群。2000年，时年74岁的顾方舟作为代表，在"中国消灭脊髓灰质炎证实报告签字仪式"上，签下了自己的名字，我国成为无脊髓灰质炎国家。

（3）欺骗实验：在这类实验中，研究人员向受试者提供不准确的信息或采用欺骗手法如不完全的知情同意，通常用于研究风险较大的项目。这种实验存在严重的伦理问题，因为它违反了知情同意的原则。

（4）强迫实验：在某些情况下，受试者在军事、政治或行政组织的强大压力下被迫参与实验。历史上，德国纳粹的医学实验、日本在我国东北的细菌实验就是典型的强迫实验案例，这种做法严重违反了伦理和法律。

我们这里主要讨论的是人为实验中的自愿实验。欺骗实验和强迫实验严重违反了伦理和法律，是绝不能容忍的。

（三）人体实验的伦理分析

人体实验的伦理分析是一个复杂且多维度的问题，需要综合考虑多个方面。严格的伦理审查和有效的监管机制，可以最大限度地保障受试者的权益，促进医学研究的健康发展。

1. 尊重受试者权益 任何人体实验必须获得受试者明确的知情同意，即受试者应充分了解实验的目的、方法、潜在风险和可能的收益，并自愿参与。避免泄露或不当使用受试者的个人信息。实验过程中应提供必要的心理支持，以应对可能出现的心理问题。人体实验必须以维护受试者的健康利益为前提。

2. 公正选择受试者 受试者的选择应基于科学标准，而非社会、经济或种族背景，特别是弱势群体（如儿童、智力低下者等），应防止他们被强迫或诱骗参与实验。

3. 确保实验安全 在实验开始前，应进行全面的风险评估，确保潜在风险最小化。拟定详细的应急预案，以应对实验过程中可能出现的意外情况。实验过程中应持续进行监控，及时发现和处理任何不良反应。

4. 维护科研诚信 实验数据应公开透明，接受独立审查，确保结果的真实性和可靠性。研究人员应避免利益冲突，确保实验的客观性和公正性。所有人体实验都应经过独立的伦理审查委员会审查，确保符合伦理标准。

5. 考虑文化差异 在不同文化背景下开展实验时，研究人员应充分考虑当地的文化习俗和伦理观念。

6. 关注长期影响 对受试者进行长期跟踪，评估实验的长期影响和后果。如果实验导致受试者健康受损，应提供必要的后续治疗和支持。

（四）人体实验的伦理原则

随着我国医学科学水平的不断提高，人体实验的开展日益广泛，我们更应重视其伦理原则。人体实验的伦理原则主要包括尊重、不伤害、有利和公正等。这些原则旨在确保医学研究中受试者的权利和福祉，同时促进科学进步。

1. 医学目的原则 医学目的是人体实验的唯一目的。开展人体实验之前，必须严格审查其是否符合医学目的。凡是真正为了提高诊疗水平、改进诊疗措施、加深对疾病病因及其机制的了解、增进人类健康的人体实验，都是合乎医学道德的。医学目的是人体实验合乎伦理的必要条件，而出于政治、军事、经济、个人成功等非医学目的的人体实验，已经被历史证明是严重违背伦理原则的。

2. 科学性原则 人体实验是医学科学研究中一个极其重要、极其严肃的科学实践活动。因此，必须以动物实验为基础，经过动物实验并获得充分科学依据，才能进入人体实验阶段。人体实验科学研究的设计、过程、评价等必须符合普遍认可的科学原理，还应符合随机、对照、重复和均衡等科学原则。人体实验前必须制定严密科学的实验方案，在实验前应详细了解患者的生理条件及心理条件，充分评估可能发生的突发事件及应急对策，并具备周密严谨的医学监护和医疗保护措施。

3. 尊重原则 研究人员必须尊重每个潜在受试者的尊严、自主性和知情权，如在收集涉及个人的科研数据或生物材料的过程中，受试者有自主决定权，可以自由选择是否参加研究，并且有权在任何时间点退出实验且无任何不利影响。

4. 不伤害原则　研究人员必须尽力避免对受试者造成任何形式的伤害，包括生理、心理、社会或个人权利等方面。如果实验有可能对受试者在身体和精神上造成较为严重的伤害，那么无论这项实验的科学价值有多大也不能开展。在实施人体实验前，必须首先进行毒副作用实验，只有明确毒副作用后才能进行。人体实验的研究设计须进行全面风险评估，并采取一切必要措施以最小化风险。

5. 有利原则　维护受试者利益是人体实验的前提和必须遵循的最基本原则。实验应当为受试者带来直接或间接的利益，如改善医疗条件、增进健康知识、促进健康等。实验的目的和手段都应服务于促进人类福祉这个最终目标。

6. 公正原则　实验的选择和利益分配应公平。首先，受试者的纳入和排除必须是公平合理的。受试者的选择应该有明确的医学标准，即要有适应证和禁忌证，通过医学标准确定适合参加实验的人群。特别是社会中的弱势群体，如儿童、老年人、智力低下者、经济条件差者及精神疾病患者等，更应注重保障其正当权益。

7. 知情同意原则　研究人员必须尊重受试者的知情同意权。研究人员要向受试者提供关于人体实验研究的性质、目的、期限、实验方法、采用的手段等，以及任何可能的利益冲突、实验预计的好处及潜在的风险和可能造成的各种影响。在充分知情且没有任何外界影响的情况下，受试者自主地选择自己的行为，必须禁止欺骗实验、强迫实验。知情同意有书面和口头两种形式，一般情况应采用书面形式的知情同意。无法获得书面知情同意的，应在获得口头知情同意后，提交相关证明材料。

8. 伦理审查原则　伦理审查委员会通常由不同学科的专家组成，包括生命科学、医学、伦理学、法学等领域的专家。这些成员必须具备相应的伦理审查能力，并定期接受相关培训。伦理审查是人体实验开展的关键程序，人体实验的设计和开展，必须接受独立于资助者、研究人员之外的伦理审查委员会的审查，以保证涉及人的生物医学研究遵循医学目的、科学性、尊重、不伤害、有利、知情同意和公正等伦理原则，确保涉及人的生命科学和医学实验符合伦理标准，并保护受试者的权益。在实验开始前，伦理审查委员会对研究提案进行详细审查，评估其是否符合伦理要求。这包括评估实验的科学性、必要性，以及是否已获得相关的法律批准。在实验过程中，伦理审查委员会会定期进行跟踪审查，以确保实验持续符合伦理要求。

案例导入

王朝阳为非法获利把主意打到了非法买卖人体器官上。2006年11月9日，犯罪分子王朝阳、王晓辉、刘会民和王永良一伙人将以捡废品和乞讨为生的仝革飞强行捆绑并将其非法拘禁后，联系医生陈杰商谈买卖器官的细节。11月15日，王朝阳先将仝革飞残忍勒死，然后哄骗陈杰等医护人员说此人是法院刚执行死刑的犯人，陈杰等人在一个废弃核电站取走了仝革飞体内的肾、肝、脾和胰腺等5个重要器官。王朝阳非法获利1.5万元。

请思考：该案例违反了哪些医学科研伦理规范？

三、器官移植伦理

(一)器官移植概述

1. 概念　器官移植是用健康的器官或组织置换功能衰竭甚至丧失的器官或组织，以恢复受体的生理功能，提高其生活质量和延长预期寿命的一项高新医学技术。

器官移植的发展历史可以追溯到20世纪初，但直到20世纪中叶这项技术才取得显著进展。

以下是器官移植发展历史上的一些重要里程碑。1903 年,法国外科医生 Alexis Carrel 发明了三点缝合法的血管缝合技术,为器官移植手术提供了基础。1954 年,美国外科医生 Joseph Murray 完成了世界上第一例成功的肾脏移植手术,供者和受者是同卵双胞胎,因此没有发生免疫排斥反应,开创了人类器官移植的新篇章。Murray 因此获得了 1990 年的诺贝尔生理学或医学奖。1963 年,南非外科医生 Christiaan Barnard 完成了世界上第一例成功的人类心脏移植手术。我国器官移植最早见于扁鹊实施换心术的传说,真正开展始于 20 世纪 60 年代,并于 70 年代末逐渐发展起来。目前,我国的器官移植技术取得了显著成就,器官移植总量居世界第二位,国际上能开展的器官移植手术在我国几乎都能够开展,居世界领先水平。器官移植目前已经成为治疗器官衰竭的一项有效手段,为无数患者带来曙光。

2. 分类 供给移植器官的个体称为供者,接受移植器官的个体称为受者。器官移植根据器官供者与受者是否为同一个人,分为自体移植与异体移植;根据供者和受者的免疫遗传角度,可分为自体移植、同质移植、同种移植和异种移植;按照移植位置,可分为原位移植、异位移植和旁原位移植。

(二)器官来源的伦理分析

随着生命科学的发展,人体器官移植技术日新月异,这项技术可以使患者的生命得到挽救或延续,给许多患者带来生的希望。从医学角度看,人体器官是最佳的供体器官,常来源于活体器官、尸体器官和胎儿器官,近年来又发展了异种动物器官、人造器官等器官移植。器官移植在创造奇迹的同时,也带来了诸多如器官来源匮乏、难以长时间保存、排队与急救的矛盾等社会伦理问题。

1. 活体器官捐献的伦理问题 活体器官捐献是从活的供者身上摘取某一成双器官(如肾脏)中的一个或代偿能力极强器官(如肝脏)的一部分供器官移植。器官移植成功的关键是解决术后"排斥反应"问题,选择与受者基因完全相同或基本接近的供者,可以避免或减轻排斥反应。一般来说,最佳供者是同卵孪生同胞,然后依次是异卵孪生同胞、兄弟姐妹、父母子女、血缘相同的亲属,最后是无血缘关系的供者。此外,活体器官移植手术可择期进行,增加了移植成功的概率。自愿捐献是活体器官捐献的唯一形式。活体器官捐献涉及的伦理问题复杂且多维,主要有以下几个方面。

(1)自愿性与知情同意:确保供者完全出于自愿,并且在充分了解捐献过程、潜在风险和可能后果的基础上做出决定。这要求医疗机构提供详尽的信息和咨询,保障供者的自主选择权。

(2)供者的安全与健康:除了骨髓移植供者可通过机体代偿得到补充外,供者器官被摘除后不能再生。活体器官的摘除可能会对供者的健康造成一定程度的损害,对未来的生活造成影响,甚至影响预期寿命。活体器官捐献不能以牺牲供者的生命或严重影响其健康为代价。医生必须严格评估供者的身体条件,确保手术安全,并采取措施最小化对供者的伤害。

2. 尸体器官捐献的伦理问题 尸体器官捐献是指移植器官来源于尸体,是目前移植器官的主要来源之一。尸体器官捐献的风险及受益评估比较明确,不存在是否允许为了受者的健康而损害供者健康所产生的道德难题,但同样存在如适时摘取器官与抚慰死者家属的矛盾等复杂且多样的伦理难题,主要有以下几个方面。

(1)自愿性与知情同意:尸体器官捐献必须基于捐献者或其家属的完全自愿,没有任何形式的强迫、欺骗或利诱。捐献者的意愿应通过书面形式或遗嘱明确表达,并有权在生前随时撤销这一意愿。对于未明确表示反对捐献的逝者,其配偶、成年子女、父母可以共同决定是否捐献遗体器官,若捐献则必须采用书面形式确认。

案例介绍

眼球丢失之谜

1998年10月，一死者因癌症在某医院病逝并暂时停放在太平间，后在举行追悼会时，家属发现死者双眼眼球被摘除，遂立即报案。经查，该医院的高医生，在接收一个化学性烧伤、角膜穿孔的急诊患者之后，认定其必须马上做角膜移植。在准备工作做完之后，高医生却发现保存的角膜不能用了。当时，医院里的备用眼球没有了，去其他医院取也来不及。本着对患者高度负责的态度，他想到医院太平间有一具比较新鲜的尸体，就把尸体的眼球摘下来并为其装上义眼，所获得的角膜给两名患者做了移植，使两名患者都恢复了视力。死者家属以侵害死者的人格权、身体完整权为由将医院告上法庭，向医院索赔52.53万元。

(2)尊重生命与尊严：从医学角度讲，从摘除器官到实施移植手术的间隔时间越短，手术成功率越高，一般心脏为4 h以内，肝脏为20 h以内，肾脏为48 h以内。在获取尸体器官时，必须严格遵循医学伦理原则，确保供者的死亡判定准确无误（目前国际公认的判定标准为脑死亡），避免为获取器官而缩短抢救时间。获取器官后，应对遗体进行符合伦理原则的医学处理，除用于移植的器官外，应恢复遗体外观，以维护供者的尊严。

(3)公平公正与透明：在器官需求远大于供应的情况下，如何公正地选择受者成为一个敏感议题。通常尸体器官的分配遵循医学紧急程度、匹配度、等待时间等，通过国务院卫生健康部门建立的分配系统统一分配。禁止任何形式的器官买卖或变相买卖，以及伪造、篡改器官捐献和移植数据的行为。

3. 异种器官为器官供者的伦理问题 异种移植(xenotransplantation)是从人类以外的其他动物身上采集动物器官用于人类的器官移植。在同种器官供不应求的情况下，人类对异种器官的选择寄予了更多期盼。然而，异种器官移植相较同种器官移植，有着更复杂的伦理问题。

(1)安全性和有效性问题：异种器官移植存在较高的跨物种感染风险。此外，由于排斥反应和免疫抑制药物的副作用，移植后的器官功能可能无法长期维持。

(2)排斥反应和长期使用免疫抑制药物：不同物种间存在遗传差异，移植后受体的免疫系统会强烈排斥异种器官，可能导致移植失败，因此需要长期使用免疫抑制药物，但这些药物会增加感染、新发肿瘤和其他并发症的可能性。

(3)动物权益和福利问题：从动物身上获取器官涉及动物权益和福利的问题。考虑到器官功能和减轻排斥反应，灵长类动物成为异种器官的首选，但灵长类动物如黑猩猩为保护类珍稀动物，受法律保护。另外，使用动物作为器官供体时需要确保动物在捐献过程中不遭受不必要的痛苦和折磨，并且符合伦理和法律规定。

(三)器官受体选择的伦理分析

器官移植供体"供不应求"，器官来源极其短缺，谁应优先接受移植手术，以什么样的标准来选择器官移植受者，都是需要慎重考虑的问题。目前器官移植受者的选择标准，分为医学标准和非医学标准两方面，需进行综合判断。

1. 医学标准 医学标准是指由医务人员根据医学发展水平和自身医学知识经验，对患者器官移植的适应证、禁忌证、免疫相容性、迫切性、并发症对治疗与恢复可能的影响，以及患者的年龄、身体条件等方面进行全面的评估和判断，重视的是手术的成功率。医学标准是选择器官移植

Note

受者的首要标准。

2. 非医学标准　如果受体的医学标准都一样,就需要以非医学标准来选择。

(1)供者意愿(donor intention):如果器官来自活体捐献,则供者的意愿和家属的同意是至关重要的。在大多数情况下,供者的意愿应优先考虑。

(2)年龄和健康状况:患者的年龄和健康状况也是选择器官移植受者的重要考虑因素。通常,年轻且健康状况良好的患者更容易成功接受移植并恢复健康。

(3)家庭和社会支持:患者的家庭和社会支持也是选择器官移植受者的重要考虑因素。通常,有良好家庭和社会支持的患者更容易成功接受移植并恢复健康。

综上所述,在选择器官移植受者时,应综合考虑公平性、医疗紧急性、供者意愿、移植成功率、患者年龄和健康状况,以及家庭和社会支持等多个因素,以确保最大限度地提高移植成功率并减少伦理问题的发生。当受者选择出现伦理难题时,应交由医学专家、伦理学专家、社会学专家等组成的伦理委员会裁决。

> **知行领航站**
>
> ### 医生宋巍离世,捐献器官挽救多人
>
> 宋巍,甘肃省人民医院烧伤科的医生,出生于吉林省,硕士研究生毕业于吉林大学。2016 年,在上海长海医院进修学习期间,34 岁的他不幸因脑出血停止了呼吸。他的父母和妻子在悲痛之中,决定帮宋巍完成心愿,捐献器官拯救更多患者。他捐献了一个肝脏、两个肾脏、两个肺、两个角膜和全部皮肤组织。一位医生的善良,使四位濒临死亡的患者重获新生,两位在黑暗中摸索的患者重见光明!

(四)器官移植的伦理原则

为规范人体器官移植的管理和行为,结合我国人体器官移植的相关规定与条例,参考人体器官移植的国际伦理规范,我国在处理人体器官移植的具体伦理实务中应遵循如下伦理原则。

1. 患者健康利益至上原则　患者健康利益至上是一切医学行为的基本道德原则,人体器官移植技术更加强调这一原则,因为目前人体器官移植仍然是一种风险大、要求高的治疗方法。该原则要求医务人员在开展人体器官移植的过程中,当患者的健康利益与其他利益发生冲突时,应该把患者的健康利益作为第一标准,绝不让患者承担不适当的风险,遭受不必要的损害。

2. 知情同意原则　在人体器官移植中,无论是供者还是受者,都必须让他们充分知情,全面了解器官移植的目的、程序、措施、预后、费用、风险、代价、受益等各方面情况,并在得到其同意后才能进行器官的摘取和移植。器官移植的前期准备、抗排斥反应治疗、可能出现的并发症等,都需要双方的充分理解和配合,否则就会降低移植的成功率。

3. 公正原则　由于器官的来源极其紧缺,一定程度上对患者的选择过程就变成了决定谁生谁死的过程。器官分配的公正是社会公正的缩影。在分配器官资源时,应遵循公正原则,确保所有符合条件且需要的患者都有平等的机会获得器官。

4. 不伤害原则　在进行器官移植时,应尽量避免对供者和受者造成伤害。这包括确保手术过程安全、减少并发症风险,并采取适当的措施来减轻疼痛和不适,同时给予供者足够的尊重,提供精心的护理。需特别注意的是,医生应采用通行的、受到社会认可的死亡标准,不能为了急于获得移植器官而过早摘取器官,也不可降低供者的医疗护理标准。

5. 保密原则 在进行器官移植时,应严格保护供者和受者的隐私和个人信息。这意味着相关医务人员应当对人体器官供者、受者和申请人体器官移植手术者的个人信息和病情资料保密,妥善处理相关数据和记录,并遵守相关的法律和伦理规定。

6. 禁止商业化原则 严格禁止人体器官交易,反对将器官采集作为获取人体器官移植来源的商业化做法。一旦器官商业化,人的尊严将被毁于一旦,会导致一系列的违法犯罪活动。供者不得以获取经济利益的目的摘取器官,受者也不得支付移植手术相关规定以外的额外费用,违者将追究其法律责任。我国《人体器官捐献和移植条例》中明确规定,从事人体器官移植的医疗机构实施人体器官移植手术,除向接受人收取下列费用外,不得收取或者变相收取所移植人体器官的费用:获取活体器官、切除病损器官、植入人体器官所发生的手术费、检查费、检验费等医疗服务费以及药费、医用耗材费;向从事遗体器官获取的医疗机构支付的遗体器官获取成本费用。

7. 伦理审查原则 伦理审查是确保器官移植手术合法性、安全性和道德性的关键步骤。医务人员在开展每一例器官摘取和器官移植手术前,必须接受伦理审查委员会的审查,伦理审查通过后方可实施。我国《人体器官捐献和移植条例》规定,移植活体器官的,由从事人体器官移植的医疗机构获取活体器官。获取活体器官前,负责人体器官移植的科室应当向其所在医疗机构的人体器官移植伦理委员会提出获取活体器官审查申请。人体器官移植伦理委员会收到获取活体器官审查申请后,应当及时对下列事项进行审查:活体器官捐献意愿是否真实;有无买卖或者变相买卖活体器官的情形;活体器官的接受人是否限于活体器官捐献人的配偶、直系血亲或者三代以内旁系血亲;活体器官的配型和接受人的适应证是否符合伦理原则和人体器官移植技术临床应用管理规范。经三分之二以上委员同意,人体器官移植伦理委员会方可出具同意获取活体器官的书面意见。人体器官移植伦理委员会同意获取的,医疗机构方可获取活体器官。

本章小结

医学科研与新技术应用伦理规范的学习有助于培养学生的社会责任意识,帮助学生了解和遵守伦理规范,确保在研究实践中患者的知情同意权、隐私权、自主权等基本权利得到尊重和保护。本章内容包括医学科研伦理规范、人类辅助生殖技术伦理、人体实验伦理、器官移植伦理。随着医学科学技术的快速发展,新的伦理问题将不断出现,学习伦理规范可以帮助学生在未来职业生涯中更好地应对这些新挑战。

能力检测

一、单选题

1. 在辅助生殖技术中,哪种行为是符合伦理原则的?（　　）
A. 未经同意使用捐赠的卵子
B. 未经同意使用捐赠的精子
C. 对捐赠者进行详细的知情同意过程
D. 为单身女性提供辅助生殖服务
E. 进行选择性性别筛选以平衡家庭性别比例

2. 下列哪项不属于辅助生殖技术中的伦理问题?（　　）
A. 胚胎的选择和丢弃
B. 捐赠者的知情同意
C. 辅助生殖技术的费用问题
D. 胚胎冷冻的期限和处理方式
E. 辅助生殖技术方式的选择

3. 在人体实验中,哪种做法是不符合伦理的?（　　）
A. 根据医疗需要提供实验机会
B. 根据受试者的经济状况提供实验机会
C. 根据等待时间长短提供实验机会
D. 根据匹配程度提供实验机会

E. 保护实验对象的健康权益

4. 下列哪项不属于人体实验伦理审查的内容？（　　　）

A. 受试者的知情同意过程　　　　　　　　B. 实验的方案和风险评估

C. 受试者的经济状况　　　　　　　　　　D. 实验的合法性和道德性

E. 人体实验的目的是否为医学目的

5. 选择器官移植受者首要的标准是（　　　）。

A. 受者过去的成就　　　　　　　　　　　B. 医学标准

C. 受者未来的成就　　　　　　　　　　　D. 受者的社会地位

E. 受者在家庭中的地位

6. 下列哪项不属于器官移植中的伦理问题？（　　　）

A. 器官移植商业化　　　　　　　　　　　B. 供者的知情同意

C. 供者的安全与健康　　　　　　　　　　D. 器官移植手术的技术难度

E. 器官分配的公平性

7. 在器官移植中，公正原则主要涉及以下哪个方面？（　　　）

A. 手术成功率　　　　　　　　　　　　　B. 对供者的尊重

C. 对患者的隐私保护　　　　　　　　　　D. 医生的专业水平

E. 器官资源的公平分配

8. 哪种情况下可以进行活体器官捐献？（　　　）

A. 捐献者自愿且经过充分知情同意　　　　B. 捐献者未成年但家属同意

C. 捐献者被强迫或诱导捐赠　　　　　　　D. 捐献者未被告知风险和后果

E. 捐献者患精神疾病但家属同意

9. 现代生殖技术带来的社会伦理难题为（　　　）。

A. 能否商品化　　　　　　　　　　　　　B. 减少遗传缺陷

C. 解决女性不孕　　　　　　　　　　　　D. 冷冻精子

E. 用于丈夫无精导致的不育

二、讨论题

讨论器官买卖为什么是不符合伦理的，并说明其可能带来的问题。

（谢桂英）

扫码看答案

Note

第九章 执业护士管理法规制度

学习目标

1.知识目标:掌握护士执业资格考试和护士执业注册的相关规定,护士执业过程中应履行的权利与义务、法律责任以及卫生主管部门的法律责任。

2.能力目标:在医疗护理活动中,能正确运用护理法律法规、行为规范处理各种护理工作中的问题;能利用法律法规保护自己。

3.素质目标:树立护士知法、懂法、守法的意识,在护理工作中遵循各项操作规范和规程;培养关爱患者、医者仁心的素养。

引 言

随着2002年《医疗事故处理条例》及《最高人民法院关于民事诉讼证据的若干规定》的实施,患者在医疗过程中的自我保护意识不断增强,医患纠纷、护患纠纷的数量日益增加,诉讼的范围亦逐渐扩大。在这样的形势下,2008年《护士条例》的实施,使护士的执业权利得到相应的保障。

在我国,护理活动的法律法规主要包括专门规范护理职业的《护士条例》、专门规范护士执业资格考试的《护士执业资格考试办法》和护士执业注册的部门规章《护士执业注册管理办法》。

案例导入

患者,男,62岁,上腹部手术术后第三天,发现"咳痰困难、呼吸窘迫",值班护士未及时向医生报告病情,仅予坐位、拍背。约5 min后,患者面色青紫、大汗淋漓,予吸氧;20 min后,患者心跳呼吸骤停,经值班医生抢救无效,死亡。

请思考:

1.该案例中护士违法了吗?

2.违法行为如何确定?

3.该患者死亡的责任该由谁承担?

第一节 概 述

一、护士的概念

《护士条例》所称护士,是指经执业注册取得护士执业证书,依照《护士条例》规定从事护理活动,履行保护生命、减轻痛苦、增进健康职责的卫生技术人员。护士人格尊严、人身安全不受侵犯。护士依法履行职责,受法律保护。

1914 年,中国从事护理工作的人们召开第一次代表大会,会中钟茂芳提出将英文 nurse 译为"护士",这项提议被大会通过并沿用至今,这便是"护士"一词的来历。

二、我国护理工作和护士队伍的发展

知识之窗

护理活动的法律法规

中华人民共和国国务院令

第 517 号

《护士条例》已经 2008 年 1 月 23 日国务院第 206 次常务会议通过,现予公布,自 2008 年 5 月 12 日起施行。

总　理　温家宝

二○○八年一月三十一日

中华人民共和国卫生部令

第 59 号

《护士执业注册管理办法》已于 2008 年 5 月 4 日经卫生部部务会议讨论通过,现予以发布,自 2008 年 5 月 12 日起施行。

部　长　陈竺

二○○八年五月六日

卫生部 人力资源社会保障部令

第 74 号

《护士执业资格考试办法》已经卫生部部务会、人力资源社会保障部部务会审议通过,并已经国务院同意,现予发布,自 2010 年 7 月 1 日起施行。

卫生部部长　陈竺

人力资源社会保障部部长　尹蔚民

二○一○年五月十日

党和政府高度重视护理工作和护士队伍,通过公布实施《护士条例》,从法规层面保障护士队伍建设和护理事业发展;在"十一五""十二五""十三五"时期发布护理事业发展规划,引领护理事业健康发展;积极建设护理学科,提高护理服务能力;开展护士岗位练兵,增强护士专业本领;推动护理改革发展,对接群众健康需求等举措,推动护士队伍快速发展,护理工作内涵不断丰富,护士专业水平稳步提升,对接群众护理需求更加精准。近年来,中国护士队伍建设取得了明显的成效。截至 2023 年底,全国注册护士总量达到 563 万人,每千人口注册护士数达到 4 人,具有大专以上学历的护士超过 80%,各地结合实际情况不同程度地开展了老年、儿科、重症监护、传染病护理等紧缺护理专业的护士培训工作,护士队伍的整体素质显著提高。

Note

第二节　护士执业资格考试

一、护士执业资格考试的条件

在中等职业学校、高等学校完成国务院教育主管部门和国务院卫生主管部门规定的普通全日制 3 年以上的护理、助产专业课程学习,包括在教学、综合医院完成 8 个月以上护理临床实习,并取得相应学历证书的,可以申请参加护士执业资格考试。护士执业资格考试成绩于考试结束后 45 个工作日内公布,考试成绩合格者,取得考试成绩合格证明,作为申请护士执业注册的有效证明。

申请参加护士执业资格考试的人员,应当在公告规定的期限内报名,并提交以下材料。

(1)护士执业资格考试报名申请表。

(2)本人身份证明。

(3)近 6 个月两寸免冠正面半身照片 3 张。

(4)本人毕业证书。

(5)报考所需的其他材料。

申请人为在校应届毕业生的,应当持有所在学校出具的应届毕业生毕业证明,到学校所在地的考点报名。学校可以为本校应届毕业生办理集体报名手续。申请人为非应届毕业生的,可以选择到人事档案所在地报名。

二、护士执业资格考试的内容

护士执业资格考试遵循公平、公开、公正的原则,实行国家统一考试制度,统一考试大纲,统一命题,统一合格标准。护士执业资格考试原则上每年举行一次,具体考试日期在举行考试 3 个月前向社会公布。考试包括专业实务和实践能力两个科目,一次考试通过两个科目为考试成绩合格,考试成绩合格者方可申请护士执业注册。为加强对考生实践能力的考核,原则上采用"人机对话"考试方式进行。

两个科目的考试内容按照目前学科可以分为医学基础知识、护理专业知识和技能、护理相关的社会人文知识三大模块,涵盖解剖学、生理学、病理生理学、药理学、心理学、基础护理学、内科护理学、外科护理学、妇产科护理学、儿科护理学、护理法律与伦理学、护理管理学等。

专业实务科目主要考查考生运用与护理工作相关的知识,有效而安全地完成护理工作的能力。考试内容涉及与健康和疾病相关的医学知识、基础护理技能,以及与护理相关的社会人文知识的临床运用能力等。卫生法律法规包含在专业实务科目考核之中。实践能力科目主要考查考生运用护理专业知识和技能完成护理任务的能力。考试内容涉及疾病的临床表现、治疗原则、健康评估、护理程序及护理专业技术、健康教育等知识的临床运用能力。

知识之窗

护士执业资格考试题型说明及样题

护士执业资格考试全部采用选择题。所有试题均由一个题干和五个选项组成,五个选项中只有一个为正确答案,其余均为干扰答案。干扰答案可以部分正确或完全不正确,考生在回答本题型时需对选项进行比较,找出最佳的或最恰当的选项。考试采用 A1、A2、A3、A4 型试题,各类试题题型说明与样例如下。

一、A1 型题(单句型最佳选择题)

A1 型题以简明扼要地提出问题为特点,考查考生对单个知识点的掌握情况。

A1 型试题样题:

1.腰椎穿刺后,患者应去枕平卧的时间为(   )。

A.1～2 h   B.3～4 h   C.4～6 h

D.10～12 h   E.24 h

二、A2 型题(病历摘要型最佳选择题)

A2 型题以叙述一段简要病历为特点,考查考生的分析判断能力。

A2 型试题样题:

2.患者,女,76 岁,因急性广泛前壁心肌梗死急诊入院,入院后经扩冠抗凝治疗,目前胸痛缓解,病情已平稳,1 h 前患者突感心悸,气短,不能平卧,咳粉红色泡沫样痰。体格检查:血压 90/60 mmHg,呼吸 28 次/分,神清,坐位口唇发绀,两肺满布湿啰音及哮鸣音。护士应给予患者的吸氧方法是(   )。

A.持续低流量吸氧   B.间断低流量吸氧

C.高流量吸氧   D.低流量 50% 乙醇湿化吸氧

E.高流量 50% 乙醇湿化吸氧

三、A3 型题(病历组型最佳选择题)

A3 型题以叙述一个以患者为中心的临床情景,针对相关情景提出测试要点不同的 2～3 个相互独立的问题。

A3 型试题样题:

(3～5 题共用题干)患者,男,40 岁。饱餐后出现上腹部剧痛 3 h,伴恶心、呕吐就诊。初步体格检查:神志清楚,腹部平,全腹明显压痛,呈板样强直,肠鸣音消失。

3.分诊护士应首先判断该患者最可能为(   )。

A.急腹症,怀疑胰腺炎   B.癔症

C.消化道感染,怀疑伤寒   D.中枢神经疾病,怀疑脑疝

E.外伤,怀疑盆腔骨折

4.分诊护士最恰当的处理是(   )。

A.优先普通外科急诊   B.优先神经外科急诊

C.急诊按序就诊   D.回家继续观察

E.进一步询问病史

5.肠鸣音消失的原因最可能是(   )。

A.肠穿孔   B.肠血运障碍

C.机械性肠梗阻   D.剧痛而不敢腹式呼吸

E.炎症刺激而致肠麻痹

四、A4 型题(病历串型最佳选择题)

A4 型题以叙述一个以单一患者或家庭为中心的临床情景,拟出 4～6 个相互独立的问题,问题可随病情的发展逐步增加信息,以考查临床综合能力。

A4 型试题样题:

(6～9 题共用题干)患者,男,63 岁。确诊慢性阻塞性肺病近 10 年,因呼吸困难一直需要家人护理和照顾起居。今晨起大便时突然气急显著加重,伴胸痛,送来急诊。

Note

6.采集病史时应特别注意询问（　　）。

A.胸痛部位、性质和伴随症状　　　　　　B.冠心病、心绞痛病史

C.吸烟史　　　　　　　　　　　　　　　D.近期胸部X射线检查情况

E.近期服药史如支气管舒张剂、抗生素等

7.体格检查重点应是（　　）。

A.肺下界位置及肺下界移动度　　　　　　B.肺部啰音

C.病理性支气管呼吸音　　　　　　　　　D.胸部叩诊音及呼吸音的双侧比较

E.颈动脉充盈

8.确诊最有价值的辅助检查是（　　）。

A.B型超声显像　　　　B.心电图　　　　　　　C.X射线透视或摄片

D.MRI　　　　　　　　E.核素肺扫描

9.[假设信息]经检查确诊肺气肿并发左侧自发性气胸,其治疗拟选择胸腔插管水封瓶引流。护士应向患者解释,引流的主要目的是（　　）。

A.维护已经严重受损的肺功能,防止呼吸衰竭

B.缩短住院时间

C.近期服药史如支气管舒张剂、抗生素

D.防止胸腔继发感染

E.防止循环系统受扰和引起并发症

第三节　护士执业注册管理

护士执业注册是指通过护士执业资格考试取得护士执业证书的人员,要在医疗卫生机构从业,必须到卫生主管部门进行登记的一种赋予护士执业资格的行政许可制度。

《护士条例》和《护士执业注册的管理办法》对护士执业注册进行了相关具体规定,取得护士专业技术资格证书的人员必须经执业注册取得护士执业证书后,方可按照注册的执业地点从事护理工作。未经执业注册取得护士执业证书者,不得从事诊疗技术规范规定的护理活动。

一、注册管理

我国实行护士执业许可制度。国家卫生健康委员会负责全国护士执业注册监督管理工作。县级以上地方卫生健康主管部门是护士执业注册的主管部门,负责本行政区域的护士执业注册管理工作。省、自治区、直辖市卫生健康主管部门结合本行政区域的实际情况,制定护士执业注册工作的具体实施办法,并报国家卫生健康委员会备案。

二、护士执业注册

(一)申请护士执业注册应当具备的条件

(1)具有完全民事行为能力。

(2)在中等职业学校、高等学校完成国务院教育主管部门和国务院卫生主管部门规定的普通

全日制 3 年以上的护理、助产专业课程学习,包括在教学、综合医院完成 8 个月以上护理临床实习,并取得相应学历证书。

(3)通过国务院卫生主管部门组织的护士执业资格考试。

(4)符合国务院卫生主管部门规定的健康标准。

护士执业注册申请,应当自通过护士执业资格考试之日起 3 年内提出;逾期提出申请的,除应当具备前述(1)(2)(3)的条件外,还应当在符合国务院卫生主管部门规定条件的医疗卫生机构接受 3 个月临床护理培训并考核合格。

(二)申请护士执业注册应当符合的健康标准

(1)无精神病史。

(2)无色盲、色弱、双耳听力障碍。

(3)无影响履行护理职责的疾病、残疾或者功能障碍。

(三)申请护士执业注册应当提交的材料

(1)护士执业注册申请审核表。

(2)申请人身份证明。

(3)申请人学历证书及专业学习中的临床实习证明。

(4)医疗卫生机构拟聘用的相关材料。

知识之窗

目前临床护士执业注册程序

进入护士电子化注册信息系统个人端(https://users.wsb003.cn/login),点击下方"注册新账号"并激活→登录账号→点击左边的"业务申请"→点击"首次注册"右下角的"点击进入"→在"工作单位名称"下选择"医疗机构名称"→填写完整的个人资料并提交保存→在弹出的对话框中选择"确定",完成个人端的操作→到所注册的医疗机构(护理部)进行"审核",审核完成后打印"护士执业注册申请审核表",签字盖章。

(四)护士执业注册有效期

护士执业注册有效期为 5 年。护士执业注册有效期届满需要继续执业的,应当在有效期届满前 30 日,向批准设立执业医疗机构或者为该医疗机构备案的卫生健康主管部门申请延续注册。

收到护士执业注册申请的卫生主管部门应当自收到申请之日起 20 个工作日内,审核申请人提交的材料,对具备本条例规定条件的,准予注册,并发放国家卫生健康委员会统一印制的护士执业证书;对不具备本条例规定条件的,不予注册,并书面说明理由。

三、护士执业延续注册

护士执业注册有效期届满需要继续执业的,应当在有效期届满前 30 日,向批准设立执业医疗机构或者为该医疗机构备案的卫生健康主管部门申请延续注册。

申请护士执业延续注册,应当提交护士执业注册申请审核表和申请人的《护士执业证书》。

注册部门自受理延续注册申请之日起 20 个工作日内进行审核。审核合格的,予以延续注册,延续执业注册有效期为 5 年;审核不合格的,不予延续注册,并书面说明理由。

目前临床护士延续注册程序

关注并打开微信公众号"民科微服务"→点击右下角"我"→点击"我是护士"→点击"执业信息"→点击右上角下拉导航→点击"业务申请"→点击"延续注册"→填写资料并提交→到所注册的医疗机构(护理部)进行"审核",审核完成后下载并打印"护士延续注册申请审核表",签字盖章。

四、护士执业变更注册

护士在其执业注册有效期内变更执业地点等注册项目的,应向批准设立执业医疗机构或者为该医疗机构备案的卫生健康主管部门报告,并提交护士执业注册申请审核表和申请人的《护士执业证书》。

目前临床护士执业变更注册程序

关注并打开微信公众号"民科微服务"→点击右下角"我"→点击"我是护士"→点击"执业信息"→点击右上角下拉导航→点击"业务申请"→点击"变更注册"→填写资料并提交→到所注册的医疗机构(护理部)进行"审核",审核完成后下载并打印"护士执业变更注册申请审核表",签字盖章。

五、护士执业重新注册

有下列情形之一的,拟在医疗卫生机构执业时,应当重新申请注册。
(1)注册有效期届满未延续注册的。
(2)受吊销《护士执业证书》处罚,自吊销之日起满 2 年的。

重新申请注册时,需要提交申请护士执业注册要求的材料,对于中断护理职业活动超过 3 年的,还应当提交在省、自治区、直辖市卫生健康主管部门规定的教学、综合医院接受 3 个月临床护理培训并考核合格的证明。

六、护士执业注销注册

护士执业注册后有下列情形之一的,原注册部门办理注销执业注册。
(1)注册有效期届满未延续注册。
(2)受吊销《护士执业证书》处罚。
(3)护士死亡或者丧失民事行为能力。

七、护士执业不予注册

护士有下列情形之一的,不予注册:处于服刑期间;健康原因不能或不宜执行护理工作;违反护士管理办法;被终止或取消注册;其他不宜从事护理工作的。

第四节　护士管理监督与法律责任

一、护士执业权利与义务

(一)护士执业权利

权利是卫生法律、法规和规章对双方当事人所赋予的实现己方意志的可能性。

义务是卫生法律、法规和规章对双方当事人所规定的必须分别履行的责任。

权利和义务是相互依存、不可分割的整体,没有无权利的义务,也没有无义务的权利。规范护士的行为,提高护理质量,对于保障医疗安全至关重要。

护士执业权利是指取得护士执业资格证书并依法注册者在执业活动中依法享有的权利。依据《护士条例》,护士在执业活动中享有以下权利。

1.护士作为劳动者享有的劳动者权利和获得物质报酬的权利　护士执业,有按照国家有关规定获取工资报酬、享受福利待遇、参加社会保险的权利。任何单位或者个人不得克扣护士工资,降低或者取消护士福利等待遇。

2.护士享有安全执业的权利　护士执业,有获得与其所从事的护理工作相适应的卫生防护、医疗保健服务的权利。从事直接接触有毒有害物质、有感染传染病危险工作的护士,有依照有关法律、行政法规的规定接受职业健康监护的权利;患职业病的,有依照有关法律、行政法规的规定获得赔偿的权利。

3.护士享有职称晋升和参加学术活动的权利　护士有按照国家有关规定获得与本人业务能力和学术水平相应的专业技术职务、职称的权利;有参加专业培训、从事学术研究和交流、参加行业协会和专业学术团体的权利。

4.护士享有护士执业知情权、建议权　护士有获得疾病诊疗、护理相关信息的权利和其他与履行护理职责相关的权利,可以对医疗卫生机构和卫生主管部门的工作提出意见和建议。

(二)护士执业义务

护士执业义务是指护士在执业过程中必须履行的责任。

1.护士的依法执业义务　护士执业,应当遵守法律、法规、规章和诊疗技术规范的规定。护理工作有严格的规范性,护理实践中有很多护理差错或事故是由违反规定引起。遵守各项护理制度和操作规程等,既是护士的义务,又是护士职业素养的体现。

2.护士的尊重关爱患者、保护患者隐私的义务　护士应当尊重、关心、爱护患者,保护患者的隐私。特别是近年来,患者隐私权日益受到重视,护士在执业活动中获知的患者隐私,除法律法规有规定的外,应严格为患者保密。

3.护士的紧急处置义务　护士在执业活动中,若发现患者病情危急,应当立即通知医师;在紧急情况下为抢救垂危患者生命,应当先行实施必要的紧急救护。

4.护士的问题医嘱报告制度　护士发现医嘱违反法律、法规、规章或者诊疗技术规范规定的,应当及时向开具医嘱的医师提出;必要时,应当向该医师所在科室的负责人或者医疗卫生机构负责医疗服务管理的人员报告。执行医嘱是护士的职责之一,但医嘱的执行绝不是机械被动的,护士发现医嘱存在疑点时,有义务向相关人员报告。

5.参加公共卫生应急事件救护的义务　护士有义务参与公共卫生和疾病预防控制工作。若发生自然灾害、公共卫生事件等严重威胁公众生命健康的突发事件,护士应当服从县级以上人民政府卫生主管部门或者所在医疗卫生机构的安排,参加医疗救护。

二、护士执业活动中违反执业规范的法律责任

护士在执业活动中有下列情形之一的,由县级以上地方人民政府卫生主管部门依据职责分工责令改正,给予警告;情节严重的,暂停其6个月以上1年以下执业活动,直至由原发证部门吊销其护士执业证书。

(1)发现患者病情危急未立即通知医师的。

(2)发现医嘱违反法律、法规、规章或者诊疗技术规范的规定,未依照护士条例第十七条(护士在执业活动中,发现患者病情危急,应当立即通知医师;在紧急情况下为抢救垂危患者生命,应当先行实施必要的紧急救护)规定提出或者报告的。

(3)泄露患者隐私的。

(4)发生自然灾害、公共卫生事件等严重威胁公众生命健康的突发事件,不服从安排参加医疗救护的。

护士在执业活动中造成医疗事故的,依照医疗事故处理的有关规定承担法律责任。

护士被吊销执业证书的,自执业证书被吊销之日起2年内不得申请执业注册。

三、医疗机构的职责

(1)医疗卫生机构配备护士的数量不得低于国务院卫生主管部门规定的护士配备标准。

(2)医疗卫生机构不得允许下列人员在本机构从事诊疗技术规范规定的护理活动。

①未取得护士执业证书的人员。

②未依照《护士条例》第九条的规定办理执业地点变更手续的护士。

③护士执业注册有效期届满未延续执业注册的护士。

在教学、综合医院进行护理临床实习的人员应当在护士指导下开展有关工作。

(3)医疗卫生机构应当为护士提供卫生防护用品,并采取有效的卫生防护措施和医疗保健措施。

(4)医疗卫生机构应当执行国家有关工资、福利待遇等规定,按照国家有关规定为在本机构从事护理工作的护士足额缴纳社会保险费用,保障护士的合法权益。

对在艰苦边远地区工作,或者从事直接接触有毒有害物质、有感染传染病危险工作的护士,所在医疗卫生机构应当按照国家有关规定给予津贴。

(5)医疗卫生机构应当制定、实施本机构护士在职培训计划,并保证护士接受培训。护士培训应当注重新知识、新技术的应用;根据临床专科护理发展和专科护理岗位的需要,开展对护士的专科护理培训。

(6)医疗卫生机构应当按照国务院卫生主管部门的规定,设置专门机构或者配备专(兼)职人员负责护理管理工作。

(7)医疗卫生机构应当建立护士岗位责任制并进行监督检查。

护士因不履行职责或者违反职业道德受到投诉的,其所在医疗卫生机构应当进行调查。经查证属实的,医疗卫生机构应当对护士做出处理,并将调查处理情况告知投诉人。

四、医疗卫生机构违反护士管理法规的法律责任

(1)卫生主管部门的工作人员未依照《护士条例》的规定履行职责,在护士监督管理工作中滥用职权、徇私舞弊,或者有其他失职、渎职行为的,依法给予处分;构成犯罪的,依法追究刑事责任。

(2)医疗卫生机构有下列情形之一的,由县级以上地方人民政府卫生主管部门依据职责分工

责令限期改正,给予警告;逾期不改正的,根据国务院卫生主管部门规定的护士配备标准和在医疗卫生机构合法执业的护士数量核减其诊疗科目,或者暂停其 6 个月以上 1 年以下执业活动;国家举办的医疗卫生机构有下列情形之一、情节严重的,还应当对负有责任的主管人员和其他直接责任人员依法给予处分。

①违反《护士条例》规定,护士的配备数量低于国务院卫生主管部门规定的护士配备标准的。

②允许未取得护士执业证书的人员或者允许未依照本条例规定办理执业地点变更手续、延续执业注册有效期的护士在本机构从事诊疗技术规范规定的护理活动的。

(3)医疗卫生机构有下列情形之一的,依照有关法律、行政法规的规定给予处罚;国家举办的医疗卫生机构有下列情形之一、情节严重的,还应当对负有责任的主管人员和其他直接责任人员依法给予处分。

①未执行国家有关工资、福利待遇等规定的。

②对在本机构从事护理工作的护士,未按照国家有关规定足额缴纳社会保险费用的。

③未为护士提供卫生防护用品,或者未采取有效的卫生防护措施、医疗保健措施的。

④对在艰苦边远地区工作,或者从事直接接触有毒有害物质、有感染传染病危险工作的护士,未按照国家有关规定给予津贴的。

(4)医疗卫生机构有下列情形之一的,由县级以上地方人民政府卫生主管部门依据职责分工责令限期改正,给予警告。

①未制定、实施本机构护士在职培训计划或者未保证护士接受培训的。

②未依照本条例规定履行护士管理职责的。

(5)扰乱医疗秩序,阻碍护士依法开展执业活动,侮辱、威胁、殴打护士,或者有其他侵犯护士合法权益行为的,由公安机关依照治安管理处罚法的规定给予处罚;构成犯罪的,依法追究刑事责任。

①医疗卫生机构违反护士管理法规的法律责任。

②护士执业活动中违反职业规范的法律责任。

本章小结

本章内容是对护士执业管理法律法规的整体概括,内容包含了护士执业资格考试、护士执业注册管理、护士管理监督与法律法规。学习护士执业管理法律法规,有助于树立学生的法律意识、规范护理行为、提高护理质量、维护护士合法权益、保障患者权益,从而推动护理行业的健康发展。

能力检测

一、单选题

1.护士执业注册有效期届满需要继续执业的,应当在(   ),向原注册部门申请延续注册。

A.有效期届满前 30 天　　　　　　　　B.有效期届满前 60 天

C.有效期届满后 30 天　　　　　　　　D.有效期届满前半年

2.护士执业注册有效期为(   )。

A.6 年　　　　　B.5 年　　　　　C.7 年　　　　　D.8 年

3.护士在紧急情况下为抢救患者生命实施必要的紧急救护,应该做到以下几点,但(   )除外。

A.必须依照诊疗技术规范

B. 必须有医师在场指导

C. 根据患者的实际情况和自身能力水平进行力所能及的救护

D. 避免对患者造成伤害

4. 申请注册的护理专业毕业生，应在教学或综合医院完成临床实习，其时限至少为（   ）。

A. 6个月　　　　B. 8个月　　　　C. 10个月　　　　D. 12个月

5. 护士发现医师医嘱可能存在错误，但仍然执行错误医嘱，对患者造成严重后果，该后果的法律责任承担者是（   ）。

A. 开写医嘱的医师　　　　　　　　　　B. 执行医嘱的护士

C. 医师和护士共同承担　　　　　　　　D. 医师和护士无须承担责任

二、护理情境

王某某，男，20岁，某职业技术学校护理专业大二学生，家人在其家乡所在的镇上开诊所，该同学利用暑假期间在诊所为患者进行吸氧等较简单的护理操作，名曰打暑假工。

情境思考：

请问该同学的行为是否违背了护理活动法律法规？该同学如何才能成为一名合法的护理工作人员？

三、案例讨论

某天，由于一患者心率过快（145次/分），医师开出医嘱5％ GS 20 ml＋西地兰 0.4 mg 静脉推注，某低年资护士执行准备药物操作时取出了4支西地兰（西地兰剂量0.4 mg/支）欲加药。所幸当时旁边有一高年资护士正在摆药（准备第二天药物），看到4支西地兰感到很疑惑，遂问该护士医嘱剂量是多少，该护士经仔细查对后才发现多拿了3支西地兰，由此避免了一起严重护理差错的发生。

讨论分析：

本案例中的高年资护士特别值得我们学习的地方是什么？

（柳　猛）

扫码看答案

第十章　护士活动相关法律法规

学习目标

1. 知识目标：精准掌握药品管理法中药品研制、生产、经营、使用的法律规定，明晰违反药品管理法的法律责任；熟知传染病防治法规中预防、报告、控制等核心制度，明确护士在传染病防控各环节的法定职责；掌握献血及血液制品管理法规对血液采集、制备、储存、临床用血等的规范要求。

2. 能力目标：能运用药品管理法知识，分析临床药品采购、储存、使用中的法律问题，识别药品违法广告等行为；依据传染病防治法规，妥善处置护理工作中传染病监测、报告、隔离防护等实际场景，规范开展防控操作；结合献血及血液制品管理法规，合理评估临床用血流程的合法性与规范性。能进行法律层面的分析与决策，具备初步的法规应用与问题解决能力。

3. 素质目标：树立强烈的法律意识与职业责任感，将药品、传染病、血液管理相关法规内化为职业行为准则，自觉维护公众用药安全、传染病防控秩序及血液管理规范。增强法治担当，以法治思维提升护理服务质量，守护职业尊严与患者权益。

引　言

本章节主要介绍药品管理法、传染病防治法和献血法的概念、分类及相应管理规定。护士作为医疗卫生体系中的关键角色，其专业活动受到一系列法律法规的规范和保障。这些法规不仅确保了患者的安全和权益，也维护了护士的职业尊严和合法利益。从《中华人民共和国药品管理法》到《中华人民共和国传染病防治法》，再到《中华人民共和国献血法》，每项法律都旨在构建一个公正、高效的护理环境。了解并遵守这些法规，对护士而言不仅是义务，更是提升服务质量、防范职业风险的重要手段。因此，深入学习和理解相关法律法规，对于每位护士来说都是职业生涯中不可或缺的一部分。

第一节　药品管理法概述

案例导入

2023 年，某保健品公司发布的药品广告中声称其产品能够治疗多种疾病，包括癌症、高血压等，且效果显著，远超同类产品。经调查，该产品实际上是一种普通保健品，并无上述治疗效果，广告内容严重夸大了产品功效，误导了消费者。药品监督管理部门依法对该企业进行了行政处罚，要求其立即停止发布违法广告，并处以罚款。

请思考：该药品广告的违法行为有哪些？

一、药品管理法概述

药品管理制度是指由国家制定的一系列法律、法规和政策,旨在对药品的研制、生产、流通、使用等各个环节进行规范和监管,以确保药品质量,保障公众用药安全,维护人民健康。

(一)药品管理法的概念和基本原则

药品管理法是在调整药品监督管理,确保药品质量,增进药品疗效,保障用药安全,维护人体健康活动中产生的各种社会关系的法律规范的总和,是国家对药品事业管理的依据和行为准则。

狭义的药品管理法仅指全国人大常务委员会通过并修订的《中华人民共和国药品管理法》(以下简称《药品管理法》)。广义的药品管理法则是指国家制定和颁布的一切有关药品管理的法律规范,它既包括《药品管理法》《中华人民共和国宪法》和《中华人民共和国刑法》等法律中关于药品管理的条文,还包括《中华人民共和国药品管理法实施条例》《药品注册管理办法》等法规和规章,此外,我国参加或承认的国际公约中有关国际药事的法规或条款也属于广义的药品管理法的范畴。药品管理法基本原则主要包括以下几点。

1.保障公众健康原则 药品管理的最终目标是保障公众健康,确保药品的安全性和有效性,防止药品对公众健康造成危害。

2.药品质量优先原则 药品管理以确保药品质量为首要任务,药品的研制、生产、经营和使用必须符合国家药品标准,确保药品的安全性和有效性。

3.依法管理原则 药品管理必须依法进行,所有药品管理活动都必须遵守国家的法律法规,包括药品注册、生产、经营、使用、广告、价格等方面的管理。

4.全程管理原则 药品管理覆盖药品的全生命周期,从药品的研制、生产、流通到使用,每一个环节都必须受到严格监管。

5.公开透明原则 药品管理活动应当公开透明,包括药品注册审批、药品价格制定、药品不良反应监测等信息应当公开,接受社会监督。

6.公平公正原则 药品管理活动应当公平公正,所有药品生产企业、经营企业、使用单位和个人都应当平等对待,确保药品市场的公平竞争。

7.科学管理原则 药品管理应当基于科学证据,药品的安全性、有效性评估和药品质量控制应当依据科学数据和方法。

8.预防为主原则 药品管理应当注重预防,通过严格的药品注册、生产、经营和使用管理,预防药品质量问题和药品不良反应的发生。

通过上述原则,药品管理法旨在建立一个科学、规范、有效的药品管理体系,以确保药品的质量和安全,保护公众健康。

(二)药品管理的法律建设

药品管理的法律建设是指国家通过制定、修订和实施一系列法律法规,对药品的研发、生产、流通、使用等各个环节进行规范和监管,以保障药品的质量和安全,保护公众健康。药品管理的法律建设的核心是《药品管理法》,但还包括一系列配套的法规、规章和标准,它们共同形成了一个全面的药品管理法律体系。药品管理法律建设的主要内容包括以下几点。

(1)《药品管理法》:药品管理领域的基本法律,规定了药品管理的基本原则、药品的定义、药品注册、药品生产、药品经营、药品价格、药品广告、监督管理、法律责任等内容。

(2)《中华人民共和国药品管理法实施条例》:作为《药品管理法》的配套法规,详细规定了《药品管理法》的实施细节,包括药品注册、生产、经营、使用的具体要求,药品质量标准,药品价格管理,药品广告管理,药品不良反应监测等内容。

(3)药品注册法规:包括《药品注册管理办法》等,规定了药品注册的申请、审批、变更、再注册等流程,确保药品的安全性和有效性。

(4)《药品生产质量管理规范》(GMP):规定了药品生产企业的质量管理要求,确保药品生产过程符合国家药品标准,保障药品质量。

(5)《药品经营质量管理规范》(GSP):规定了药品经营企业的质量管理要求,确保药品在储存、运输、销售过程中的质量。

(6)药品使用管理法规:包括《处方管理办法》《医疗机构药事管理规定》等,规范了药品的使用,确保合理用药,防止药品滥用。

(7)药品价格和广告管理法规:包括《药品广告审查办法》等,对药品价格和广告进行规范,防止药品价格过高或药品广告虚假误导。

(8)药品监督和法律责任法规:包括《中华人民共和国药品管理法》等,规定了药品监督管理部门的职责,以及违反药品管理法规的行为的法律责任。通过上述法律建设,我国建立了一个全面、系统的药品管理法律体系,为药品的安全、有效、质量可控提供了法律保障。药品管理的法律建设是一个动态的过程,需要根据药品管理的实际需要和国际药品管理的发展趋势,不断进行修订和完善。

(三)药品的含义及特征

药品,通常指的是用于预防、治疗、诊断人的疾病,有目的地调节人的生理机能并规定有适应证或者功能主治、用法和用量的物质,包括中药、化学药和生物制品等。药品种类的分类主要基于药品的来源、成分、用途和管理要求。药品的特征主要包括以下几点。

1.安全性 药品的安全性是指在使用过程中,药品不会对人体产生有害影响的特性。这是药品最基本的特性之一,确保患者用药后不会产生严重的副作用或不良反应。

2.有效性 药品的有效性是指药品能够针对特定的疾病或症状发挥治疗作用,满足预防、治疗、诊断人的疾病的需求,有目的地调节人的生理机能的性能。有效性是评价药品价值的重要指标,也是医生和患者选择药品的重要依据。

3.稳定性 药品的稳定性是指在规定的条件下,药品保持其有效性和安全性的能力。这包括药品的有效期限,以及在生产、储存、运输和使用过程中的要求。

4.均一性 药品的均一性是指同一批次的药品在成分、含量、质量等方面保持一致,这是保证药品质量和治疗效果的重要因素。

总的来说,药品作为一种特殊商品,其特征不仅体现在其物理属性上,更在于其在医疗健康领域的重要作用和严格要求。从研发到生产,再到市场流通和使用,每一个环节都需要严格遵守相关法规和标准,以确保药品的安全、有效和稳定。

二、药品分类管理的规定

(一)药品分类管理

1.按药物成分进行分类

(1)中药:中药品种包括中成药、天然药物的提取物及其制剂和中药人工制成品。为了提高中药品种的质量,保护中药生产企业的合法权益,促进中药事业的发展,1992年国务院发布了《中药品种保护条例》。

中药饮片是中药材按中医药理论和中药炮制方法进行加工炮制的,可直接用于中医临床的中药。中药饮片管理包括中药饮片的采购、验收、调剂、炮制、煎煮等管理。中药饮片收载于国家基本药物目录品种,其质量优劣直接关系到中医医疗效果。

(2)化学药:化学药是一种制剂,通常是由化学合成或半合成获得的,在医学上用于预防、治疗或诊断疾病。

化学药通常具有特定的化学结构,对人体内某些分子或生化反应产生特定影响。它们可以被用于抑制或增强生物体的代谢或生理过程,从而达到治疗疾病的目的。

化学药分为多种不同类型,包括小分子化合物、蛋白质、多肽和核酸药物。其中小分子化合物是最常见的一种,通常具有相对简单的结构,在药物研发中占据重要地位。

化学药具有获得、生产和使用的便利性,但同时也存在一些潜在的副作用和危险性,如毒性、耐药性和药物相互作用等。因此,在使用化学药物时需要严格掌握用药适应证、用药量和用药时间等方面,以保证其安全性和有效性。

(3)生物制品:生物制品是应用普通的或以基因工程、细胞工程、蛋白质工程、发酵工程等生物技术获得的微生物、细胞及各种动物和人源的组织和液体等生物材料制备的,用于人类疾病预防、治疗和诊断的药品。生物制品不同于一般医用药品,它是通过刺激机体免疫系统,产生免疫物质(如抗体)而发挥功效的,在人体内产生体液免疫、细胞免疫或细胞介导免疫。人用生物制品包括细菌类疫苗(含类毒素)、病毒类疫苗、抗毒素及抗血清、血液制品、细胞因子、生长因子、酶等。

(4)特殊药品:《药品管理法》规定国家对麻醉药品、精神药品、毒性药品、放射性药品,实行特殊的管理办法。

①麻醉药品:连续使用后易产生身体依赖性和精神依赖性,能成瘾癖的药品,包括药用原植物及其制剂,如吗啡、替啶等。麻醉药品不是麻醉药,后者能产生身体麻醉的作用,但不会产生身体或精神上的依赖。

②精神药品:直接作用于中枢神经系统,使之兴奋或抑制,连续使用能产生依赖性的药品,如咖啡因、去氧麻黄碱等。精神药品根据其对人体产生的依赖性和危害健康的程度,分为第一类精神药品和第二类精神药品。

不以医疗为目的,非法使用麻醉药品和精神药品,会涉及毒品的范畴,出于毒品对人体有巨大危害的考虑,我国对麻醉药品和精神药品实行严格的管制。

根据《麻醉药品和精神药品管理条例》的规定,国务院药品监督管理部门根据麻醉药品和精神药品的需求总量制订年度生产计划。生产麻醉药品和精神药品的企业,应当依照《药品管理法》的规定取得药品批准文号。

执业医师应当使用专用处方开具麻醉药品和精神药品,当张处方的最大用量应当符合国务院卫生主管部门的规定。对麻醉药品和第一类精神药品处方,处方的调配人、核对人应当仔细核对,签署姓名,并予以登记;对不符合《麻醉药品和精神药品管理条例》规定的,处方的调配人、核对人应当拒绝发药。医疗机构应当对麻醉药品和精神药品处方进行专册登记。麻醉药品处方至少保存 3 年,精神药品处方至少保存 2 年。

③医疗用毒性药品的管理:毒性药品指毒性剧烈、治疗剂量与中毒剂量相近,使用不当会致人中毒或死亡的药品。

《医疗用毒性药品管理办法》规定了毒性药品年度生产、收购、供应和配制计划,由省、自治区、直辖市医药管理部门根据医疗需要制定,经省、自治区、直辖市卫生行政部门审核后,由医药管理部门下达给指定的毒性药品生产、收购、供应单位,并抄报卫生部(现国家卫生健康委员会)、国家医药管理局(现国家药品监督管理局)和国家中医药管理局。生产单位不得擅自改变生产计划自行销售。药厂必须由医药专业人员负责生产、配制和质量检验,并建立严格的管理制度。严防与其他药品混杂。生产毒性药品及其制剂,必须严格执行生产工艺操作规程,在本单位药品检验人员的监督下准确投料,并建立完整的生产记录,保存 5 年备查。医疗单位凭医生签名的正式处方供应和调配毒性药品,每次处方剂量不得超过 2 日极限。科研和教学单位所需的毒性药品,必须持本单位的证明信,经单位所在地县以上卫生行政部门批准后,供应部门方能发售。

④放射性药品:用于临床诊断或者治疗的放射性核素制剂或者其标记药物。

根据《放射性药品管理办法》规定,放射性药品的生产、经营、使用单位必须持有相应的许可证方能生产、经营或使用。放射性药品的包装必须安全实用,符合放射性药品质量要求,具有与放射性剂量相适应的防护装置。包装必须分内包装和外包装两部分,外包装必须贴有商标、标签、说明书和放射性药品标志,内包装必须贴有标签。医疗单位使用配制的放射性制剂,应当向所在地省、自治区、直辖市药品监督管理部门申请核发相应等级的《放射性药品使用许可证》。

知行领航站

镭的母亲

居里夫人1867年11月7日生于波兰。1895年在巴黎求学时,和法国科学家皮埃尔·居里结婚。居里夫人曾两次获得诺贝尔奖,是巴黎大学第一位女教授。但居里夫人从不追求名利,她把献身科学,造福人类作为自己的终生宗旨。

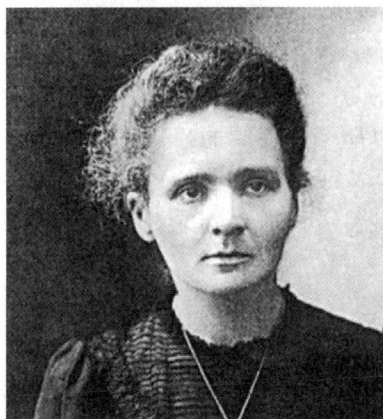

居里夫人(1867年11月7日—1934年7月4日)

居里夫人和她的丈夫皮埃尔·居里共同发现了镭元素。在一间简陋的窝棚里,居里夫人要把上千公斤的沥青矿残渣,一锅锅地煮沸,还要用棍子在锅里不停地搅拌;要搬动很大的蒸馏瓶,把滚烫的溶液倒进倒出。就这样,经过三年零九个月锲而不舍的工作,1902年,居里夫妇终于从矿渣中提炼出0.1克镭盐,接着又初步测定了镭的原子量。1910年,居里夫人成功地分离出金属镭,并分析出镭元素的各种性质。同年,居里夫人出版了她的名著《放射性专论》,并出席了国际放射学理事会。会上制定了以居里名字命名的放射性单位,同时采用了居里夫人提出的镭的国际标准。1921年5月,美国哈定总统在首都华盛顿亲自把这克镭转赠给居里夫人。在赠送仪式的前一天晚上,居里夫人又坚持要求修改赠送证书上的文字内容,并再次声明,美国赠送她的这一克镭,应该永远属于科学,而绝不能成为她个人的私产。居里夫人晚年在镭学研究院工作,亲自指导青年科学家从事研究工作。在她培养的许多优秀科学家中,有中国的放射化学创始人郑大章和物理学家施士元教授。由于长期受到放射性物质的严重损害,居里夫人患了白血病,于1934年7月4日逝世。

2. 按药物生产方式进行分类

(1)新药:新药指未曾在中国境内上市销售的药品。已生产的药品改变了给药途径、增加了新的适应证或制成新的复方制剂,亦按新药申报。新药按审批管理的要求分为中药、化学药、生物制品三种。

新药从研究到生产,大致需经过临床前研究、临床研究和生产上市三个阶段。新药研制必须向国家或省级药品监督管理部门报送研究方法、质量标准、药理及毒理试验报告等有关资料及样品,经批准后,方可进行临床试验或验证。经临床验证后,通过新药鉴定,由国家药品监督管理部门批准,下发新药证书和批准文号,方能生产新药。

(2)仿制药品:仿制药品指仿制国家已批准正式生产并收载于国家药品标准的品种。国家鼓励创新和技术进步,控制仿制药品的审批,仿制药品质量不得低于被仿制药,使用说明书等应与被仿制药品保持一致。试行标准的药品及受国家行政保护的品种不得仿制。

3. 按管理要求进行分类 药物按管理要求可分为处方药和非处方药。处方药(Rx)通常具有一定的毒性和其他潜在风险,需要在医师指导下使用,而非处方药(OTC)相对安全,可以在没有医师指导的情况下使用。根据药品的安全性,非处方药分为甲、乙两类。经营处方药、非处方药的批发企业和经营处方药、甲类非处方药的零售企业必须具有《药品经营企业许可证》。经省级药品监督管理部门或其授权的药品监督管理部门批准的其他企业可以零售乙类非处方药。

4. 按药物的剂型与规格进行分类

(1)药品剂型:为了治疗需要和使用方便,将药物的粉末、液体或半固体原料制成不同性状的形式,在药剂学上称为"剂型",例如片剂、颗粒剂、胶囊剂、注射剂、软膏剂等。一种药物可以制成多种剂型,由于给药途径的不同可能产生不同的疗效。

(2)药品规格:药品规格是指以每片、每包或每支为单位的药物制剂内所含有效成分的量。药品规格与用药剂量密切相关。同一种药品可以有不同的规格,供不同疾病和不同年龄组的患者使用。

5. 按临床药理学进行分类

(1)按化学结构分类:酚类、胺类、醇类、氨基酸类等。

(2)按药物来源分类:动物来源类(如牛磺酸、甲状腺素)、植物来源类(如小檗碱、长春碱)、矿物来源类(如芒硝、硫黄)、生物来源类(如肠乐、辅酶 A)、合成或半合成类(如阿司匹林、苯海拉明)。

(3)按药物性质分类:蛋白质类、多肽类、核酸类等。

(4)按药物作用机制分类:竞争抑制类、激活受体类等。

(5)按催化方式分类:酶催化代谢类、非酶催化代谢类。

知识之窗

比较项目	处方药	非处方药
疾病类型	病情重,需医师确诊	病情轻微或缓解症状
疾病诊断者	医师	患者自行诊断
取药凭据	医师处方	无
主要取药地点	医院药房、药店	药店、超市(乙类)
服药天数	长,医嘱指导	短,有限定
应用安全	易引起毒副反应,安全性较低	安全性较高,不良反应较小,疗效确切
宣传对象	医师、药师	消费者
广告	不可在大众媒体做广告	经批准可在大众媒体做广告

Note

(二)药品分类管理的意义

药品分类管理的意义主要体现在以下几个方面。

1. 保障用药安全有效 通过对药品进行分类管理,可以有效加强对处方药的监督管理,防止消费者因自我行为不当而滥用药物和危及健康,同时规范非处方药的管理,引导消费者科学、合理地进行自我保健。

2. 促进医药卫生事业健康发展 药品分类管理有助于推动医药卫生体制改革,增强人们自我保健、自我药疗的意识,促进"人人享有卫生保健"目标的实现,并为医药行业调整产品结构,为医药工业发展提供良好机遇。

3. 与国际管理模式接轨 实施药品分类管理有利于逐步与国际上通行的药品管理模式接轨,促进合理用药的国际学术交流,提高用药水平。

4. 规范药品市场秩序 通过对药品的分类管理,可以改变药品自由销售的状况,规范药品市场,减少不合理用药的发生,确保人民用药的安全有效。

5. 提高公众用药意识 药品分类管理有助于公众正确认识药品的使用方法和风险,提高用药安全意识,减少由用药不当引起的不良反应和健康风险。

三、药品进出口管理

1. 进口药品管理 进口药品指由国外进口的原料药、制剂、制剂半成品和药用辅料等。

(1)国家对进口药品实行注册审批制度:进口药品必须经过申请注册审批程序,取得国家药品监督管理局核发的《进口药品注册证》,并经国家药品监督管理局授权的口岸药品检验所检验合格,方可进口。

(2)进口药品安全性:要求申请注册的进口药品必须获得生产国的药品主管部门注册批准和上市许可,并按照法定程序和要求在中国进行临床试验。进口药品必须是临床需要、安全有效、质量可控的品种,国家禁止进口疗效不确切、不良反应大或者因其他原因危害人体健康的药品,国外未经批准生产的药品和正在研制的药品不准进口。

(3)进口包装、进口口岸等特殊要求:进口药品的名称、包装、标签和说明书必须使用中文,必须符合中国《药品说明书和标签管理规定》,并经国家药品监督管理局批准使用。进口药品必须从允许药品进口的口岸进口,并由进口药品的企业向口岸所在地药品监督管理部门登记备案。进口麻醉药品、精神药品,还必须取得国家药品监督管理局核发的麻醉药品、精神药品《进口准许证》。

2. 出口药品管理 出口药品必须保证质量,不合格的药品不准出口。凡是我国制造销售的药品,在保证质量的前提下,经省级药品监督管理部门审核批准,方可根据国外药商需要出具出口证明,未经批准,不得组织出口。出口麻醉药品、精神药品等必须持有国家药品监督管理局核发的《出口准许证》。

第二节 传染病法律法规

案例导入

一名 35 岁的男性,于 2020 年 3 月从国外返回国内,返回后第三天出现发热、干咳、乏力等症状。患者在出现症状的第五天前往当地医院就诊,被怀疑感染 COVID-19,随即被隔离并进行病毒检测。医生对患者进行强制性隔离,患者不愿意隔离并自行离开医院。医院立即将此病例上报市疾病预防控制中心,市疾病预防控制中心马上派人员到患者家中动员,均未果。不得已之下,市疾病预防控制中心请求公安部门协助,公安人员强行将其送至医院隔离治疗。

请思考:

1. 医院发现这一传染病患者后采取的措施是否正确?为什么?

2. 市疾病预防控制中心请求公安部门协助,强制患者入院治疗是否合适?为什么?

3. 传染病患者及其家属应该采取哪些正确的行为?

一、传染法律制度概述

(一)传染病的概念

传染病是由病原体(如细菌、病毒、寄生虫等)引起的一类疾病,它们能够从一个人传播到另一个人,或从动物传播到人。传染病的特点是具有传染性和流行性,能够在人群中迅速传播,对公共卫生构成重大威胁。

(二)法定传染病的分类

根据传染病的危害程度和应采取的监督、监测、管理措施,参照国际上统一分类标准,结合我国的实际情况,将 40 种急、慢性传染病定为法定管理传染病,并根据其传播方式、传播速度及其对人类危害程度的不同,分为甲、乙、丙三类,实行分类管理。

1. 甲类传染病 甲类传染病共 2 种,包括鼠疫、霍乱。甲类传染病的传播速度极快,危害性极大,一旦发现,必须立即采取最严格的防控措施,包括强制隔离、紧急报告等。

2. 乙类传染病 乙类传染病共 27 种,包括传染性非典型肺炎、艾滋病、病毒性肝炎、脊髓灰质炎、人感染高致病性禽流感、麻疹、流行性出血热、狂犬病、流行性乙型脑炎、登革热、炭疽、细菌性和阿米巴性痢疾、肺结核、伤寒和副伤寒、流行性脑脊髓膜炎、百日咳、白喉、新生儿破伤风、猩红热、布鲁氏菌病、淋病、梅毒、钩端螺旋体病、血吸虫病、疟疾、人感染 H7N9 禽流感、新型冠状病毒感染(COVID-19)、猴痘。乙类传染病需要采取较为严格的防控措施,包括病例报告、隔离治疗、接触者追踪等。

3. 丙类传染病 丙类传染病共 11 种,包括流行性感冒、流行性腮腺炎、风疹、急性出血性结膜炎、麻风病、流行性和地方性斑疹伤寒、黑热病、包虫病、丝虫病、手足口病,以及除霍乱、细菌性和阿米巴性痢疾、伤寒和副伤寒以外的感染性腹泻病等。丙类传染病的防控措施相对较为宽松,但同样需要进行病例报告和必要的防控。

此外,根据疫情发展情况,国务院卫生行政部门可以对上述分类进行调整,以适应新的疫情防控需求。例如,2020 年初,新型冠状病毒感染被纳入乙类传染病,按照甲类传染病管理,体现了对疫情防控的高度重视和快速响应。

上述规定以外的其他传染病,根据其暴发、流行情况和危害程度,需要列入乙类、丙类传染病的,由国务院卫生行政部门决定并予以公布。

对乙类传染病中的传染性非典型肺炎、新型冠状病毒感染、炭疽中的肺炭疽和人感染高致病性禽流感,采取《中华人民共和国传染病防治法》(以下简称《传染病防治法》)所称甲类传染病的预防、控制措施。其他乙类传染病和突发原因不明的传染病需要采取《传染病防治法》所称甲类传染病的预防、控制措施的,由国务院卫生行政部门及时报经国务院批准后予以公布、实施。

省级人民政府对本行政区域内常见、多发的其他地方性传染病,可以根据情况决定按照乙类或丙类传染病管理并予以公布,报国务院卫生行政部门备案。

抗击新冠的国士之魂——钟南山

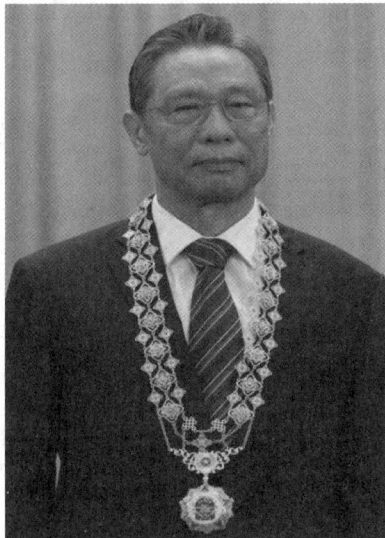

钟南山

2020年1月18日,钟南山踏上了从广州开往武汉的高铁,临危受命担任国家卫生健康委员会高级别专家组组长。经过实地调研和确认,他果断向媒体宣布新型冠状病毒感染存在"人传人"现象,拉响了全国新型冠状病毒感染疫情防控的警报。此后,钟南山多次出席新闻发布会,为公众答疑解惑,为一线战"疫"注入信心。

在抗疫过程中,钟南山始终秉持"人民至上、生命至上"的理念,他的防控策略和救治措施挽救了无数生命。例如,在他的指导下,团队成功救治了使用ECMO辅助支持长达111天的新型冠状病毒感染患者。他还多次通过远程医疗平台为湖北等地的危重症患者会诊,给当地医生和患者吃下"定心丸"。

钟南山不仅在国内抗击新型冠状病毒感染中做出巨大贡献,还积极参与国际医学研究合作。他及时分享中国的抗疫做法和经验,与全球多个国家和地区进行连线交流,致力于提升全球科研和防治水平。钟南山强调,传染病没有国界,战胜疫情需要全球合作。

总的来说,钟南山院士在抗击非典和抗击新冠疫情中均做出了杰出贡献,他专业的水平、坚定的态度和无私奉献的精神,赢得了广泛的尊敬和赞誉。

(三)传染病防治法的概念

传染病防治法是在调整预防、控制和消除传染病的发生和流行,保障人体健康和公共卫生活动中产生的各种社会关系的法律规范的总和。狭义的传染病防治法仅指《传染病防治法》。广义的传染病防治法除《传染病防治法》外,还包括与传染病防治有关的规范性文件。

我国对传染病实行预防为主、防治结合、分类管理三项原则,实行传染病预防,疫情报告、通报和公布,疫情控制,医疗救治,保障措施和监督管理六项制度,较全面地对传染病防治工作进行了规范。

Note

二、传染病预防、公告和控制

(一)传染病预防

加强对传染病的预防,可以减少传染病的发生,我国对传染病防治实行预防为主的方针,防治结合、分类管理、依靠科学、依靠群众。

1.开展卫生健康教育,提高全民卫生健康意识 各级人民政府组织开展群众性卫生活动,进行预防传染病的健康教育,倡导文明健康的生活方式,提高公众对传染病的防治意识和应对能力。

2.各级各部门各司其职,消除各种传染病的媒介 各级人民政府及有关行政部门按照职责分工负责,积极采取预防、控制措施,如防止空气污染、保护水源和灭鼠除害等,消除各种传播媒介。

3.做好计划免疫工作 计划免疫是根据疫情监测和人群免疫状况分析结果,按照规定的免疫程序、在易感人群中有计划地进行各种生物制品的预防接种。国务院卫生行政部门和省级人民政府卫生行政部门,根据传染病预防、控制的需要,制定传染病预防接种规划并组织实施。

4.国家建立传染病监测制度和预警制度 国务院卫生行政部门制定国家传染病监测规划和方案,省级人民政府卫生行政部门根据国家传染病监测规划和方案,制定本行政区域的传染病监测计划和工作方案;各级疾病预防控制机构对传染病的发生、流行以及影响其发生、流行的因素进行监测,包括对国外发生、国内尚未发生的传染病或者国内新发生的传染病。

国务院卫生行政部门和省级人民政府卫生行政部门根据传染病发生、流行趋势的预测,及时发出传染病预警,根据情况予以公布。

5.严格遵守各项卫生制度

(1)控制传染源制度:传染病患者、病原携带者和疑似传染病患者,在治愈前或者在排除传染病嫌疑前,不得从事法律、行政法规和国务院卫生行政部门规定禁止从事的易使该传染病扩散的工作。国家和社会应当关心、帮助传染病患者、病原携带者和疑似传染病患者,使其得到及时救治。任何单位和个人不得歧视传染病患者、病原携带者和疑似传染病患者。

(2)防止医源性感染制度:医疗机构必须严格执行国务院卫生行政部门规定的管理制度、操作规范,防止传染病的医源性感染和医院感染。疾病预防控制机构、医疗机构的实验室和从事病原微生物实验的单位,应当符合国家规定的条件和技术标准,建立严格的监督管理制度,对传染病病原体样本按照规定的措施实行严格监督管理,严防传染病病原体的实验室感染和病原微生物的扩散。

(3)加强血液管理制度:采供血机构、生物制品生产单位必须严格执行国家有关规定,保证血液、血液制品的质量。禁止非法采集血液或者组织他人出卖血液。疾病预防控制机构、医疗机构使用血液和血液制品,必须遵守国家有关规定,防止因输入血液、使用血液制品引起经血液传播疾病的发生。

(4)消毒管理制度:对被传染病病原体污染的污水、污物、场所和物品,有关单位和个人必须在疾病预防控制机构的指导下或者按照其提出的卫生要求,进行严格消毒处理;拒绝消毒处理的,由当地卫生行政部门或者疾病预防控制机构进行强制消毒处理。用于传染病防治的消毒产品、饮用水供水单位供应的饮用水和涉及饮用水卫生安全的产品,应当符合国家卫生标准和卫生规范。

(5)菌种、毒种管理制度:国家建立传染病菌种、毒种库。对传染病菌种、毒种和传染病检测样本的采集、保藏、携带、运输和使用实行分类管理,建立健全严格的管理制度。对可能导致甲类传染病传播的以及国务院卫生行政部门规定的菌种、毒种和传染病检测样本,确需采集、保藏、携带、运输和使用的,须经省级以上人民政府卫生行政部门批准。

（二）传染病疫情的报告、通报和公布

传染病疫情的报告、通报和公布是传染病防控体系中的关键环节，旨在确保疫情信息的及时、准确和公开，以便于快速响应和有效控制疫情。根据《传染病防治法》及相关法律法规，传染病疫情的报告和公布主要包括以下几个方面。

1. 传染病疫情报告

（1）首诊报告：任何医疗机构、医生或个人发现疑似或确诊病例时，应立即按照规定程序向当地疾病预防控制机构报告。

（2）网络直报：通过国家疾病监测信息系统，医疗机构将疫情信息直接上报至国家卫生行政部门，实现疫情信息的实时监测和分析。

（3）定期报告：疾病预防控制机构应定期向卫生行政部门报告传染病疫情情况，包括病例数、分布、流行趋势等。

2. 传染病疫情通报

（1）内部通报：卫生行政部门和疾病预防控制机构之间应建立疫情信息通报机制，确保信息的快速共享。

（2）跨区域通报：当疫情可能跨地区传播时，应通过官方渠道进行通报，以便相关地区采取预防措施。

（3）国际通报：对于国际关注的疫情，应按照世界卫生组织（WHO）的要求进行通报。

3. 传染病疫情公布

（1）官方公布：疫情信息应由卫生行政部门或其授权的单位通过官方渠道公布，确保信息的权威性和准确性。

（2）及时公布：疫情信息应根据实际情况及时更新和公布，包括疫情动态、防控措施、公众健康建议等。

（3）保护隐私：在公布疫情信息时，应遵守相关法律法规，保护患者和密切接触者的个人隐私。

疫情报告和公布是传染病防控的重要环节，对于早期发现疫情、及时采取控制措施、减少疾病传播具有至关重要的作用。同时，公开透明的疫情信息也有助于消除公众的恐慌，提高公众的自我保护意识和配合度。

（三）传染病疫情控制

传染病疫情控制是公共卫生工作的重要组成部分，旨在通过一系列科学、有效的措施来预防、控制和最终消除传染病的发生和传播。以下是传染病疫情控制的几个关键步骤。

1. 传染病疫情监测与预警

（1）病例发现：通过医疗机构、疾病预防控制机构等途径，及时发现疑似或确诊病例。

（2）疫情报告：医疗机构、医生和公众应按照规定程序向卫生行政部门或疾病预防控制机构报告疫情。

（3）疫情分析：卫生行政部门对报告的疫情数据进行分析，评估疫情的发展趋势和可能的影响。

2. 病例管理

（1）隔离治疗：确诊病例应被隔离治疗，防止疾病进一步传播。

（2）接触者追踪与管理：追踪并管理确诊病例的密切接触者，必要时进行隔离观察或医学观察。

3. 社区防控

（1）健康教育：向公众普及传染病防控知识，提高自我保护意识。

（2）个人防护：倡导公众采取戴口罩、勤洗手、保持社交距离等个人防护措施。

（3）环境消毒：对公共区域、交通工具等进行定期消毒，减少病毒传播。

4.疫情控制措施

(1)封锁与隔离:在疫情严重地区,可采取局部或全面封锁措施,限制人员流动。

(2)旅行限制:限制或禁止来自疫情高发地区的人员入境,减少疾病的跨国传播。

(3)疫苗接种:推广疫苗接种,建立群体免疫屏障。

5.疫情评估与调整

(1)疫情评估:定期评估疫情控制效果,调整防控策略。

(2)恢复与重建:疫情得到控制后,逐步恢复正常社会秩序,进行经济和社会的恢复与重建。

6.国际合作

(1)信息共享:与国际组织和各国共享疫情信息,协调防控策略。

(2)资源支持:提供或接受国际援助,共同应对全球性疫情。

传染病疫情控制需要政府、医疗机构、科研机构、社区和公众等多方面的共同努力,通过综合施策,才能有效控制疫情,保护公众健康。

三、传染病防治监督与法律责任

传染病防治的监督与法律法规是公共卫生体系中的重要组成部分,旨在通过法律手段确保传染病的预防、控制和治疗工作依法进行,保护公众健康和社会稳定。以下是传染病防治监督与法律法规的主要内容。

1.法律法规体系

(1)国家法律:如《传染病防治法》《中华人民共和国国境卫生检疫法》等,规定了传染病防治的基本原则、责任主体、防控措施等。

(2)行政法规与部门规章:包括《突发公共卫生事件应急条例》《中华人民共和国疫苗管理法》《公共场所卫生管理条例》等,细化了传染病防治的具体措施和程序。

(3)地方性法规与规章:各地根据国家法律法规,结合本地实际情况,制定地方性的传染病防治法规和规章。

2.监督执法

(1)卫生监督执法:卫生行政部门及其所属的疾病预防控制机构、卫生监督机构等,负责监督传染病防治法律法规的执行情况,对违法行为进行查处。

(2)疫情报告与信息管理:监督疫情报告制度的执行,确保疫情信息的及时、准确和完整,对瞒报、谎报、漏报疫情的行为进行处罚。

3.法律责任

(1)行政责任:对违反传染病防治法律法规的,如未按规定采取防控措施、未及时报告疫情等,可以给予警告、罚款、停业整顿等行政处罚。

(2)刑事责任:对于严重违反传染病防治法律法规,导致疫情扩散、危害公共安全的,依法追究刑事责任。

4.公众参与与监督

(1)信息公开:政府和相关部门应依法公开传染病防治的相关信息,保障公众的知情权。

(2)公众监督:鼓励公众参与传染病防治工作,对违法行为进行举报,形成社会共治的良好氛围。

5.法律援助与救济

(1)法律援助:为受到传染病影响的弱势群体提供法律援助,保障其合法权益。

(2)救济与赔偿:对因传染病防治工作受到不必要损害的个人和组织,提供救济与赔偿机制。

总之,传染病防治监督与法律法规的完善和执行,对于有效预防和控制传染病,保护公众健康具有重要意义。

第三节　血液与血制品管理法律法规

案例导入

据 2007 年央视"3·15"栏目曝光,××县单采血浆站存在供浆者冒用本站职工名义,按一周一次的高频进行采浆等违规行为,且对局部初次供浆者健康检查时,未依规做 X 射线胸片检查。省卫生厅随即撤销其单采血浆许可证,拟罚款 10 万元,并对相关责任人员分别予以撤职、降级等处理。

请思考:

1.以上人员违反了哪些法律法规?

2.血制品中心的质量管理制度有哪些?

一、献血法的概述

(一)献血法的概念

《中华人民共和国献血法》是为保证医疗临床用血需要和安全,保障献血者和用血者身体健康,发扬人道主义精神,促进社会主义物质文明和精神文明建设而制定的法律。

《中华人民共和国献血法》自 1998 年 10 月 1 日起施行,旨在通过立法确立无偿献血制度,推动我国无偿献血事业的发展。该法律共包含 24 条内容,涉及献血工作的组织、监管,采血操作规程以及用血安全等方面。相关介绍如下。

国家实行无偿献血制度,提倡十八周岁至五十五周岁的健康公民自愿献血。

1.献血工作的监管

(1)卫生行政部门职责:县级以上各级人民政府卫生行政部门监督管理献血工作,确保采血、用血的安全。

(2)红十字会参与:各级红十字会依法参与、推动献血工作。

2.献血的宣传与动员

(1)宣传教育措施:各级人民政府采取措施广泛宣传献血的意义,普及献血的科学知识,开展预防和控制经血液途径传播的疾病的教育。

(2)新闻媒介宣传:新闻媒介应开展献血的社会公益性宣传。

3.采血与供血的管理

(1)血站设立与管理:血站是采集、提供临床用血的机构,必须经国务院卫生行政部门或者省、自治区、直辖市人民政府卫生行政部门批准,并应当为献血者提供安全、卫生、便利的条件。

(2)采血规程与检测:采血必须由具有采血资格的医务人员进行,严格遵守操作规程,并对采集的血液进行严格的检测。

4.用血安全与费用

(1)用血核查与标准:医疗机构对临床用血必须进行核查,不得将不符合国家规定标准的血液用于临床。

(2)用血费用规定:公民临床用血时只交付用于血液的采集、储存、分离、检验等费用,无偿献血者临床需要用血时,免交前述规定的费用;无偿献血者的配偶或直系亲属可按规定免交或减交前述规定的费用。

5. 法律责任与表彰

(1)违法行为处罚:对于非法采集血液、出售无偿献血的血液等行为,将依法追究责任,可处罚款甚至依法追究刑事责任。

(2)奖励机制:对积极参加献血和在献血工作中做出显著成绩的单位和个人,各级人民政府和红十字会将给予奖励。

总的来说,《中华人民共和国献血法》的实施标志着我国献血事业进入了一个规范化和法制化的新阶段。通过确立无偿献血制度,保障了医疗临床用血的需要和安全,同时促进了社会的文明进步。

(二)献血的形式

献血的形式有全血献血和成分献血两种。

1. 全血献血　献血者通过静脉穿刺将血液直接捐献给血库,这种形式的献血可以快速补充血库的血液储备。

2. 成分献血　献血者通过机器将血液分离成不同的成分,如红细胞、血小板、血浆等,然后分别捐献给不同的患者。这种形式的献血可以更精确地满足患者的需求,减少不必要的输血反应。

二、采血与供血管理

(一)血站和血液的概念

1. 血站　血站是指经卫生行政部门批准设立,以采集、供应血液及制作、供应血液制品为主要工作的单位,负责血液的采集、存储、运输、检测和供应等工作,确保血液的质量和安全。血站分为血液中心、中心血站和中心血库,不同级别的血站服务范围和功能有所差异,但共同目标是保障临床用血的需求和安全。

2. 血液　血液是流动在心脏和血管内的不透明红色液体,含有血浆和血细胞。它的主要功能包括运输氧气、营养物质、激素等至全身细胞,同时携带代谢产物返回肺、肾脏等排泄器官,以及参与体温调节、免疫防御等多种生理过程。血液的这些功能对于维持生命至关重要。

血站是与血液工作相关的机构,而血液则是人体内不可或缺的生理物质,两者在概念和功能上有着明显的区别。

(二)血站的设置审批

国务院卫生行政部门根据全国医疗资源配置、临床用血需求,制定全国采血机构设置规划指导原则,并负责全国血站建设规划的指导。省、自治区、直辖市人民政府卫生行政部门根据国务院卫生行政部门制定的全国采供血机构设置规划指导原则,结合本行政区域人口、医疗资源、临床用血需求等实际情况和当地区域卫生发展规划制定本行政区域血站设置规划,报同级人民政府批准,并报卫生行政部门备案。

1. 一般血站的设置和审批　血液中心、中心血站和中心血库由地方人民政府设立和审批。

(1)血液中心的设置:在省、自治区人民政府所在地的城市和直辖市,应规划设置一所相应规模的血液中心。

(2)中心血站的设置:在设区的市级人民政府所在地的城市,可规划设置一所相应规模的中心血站;中心血站供血半径应大于 100 千米;在血液中心 150 千米范围内(或 3 个小时车程内)设区的市,原则上不单独设立中心血站;与已经设立中心血站的距离不足 100 千米的相近(邻)设区的市原则上不单独设立中心血站。

(3)中心血库的设置:在距血液中心或中心血站 3 个小时车程内不能提供血液的县(市),可根据实际需要在县级医疗机构内设置一所中心血库,其任务是完成本区域的采供血任务,供血半径应在 60 千米左右,距血液中心或中心血站 3 个小时车程内的县(市)原则上不予设置。

根据《采供血机构设置规划指导原则》,一个城市内不得重复设置血液中心、中心血站。血液中心和中心血站可根据服务区域实际需要,设立非独立的分支机构,以及固定采血点、储血点。固定采血点、储血点不得进行血液检测。

2. 特殊血站的设置和审批 特殊血站包括脐带血造血干细胞库和国务院卫生行政部门根据医学发展需要设置的其他特殊血液成分库。

血站的设置审批是一个严格监管的过程,涉及多个层面的卫生行政部门和具体的规定程序。

（三）血站的职业注册

1. 申请筹建阶段

(1)提交可行性研究报告:申请设置血站时,筹建负责人需提交一份详尽的设置可行性研究报告。该报告应包含申请单位和申请人的基本信息、拟设血站的规模和功能、服务区域内的医疗卫生资源状况及用血需求分析等内容。

(2)初步审查逐级上报:卫生行政部门在接到设置申请后,应在 20 个工作日内完成初步审查,并将审查意见和申请人提交的文件逐级上报至负责批准的卫生行政部门。

2. 审核批准阶段

(1)受理审核:负责批准的卫生行政部门在受理设置申请后 30 个工作日内进行审核。审核依据包括《血站管理办法》《血站质量管理规范》等技术操作规程和制度。

(2)批准设置条件:血液中心的设置必须经国务院卫生行政部门批准,中心血站、基层血站或中心血库的设置则须经省、自治区、直辖市人民政府卫生行政部门批准。

3. 执业登记阶段

(1)申请办理执业登记:血站通过设置审批后,需向所在省、自治区、直辖市人民政府卫生行政部门申请办理执业验收并注册登记,并取得《血站执业许可证》或《中心血库采供血许可证》。没有取得许可证的血站不得开展采供血活动。

(2)技术审查与验收:在执业登记环节,卫生行政部门会组织专家或委托技术部门对申请单位进行技术审查,并提交技术审查报告。审查合格后发给《血站执业许可证》,有效期为三年。

4. 注销阶段 根据规划撤销的血站,应当在撤销后十五日内申请办理注销执业登记,逾期不办理的由执业登记机关依程序予以注销,并收回《血站执业许可证》及其副本和全套印章。

5. 办理再次执业登记 《血站执业许可证》有效期满前三个月,血站需办理再次执业登记,并提交相关文件。卫生行政部门会根据血站业务开展和监督检查情况进行审核,决定是否继续执业。

本 章 小 结

本章主要介绍《中华人民共和国药品管理法》《中华人民共和国传染病防治法》和《中华人民共和国献血法》的概念、分类及相应管理规定。这些法规共同构成护士职业活动的法律约束与保障体系。护士深入学习、严格遵循这些法规,是保障患者安全、维护职业尊严、防范执业风险的必然要求,也是提升护理质量、推动医疗卫生法治建设的重要支撑,应融入护士职业生涯全周期,助力护士依法守护健康的使命。

能 力 检 测

1.关于传染病的概念,下列说法正确的是(　　　)。

A.由病原微生物(包括病毒、细菌、立克次体、螺旋体等)感染引起的疾病均称为传染病

B.只有造成流行的疾病才被称为传染病

C.传染病与感染性疾病都是由病原体引起的疾病,因此是同一概念

D.感染性疾病不一定有传染性

E.寄生虫感染不属于传染病

2.属于传染病的是( )。

A.急性支气管炎　　　　　B.化脓性胆囊炎　　　　　C.白喉

D.化脓性腮腺炎　　　　　E.大叶性肺炎

3.属于甲类传染病的是( )。

A.艾滋病　　　B.肺结核　　　C.流行感冒　　　D.鼠疫　　　E.白血病

4.《中华人民共和国献血法》规定,我国实行( )。

A.有偿献血制度　　　　　B.无偿献血制度　　　　　C.自愿献血制度

D.义务献血制度　　　　　E.互助献血制度

5.《中华人民共和国献血法》规定,负责组织献血工作的机构是( )。

A.地方各级人民政府　　　B.县级以上人民政府　　　C.地方各级卫生行政部门

D.地方各级采供血机构　　　E.行业协会

6.关于无偿献血的叙述,不正确的是( )。

A.国家实行无偿献血制度　　　　　　　　B.献血者的年龄应在20~60周岁之间

C.两次采血间隔不少于6个月　　　　　　D.对献血者每次采集血液量一般为200 ml

E.无偿献血者在临床需要用血时,可享受用血费用减免等优惠

7.某男性青年,27岁,身体强壮,有意愿每年献血2次。其2016年5月份第一次献血400 ml,血站可接受他的第二次献血时间为( )。

A.2016年8月　　　　　B.2016年7月　　　　　C.2016年9月

D.2016年11月　　　　　E.2016年10月

8.关于医疗机构临床用血的规定,正确的是( )。

A.可自行采集　　　　　B.可将临床多余用血出售给血液制品生产单位

C.必须进行配型核查　　　D.必须先行缴费后使用

E.主要动员家庭、亲友为患者献血

9.根据《中华人民共和国献血法》规定,为保障临床急救用血需要,对择期手术患者,应提倡采用的用血方式是( )。

A.互助献血　　　B.同型输血　　　C.自身储血　　　D.自愿献血　　　E.输成分血

10.某O型血车祸患者急需新鲜血浆,在下列配型合格的献血者中最合适的是( )。

A.男,16岁,在校学生

B.男,36岁,教师,因高血压长期服药控制,血压维持在110~130/70~80 mmHg

C.男,26岁,退役军人,在3个月前献血400 ml

D.女,55岁,机关公务员

E.女,40岁,医生,因甲状腺切除终身服用药物替代治疗,现甲状腺功能正常

(李明娇)

第十一章　医疗事故法律法规

学习目标

1.知识目标:能解释医疗事故的概念和特点;说出医疗事故的分类和分级、不属于医疗事故的情况、医疗事故赔偿的解决途径及赔偿项目和标准;描述医疗损害责任纠纷中的举证责任。

2.能力目标:能正确运用医疗事故、医疗损害责任纠纷中的举证责任的相关法律知识,预防护理工作中医疗事故的发生。

3.素质目标:能够从法律视角正确审视护理行为规范的重要性,培养良好的职业道德素养及业务能力,提升做好护理服务工作的综合素养。

引言

在医疗卫生的广阔领域中,护理工作是不可或缺的重要一环。它不仅是患者康复之路上的坚实后盾,更是医疗质量与安全的重要保障。然而,护理工作的复杂性和高风险性不容忽视,护理事故时有发生,给患者和医疗机构带来了不可估量的损失。因此,深入学习医疗事故法律制度,对于提升护理质量、保障患者安全具有重要意义。

案例导入

2023年9月8日下午,5岁患儿朱某某因"病毒性脑炎"入住某市人民医院,医院给予针对性治疗。其间,患儿病情加重,当班护士按医嘱为其输注"甘露醇"时误将"甲硝唑"静滴。当天下午,患者转某市儿童医院救治,诊断为"急性坏死性脑病",当晚因抢救无效死亡。

请思考:此案例中护士的行为是否构成医疗事故?为什么?

第一节　医疗事故法律制度概述

一、医疗护理事故法律制度

1987年6月29日国务院颁布了我国第一部处理医疗事故的专门法规《医疗事故处理办法》。1997年3月14日第八届全国人民代表大会第五次会议修订通过的《中华人民共和国刑法》对发生严重医疗责任事故的医务人员做出了刑事处罚规定。2002年2月20日国务院通过了新修订的《医疗事故处理条例》,该条例于2002年4月4日正式公布,并于2002年9月1日起施行。2002年,原卫生部又分别颁布了《医疗机构病历管理规定》《医疗事故技术鉴定暂行办法》《医疗事故分级标准(试行)》《医疗事故争议中尸检机构及专业技术人员资格认定办法》《中医、中西医结

扫码看课件

155

合病历书写基本规范(试行)》《重大医疗过失行为和医疗事故报告制度的规定》《医疗事故技术鉴定专家库学科专业组名录(试行)》等配套法规。

2018 年 7 月 31 日,《医疗纠纷预防和处理条例》正式对外公布,并于 10 月 1 日起施行。《医疗纠纷预防和处理条例》在从源头预防和减少纠纷,平衡医患双方权利和义务,以及发挥人民调解在解决医疗纠纷中的主渠道作用等方面进行了充分阐释,倡导以柔性方式化解医疗纠纷。2021 年《中华人民共和国民法典》实施后,第七编的第六章专章规定了医疗损害责任。2022 年 3 月开始施行的新《中华人民共和国医师法》也对医疗事故制定了相应的条款,例如第五十五条第(五)项明确规定了医师的医疗事故行政责任。《护士条例》明确规定,护士在执业过程中造成医疗护理事故的,依照医疗事故处理有关规定承担法律责任。

二、医疗事故的含义与分类

(一)医疗事故的含义

医疗事故,是指医疗机构及其医务人员在医疗护理活动过程中,违反医疗卫生管理法律、行政法规、部门规章和诊疗护理规范、常规,过失造成患者人身损害的事故。

1.医疗事故的主体　医疗事故的主体必须是依法取得执业许可和执业资格的医疗机构及其医务人员,未取得医疗机构执业许可的单位和组织,未取得执业资格的人员,只能是非法行医的主体。

2.行为的违法性　医疗事故是医疗机构及其医务人员因违反了医疗卫生管理法律、行政法规和诊疗护理规范、常规而发生的事故。

3.过失造成患者人身损害　"过失造成患者人身损害"说的是违法行为的后果。这里有两点应当注意。一是"过失"造成,即医务人员的过失行为,而不是有伤害患者的主观故意。故意和过失最大的区别在于对结果的态度,过失是不希望结果发生的,而故意(即直接与间接故意)是希望或者持无所谓态度。二是对患者要有"人身损害"后果,医疗机构及其医务人员在医疗活动中,侵害了患者的生命权、健康权,造成了《医疗事故分级标准(试行)》所规定的患者人身损害的情形。

4.过失行为与后果之间存在因果关系　过失行为与后果之间存在因果关系是判定是否属于医疗事故的重要条件。虽然存在过失行为,但是并没有给患者造成伤害后果,这种情况不应该被视为医疗事故;虽然存在损害后果,但是医护人员并没有过失行为,也不能判定为医疗事故。

(二)护理事故的分类

护理事故的范围广泛且复杂,包括但不限于以下情况。

(1)给药错误:例如给药途径错误、剂量计算错误、药物过敏等。

(2)伤害性事件:例如意外坠床,护理操作不当导致的创伤、感染等。

(3)治疗失误:例如手术错误、医务人员操作不当等。

(4)意外事故:例如输液管道脱落、呼吸机故障等。

三、医疗事故的分级

(一)根据对患者人身造成的损害程度,医疗事故可分为四级

(1)一级事故:造成患者死亡、重度残疾的。

(2)二级事故:造成患者中度残疾、器官组织损伤导致严重功能障碍的。

(3)三级事故:造成患者轻度残疾、器官组织损伤导致一般功能障碍的。

(4)四级事故:造成患者明显人身损害的其他后果的。

具体分级标准由国务院卫生行政部门制定。

(二)不属于医疗事故的情形

《医疗事故处理条例》第三十三条规定,有下列情形之一的,不属于医疗事故。

(1)在紧急情况下为抢救垂危患者生命而采取紧急医学措施造成不良后果的。

(2)在医疗活动中由于患者病情异常或者患者体质特殊而发生医疗意外的。

(3)在现有医学科学技术条件下,发生无法预料或者不能防范的不良后果的。

(4)无过错输血感染造成不良后果的。

(5)因患方原因延误诊疗导致不良后果的。

(6)因不可抗力造成不良后果的。

知识链接

为了科学划分医疗事故等级,正确处理医疗事故争议,保护患者和医疗机构及其医务人员的合法权益,根据《医疗事故处理条例》,制定《医疗事故分级标准(试行)》。该标准中,医疗事故一级乙等至三级戊等对应伤残等级一至十级。一级甲等医疗事故:死亡。一级乙等医疗事故:重要器官缺失或功能完全丧失,其他器官不能代偿,存在特殊医疗依赖,生活完全不能自理。二级甲等医疗事故:器官缺失或功能完全丧失,其他器官不能代偿,可能存在特殊医疗依赖,或生活大部分不能自理。二级乙等医疗事故:存在器官缺失、严重缺损、严重畸形情形之一,有严重功能障碍,可能存在特殊医疗依赖,或生活大部分不能自理。二级丙等医疗事故:存在器官缺失、严重缺损、明显畸形情形之一,有严重功能障碍,可能存在特殊医疗依赖,或生活部分不能自理。二级丁等医疗事故:存在器官缺失、大部分缺损、畸形情形之一,有严重功能障碍,可能存在一般医疗依赖,生活能自理。三级甲等医疗事故:存在器官缺失、大部分缺损、畸形情形之一,有较重功能障碍,可能存在一般医疗依赖,生活能自理。三级乙等医疗事故:器官大部分缺损或畸形,有中度功能障碍,可能存在一般医疗依赖,生活能自理。三级丙等医疗事故:器官大部分缺损或畸形,有轻度功能障碍,可能存在一般医疗依赖,生活能自理。三级丁等医疗事故:器官部分缺损或畸形,有轻度功能障碍,无医疗依赖,生活能自理。三级戊等医疗事故:器官部分缺损或畸形,有轻微功能障碍,无医疗依赖,生活能自理。四级医疗事故,不分等级。

第二节 医疗事故的预防与处置

案例导入

患者张某,因心脏瓣膜病于 2024 年 3 月 15 日入院接受手术治疗。手术过程顺利,但术后恢复期间,患者出现了伤口红肿、疼痛加剧的症状。负责护理的护士小李未能及时发现并报告这些症状,导致患者病情恶化。3 月 20 日,患者突发高热,意识模糊,经紧急抢救无效后,于当日晚去世。

请思考:

1.患者死亡后,有关的护理人员及医院应如何处理?

2.医院应采取什么措施预防此类事件的发生?

Note

一、医疗事故的预防

(一)加强护士的法律意识,做到学法、知法、守法

加强规章制度、护理安全及法律知识的学习,提高护理安全意识。安全护理与法律密切相关,护士应系统学习以下法律法规与规范:①《医疗纠纷预防和处理条例》(国务院令第701号,2018年10月1日起施行);②《护士条例》(国务院令第517号,2008年5月12日起施行);③《医疗质量管理办法》(国家卫生和计划生育委员会令第10号,2016年施行)中的护理核心制度要求;④《医疗质量安全核心制度要点》(国卫医发〔2018〕8号)明确的护理差错防范标准;⑤《医疗机构投诉管理办法》(国家卫生健康委员会令第3号,2019年)规定的应急预案框架。护士应牢固树立"安全第一、质量第一"理念,强化依法施护观念和证据保护意识,通过学法、知法、守法,切实预防护理不良事件的发生。

(二)提高护士护理技术水平

护理工作需要具备一定的理论知识和操作技能,并不断更新观念,更新知识,更新技术以提高应急工作能力,遇到危重患者时才能沉着、冷静、有条不紊,争分夺秒地完成抢救治疗,从而减少护理事故的发生。

(三)加强护士责任感

护士在护理活动过程中,必须严格遵守医疗卫生管理法律、行政法规、部门规章制度和诊疗护理技术规范、常规,严格恪守护理服务职业道德,加强护士责任感。现实生活中绝大多数护士的过失行为都是因为违反诊疗护理规范、常规或缺乏责任心造成的,因此,加强护士的责任意识,追究其过失行为而造成护理事故的相关责任是有必要的。

(四)加强护士的道德素质

护理活动的正常开展有赖于患者的配合和支持,因此护士在护理活动中,应加强自身道德素质,恪守护理服务职业道德,改善服务态度,坚持"以患者为中心"和"以人为本"的服务理念,努力构建和谐的护患关系。尊重患者、理解患者、同情患者,因人施护。

二、医疗事故发生后的处置

(一)医疗事故报告制度

医疗事故的报告制度可分为内部报告和外部报告。发生下列重大医疗过失的,医疗机构应当在12小时内向所在地卫生行政部门报告:导致患者死亡或者可能为二级以上的医疗事故、导致3人以上人身损害后果的情形、国务院卫生行政部门和省、自治区、直辖市人民政府卫生行政部门规定的其他情形。

(二)事故发生后的紧急处理

《医疗事故处理条例》规定,发生或者发现医疗过失行为,医疗机构及其医务人员应当立即采取有效措施,避免或者减轻对患者身体健康的损害,防止损害扩大。

(三)病历资料的封存和启封

发生医疗事故争议时,死亡病例讨论记录、疑难病例讨论记录、上级医师查房记录、会诊意见、病程记录应当在医患双方在场的情况下封存和启封。

(四)现场实物的封存与检验

疑似输液、输血、注射、药物等引起不良后果的,医患双方应当共同对现场实物进行封存和启封,封存的现场实物由医疗机构保管。

疑似输血引起的不良后果,需要对血液进行封存保留的,医疗机构应当通知提供该血液的采供血机构派员到场。

（五）尸体解剖检查与处理

患者死亡,医患双方当事人不能确定死因或者对死因有异议的,应当在患者死亡后 48 小时内进行尸检;具备尸体冻存条件的,可以延长至 7 日。尸检应当经死者近亲属同意并签字。

三、医疗事故处理的方式

处理医疗事故,应当遵循公开、公平、公正、及时、便民的原则,坚持实事求是的科学态度,做到事实清楚、定性准确、责任明确、处理恰当。

（一）医疗事故争议的非诉讼解决

医疗事故争议的非诉讼解决是指医患双方在自愿原则的基础上,互谅互让、共同协商解决的方式。非诉讼解决途径主要有双方协商解决和行政调解两种。

（1）协商解决:医患双方本着自愿原则,自行协商达成协议,解决医疗事故争议。这是解决医疗事故争议最快捷有效的途径。医患双方在自愿达成协议后,制作协议书。协议书应当载明双方当事人的基本情况和医疗事故的原因,双方当事人共同认定的医疗事故等级,协商确定的赔偿数额,协议结果的执行情况等,并由双方当事人在协议书上签名。

（2）行政调解:《医疗事故处理条例》规定,已确定为医疗事故的,卫生行政部门应医疗事故赔偿争议双方当事人请求,可以进行医疗事故赔偿调解。调解时,应当遵循当事人双方自愿原则,并应当依据本条例的规定计算赔偿数额。经调解,双方当事人就赔偿数额达成协议的,制作调解书,双方当事人应当履行;调解不成或者经调解达成协议后一方反悔的,卫生行政部门不再调解。

（二）医疗事故争议的诉讼解决

医疗事故争议的诉讼解决是指医患双方当事人依法通过人民法院来解决争议的方式,是最具强制力的一种解决途径,也是解决医疗事故争议的最终途径。

发生医疗事故的赔偿等民事责任争议,医患双方不愿意协商、调解或者协商、调解不成的,可以直接向人民法院提起民事诉讼。但当事人申请卫生行政部门等组织进行调解的,对调解结果不服,不能向人民法院提起行政诉讼,而只能按照民事诉讼法规定,向人民法院提起民事诉讼。

（1）人民法院调解:调解结案是指医患双方在人民法院的主持下,争议双方平等协商,就双方争议的问题达成协议。当事人之间如果调解成功,人民法院将制作并下达调解书给双方当事人,结束民事诉讼活动。双方当事人签字接收调解书即生效。若当事人一方不执行调解书,另一方当事人可以向人民法院申请强制执行。

（2）民事诉讼:人民法院依据民事诉讼法的规定,通过司法程序进行审理、裁决、解决医疗事故争议。判决书生效时间按照我国实行"两审终审制"原则,当事人对一审结论不服时,可以在 15 天内依法提起上诉,同时一审判决书失去法律效力。二审判决书下达后无论当事人是否接受,判决生效。

四、医疗事故的责任

（一）行政责任

卫生行政部门接到医疗机构关于重大医疗过失行为的报告后未及时组织调查的;接到医疗事故争议的处理申请后,未在规定时间内审查或移送上一级政府卫生行政部门处理的;未将应当进行医疗事故技术鉴定的重大医疗过失行为或者医疗事故争议移交医学会组织鉴定的;未按照规定逐级将当地发生的医疗事故以及依法对发生医疗事故的医疗机构和医务人员的行政处理情况上报的;未依照《医疗事故处理条例》规定审核医疗事故技术鉴定书,由上级卫生行政部门给予警告并责令限期改正,情节严重的,对负有责任的主管人员和其他直接责任人员依法给予行政处分。

医疗机构发生医疗事故的,由卫生行政部门根据医疗事故的等级和情节,给予警告;情节严重的,责令限期停业整顿直至由原发证部门吊销执业许可证,对负有责任的医务人员依法给予行政处分或纪律处分,对发生医疗事故的有关医务人员,卫生行政部门还可以责令其暂停 6 个月以上 1 年以下的执业活动,情节严重的,应吊销其执业证书。

医疗机构未如实告知患者病情、医疗措施和医疗风险的;没有正当理由,拒绝为患者提供复印或者复制病历资料的;未按国务院卫生行政部门规定的要求书写和妥善保管病历资料的;未在规定时间内补记抢救工作病历内容的;未按照《医疗事故处理条例》规定封存、保管和启封病历资料和实物的;未设置医疗服务质量监控部门或配备专(兼)职人员的;未制定有关医疗事故防范和处理预案的;未在规定时间内向卫生行政部门报告重大过失医疗行为的;未按照《医疗事故处理条例》规定向卫生行政部门报告医疗事故的;未按规定进行尸检和保存、处理尸体的,卫生行政部门将责令其改正,情节严重的,对负有责任的主管人员和其他直接责任人员依法给予行政处分或纪律处分。

医疗机构或者其他有关机构,如应由其承担尸检任务又无正当理由而拒绝进行尸检的,以及涂改、伪造、隐匿、销毁病历资料的,由卫生行政部门责令改正,给予警告;对负有责任的主管人员和其他直接责任人员依法给予行政处分或纪律处分;情节严重的,由原发证部门吊销其执业许可证或资格证书。

(二)民事责任

医疗事故的损害后果,是对自然人生命健康权的侵害,生命健康权是公民的一项基本权利,也是享有其他一切权利的基础,对公民生命健康权的损害赔偿是针对损伤公民健康权所造成的财产损失的赔偿,其实质是一种财产责任。

关于医疗事故赔偿,《中华人民共和国民法典》第七编"侵权责任"第六章"医疗损害责任"规定,患者在诊疗活动中受到损害,医疗机构或者其医务人员有过错的,由医疗机构承担赔偿责任。医疗机构及其医务人员在诊疗活动中违反医疗卫生管理法律、行政法规、部门规章以及诊疗护理规范,造成患者人身损害的,应当承担赔偿责任。

1. 赔偿数额确定原则 《医疗事故处理条例》规定,医疗事故赔偿,应当考虑下列因素,确定具体赔偿数额。

(1)医疗事故等级。

(2)医疗过失行为在医疗事故损害后果中的责任程度。

(3)医疗事故损害后果与患者原有疾病状况之间的关系。

2. 赔偿项目和标准 《医疗事故处理条例》规定,医疗事故赔偿,按照下列项目和标准计算。

(1)医疗费:按照医疗损害对患者造成的人身损害进行治疗所发生的医疗费用计算,凭据支付,但不包括原发病医疗费用。结案后确实需要继续治疗的,按照基本医疗费用支付。

(2)误工费:患者有固定收入的,按照本人因误工减少的固定收入计算,对收入高于医疗损害发生地上一年度职工年平均工资 3 倍以上的,按照 3 倍计算;无固定收入的,按照医疗护理发生地上一年度职工年平均工资计算。

(3)住院伙食补助费:按照医疗损害发生地国家机关一般工作人员的出差伙食补助标准计算。

(4)陪护费:患者住院期间需要专人陪护的,按照医疗损害发生地上一年度职工年平均工资计算。

(5)残疾生活补助费：根据伤残等级，按照医疗损害发生地居民年平均生活费计算，自定残之月起最长赔偿30年；但是，60周岁以上的，不超过15年；70周岁以上的，不超过5年。

(6)残疾用具费：因残疾需要配置补偿功能器具的，凭医疗机构证明，按照普及型器具的费用计算。

(7)丧葬费：按照医疗损害发生地规定的丧葬费补助标准计算。

(8)被扶养人生活费：以死者生前或者残疾者丧失劳动能力前实际扶养且没有劳动能力的人为限，按照其户籍所在地或者居所地居民最低生活保障标准计算。对不满16周岁的，扶养到16周岁。对年满16周岁但无劳动能力的，扶养20年；但是，60周岁以上的，不超过15年；70周岁以上的，不超过5年。

(9)交通费：按照患者实际必需的交通费用计算，凭据支付。

(10)住宿费：按照医疗损害发生地国家机关一般工作人员的出差住宿补助标准计算，凭据支付。

(11)精神损害抚慰金：按照医疗损害发生地居民年平均生活费计算。造成患者死亡的，赔偿年限最长不超过6年；造成患者残疾的，赔偿年限最长不超过3年。

参加医疗事故处理的患者近亲属所需交通费、误工费、住宿费，参照上述标准规定计算，计算费用的人数不超过2人。

医疗事故造成患者死亡的，参加丧葬活动的患者的配偶和直系亲属所需交通费、误工费、住宿费，参照上述标准规定计算，计算费用的人数不超过2人。

3. 医疗事故赔偿费用的支付 医疗事故赔偿费用，实行一次性结算，由承担医疗事故责任的医疗机构支付。

(三)刑事责任

卫生行政部门的工作人员在处理医疗事故的过程中违反法律的规定，利用职务便利收受他人财物或者其他利益，滥用职权，玩忽职守，或发现违法行为不予查处，造成严重后果的，依照《中华人民共和国刑法》关于受贿罪、滥用职权罪、玩忽职守罪或者其他有关罪的规定，依法追究刑事责任。

医疗机构发生情节严重的医疗事故的，对负有责任的医务人员依照《中华人民共和国刑法》第三百五十五条关于医疗事故罪的规定，依法追究刑事责任。参加医疗事故鉴定的人员违反纪律的规定，接受申请鉴定双方或一方当事人的财物或者其他利益，出具虚假医疗事故技术鉴定书，造成严重后果的，依照《中华人民共和国刑法》关于受贿罪的规定，依法追究刑事责任。以医疗事故为由，寻衅滋事，抢夺病历资料，扰乱医疗机构正常医疗秩序和医疗事故技术鉴定工作的，依照《中华人民共和国刑法》关于扰乱社会秩序罪的规定，依法追究刑事责任。非法行医，造成患者人身损害，不属于医疗事故，构成犯罪的，依法追究刑事责任。

案例导入

刘某，男，56岁，A型血，食管静脉曲张，于2024年10月3日入院，住12床，经输血等治疗病情好转。5日下午3点，护士甲将200 ml B型血核对后准备给20床输血，刚一出门，遇到12床家属来催盐水，护士甲随即跟着家属去了12床，因为12床输过血，吊有输血条，即将手中的血袋经"核对"后换给了12床。15分钟后，20床家属来催输血，护士甲才发现刚才因为分心，把12床当成了20床，于是马上换掉血液，接上盐水并报告医生采取急救措施。但一个小时后，刘某死亡。

请思考：

1. 护士甲是否构成医疗事故？

2. 刘某死亡后，护士甲及医院应如何解决赔偿问题？

3. 医院应采取什么措施预防此类事件的发生？

第三节　医疗损害责任纠纷中的举证责任

一、医疗损害责任的归责原则与举证责任

（一）现行法律框架下的归责原则

根据《中华人民共和国民法典》（后简称《民法典》）第一千二百一十八条规定：患者在诊疗活动中受到损害，医疗机构或者其医务人员有过错的，由医疗机构承担赔偿责任。这确立了我国医疗损害责任纠纷适用"过错责任原则"的基本归责原则。

（二）患者（原告）的举证责任

在医疗损害责任纠纷诉讼中，作为原告的患者或其近亲属，依据"谁主张，谁举证"的基本民事诉讼规则，通常需要承担以下举证责任。

（1）存在医患关系：患者需要证明与被告医疗机构之间存在诊疗合同关系或事实上的诊疗服务关系（如挂号单、病历、缴费凭证等）。

（2）存在损害后果：患者需要证明在诊疗活动中遭受了人身、财产或其他合法权益的损害（如伤残鉴定、死亡证明、医疗费票据、误工证明等）。

（3）医疗机构或其医务人员存在过错：这是核心难点。患者需要提供证据证明医疗机构或其医务人员在诊疗活动中存在违反法律、行政法规、规章以及其他有关诊疗规范的行为，或者未尽到与当时医疗水平相应的诊疗义务，主要包括以下几点。

①病历记录中反映的明显违反诊疗规范的操作或遗漏。

②专业医疗损害鉴定机构出具的医疗损害鉴定意见，认定医疗机构或其医务人员存在过错。

③其他能够证明医疗机构或其医务人员存在疏忽、失职等行为的证据。

（4）诊疗行为与损害后果之间存在因果关系：患者需要证明其所主张的医疗过错行为与其遭受的损害后果之间存在法律上的因果关系。医疗损害鉴定意见通常是证明因果关系的关键证据。

（三）医疗机构（被告）的举证与抗辩

（1）提供病历资料：根据《民法典》第一千二百二十五条规定，医疗机构及其医务人员应当按照规定填写并妥善保管住院志、医嘱单、检验报告、手术及麻醉记录、病理资料、护理记录等病历资料。患者要求查阅、复制前款规定的病历资料的，医疗机构应当及时提供。

（2）反驳原告证据：针对患者提出的诊疗活动与损害后果之间存在的因果关系证据，医疗机构可以提供反证进行反驳。

①医疗机构提供证据证明其诊疗行为符合诊疗规范、诊疗指南和当时的医疗水平。

②医疗机构提供证据证明损害后果是由患者自身疾病发展、特殊体质、难以避免的并发症、患者或其家属不配合诊疗等非医疗过错因素导致。

③医疗机构申请重新鉴定或对原告的医疗损害鉴定意见提出有效质疑。

（3）申请医疗损害鉴定：在诊疗活动与损害后果的因果关系存在争议时，医疗机构申请进行医疗损害鉴定，并由专业的鉴定机构出具中立意见，这是法院裁判的重要依据。

二、护理工作相关的关键证据

完整、真实、及时的医疗文书和实物证据是认定事实的关键。

（1）病案资料。

①护理记录：体温单、医嘱执行记录、护理评估单、护理计划单、护理措施记录单（特别是生命体征监测、病情观察、用药记录、特殊操作记录、交接班记录、患者或其家属病情告知书签字记录等）。护理记录是证明护士是否及时、准确执行医嘱，进行病情观察，履行护理职责的直接证据。

②住院志（入院记录）、病程记录、手术记录、麻醉记录、会诊记录、疑难或死亡病例讨论记录。

③医嘱单、化验报告单、医学影像检查资料及报告。

④知情同意书（手术同意书、特殊检查或治疗同意书、输血同意书等）。

（2）涉案实物。

①疑似因输液、输血、注射、药物等引起不良后果的，相关实物（如残留药液、输液器、注射器、血袋、药物包装、安瓿等）应按规定封存保留。

②尸检报告（如涉及死亡）：在死因不明或有争议时，尸检报告是确定死因和判断因果关系的重要依据。

③医疗损害鉴定意见：由具有法定资质的司法鉴定机构或医学会出具的鉴定意见，是法院审理医疗损害责任纠纷案件的核心证据，主要对医疗行为是否存在过错、过错与损害后果之间是否存在因果关系及原因力大小、伤残等级、护理依赖程度等进行专业判断。

三、护理工作中的法律风险防范

面对医疗损害责任纠纷的诉讼风险，护理工作应着重于提升质量、规范记录和加强沟通。

（1）严格遵守规章制度与操作规范：防范过错的基础。必须严格执行各项护理核心制度、诊疗护理常规和技术操作规程。

（2）强化法律意识与证据意识：加强护士对《民法典》《中华人民共和国基本医疗卫生与健康促进法》《医疗纠纷预防和处理条例》《护士条例》等法律法规的学习，理解自身的法律责任和义务。

（3）规范书写与管理护理文书：护理记录是证明护理行为无过错或反驳患方指控的最有力武器。护理文书应客观、真实、准确、及时、完整、规范，禁止涂改，妥善保管。记录内容应与实际护理行为一致，反映患者病情的动态变化和护理措施的实施情况。

（4）积极参与质量管理与持续改进：通过不良事件上报、案例分析、业务学习等方式，不断反思和改进护理实践，提升安全水平。

本 章 小 结

医疗事故法律法规的学习有助于培养学生树立法律意识，对规范护理实践操作有重要意义。本章内容是对医疗事故法律法规的整体概括，内容包含了医疗事故法律制度的概述、医疗事故的预防与处置，以及护理侵权中的举证责任倒置。

为预防医疗事故的发生，护士应加强自身法律意识，做到学法、知法、守法，提高护士护理技术水平,加强护士责任感,同时在护理活动中,还应加强自身的道德素质,恪守护理服务职业道德,改善服务态度,坚持"以患者为中心"和"以人为本"的服务理念,努力构建和谐的护患关系。尊重患者、理解患者、同情患者,因人施护。

能力检测

1.患者,女,44岁。因咳嗽、发热2天到卫生院就诊,经诊断为上呼吸道感染,未做皮试给予肌内注射链霉素0.5 g。10分钟后,患者面色苍白,呼吸急促,继而抽搐、昏迷,即行紧急抢救,40分钟后,呼吸心搏停止。这是( )。

A.医疗技术事件   B.医疗事故   C.严重医疗差错

D.医疗意外   E.并发症

2.以下哪项属于医疗事故?( )

A.在紧急情况下为抢救垂危患者生命而采取紧急医学措施造成不良后果的

B.在医疗活动中由于患者病情异常或者患者体质特殊而发生医疗以外后果的

C.输血感染造成不良后果的

D.因不可抗力造成不良后果的

E.手术后伤口发炎

3.医疗事故赔偿中,残疾生活补助费的计算标准和支付方法是( )。

A.60岁以下的,根据伤残等级,按照护理事故发生地居民年平均生活费计算,自定残之月起最长赔偿30年,逐年支付

B.根据伤残等级,按照护理事故发生地居民年平均生活费计算,自定残之月起最长赔偿30年,逐年支付

C.60周岁以上的,根据伤残等级,按照护理事故发生地居民年平均生活费计算,自定残之月起最长赔偿30年,一次性支付

D.70周岁以上的,根据伤残等级,按照护理事故发生地居民年平均生活费计算,自定残之月起按15年,一次性支付

E.根据伤残等级,按照护理事故发生地居民年平均生活费计算,自定残之月起最长赔偿30年,60周岁以上的不超过15年、70周岁以上的不超过5年,一次性支付

4.在医疗事故中,医患双方当事人不能确定死因或者对死因有异议的,应当在患者死亡后一段时间内进行尸检,这段时间是( )。

A.12小时   B.24小时   C.36小时   D.48小时   E.60小时

5.以下医疗事故处理不合法的方式是( )。

A.双方自愿协商解决,并有双方签字的协议书

B.医务人员与患者私下解决

C.在国家行政机关主持下达成和解,并在协议书上签字

D.在人民法院依法进行调解并达成协议

E.诉讼解决医疗事故争议

(周小群)

第十二章 护理伦理的评价与修养

学习目标

1. 知识目标:理解护理伦理评价和护理伦理修养的概念、护理伦理修养的方法。
2. 能力目标:能正确评价护理伦理行为,培养良好的护理伦理修养。
3. 素质目标:树立良好的护理伦理评价意识和护理伦理修养行为。

扫码看课件

引 言

护理伦理的基本原则和规范转化为护士的道德意识、道德行为和道德品质,主要是通过开展护理伦理评价和修养来实现的。护理伦理评价与修养是形成良好护理道德的两个要素,这两个要素相辅相成,相得益彰,因此,开展护理伦理评价和修养活动,有助于提高广大护士的职业道德素质,改善护患关系,促进社会主义精神文明建设。

第一节 护理伦理评价

案例导入

患儿,女,5岁,因患肾炎继发肾功能衰竭住院三年,一直做肾透析,等候肾移植。医生经与患儿父母商讨,同意家属进行活体肾移植。经检查,其母因组织类型不符被排除,其弟年纪小也不适宜,其父中年且组织类型符合。医生与其父商量作为供者,但其父经一番思考决定不做供者,并恳请医生告诉他的家人他不适合做供者,因他怕家人指责他对子女没有感情。医生虽不太满意还是按照患儿父亲的意图做了。

请思考:试用所学的护理伦理知识对该医生的做法进行评价。

一、护理伦理评价的含义及其作用

评价是指对人或事物的价值判断,评价的前提和基础是事物本身具有可评价性。任何护理实践活动都具有护理道德的可评价性。

(一)护理伦理评价的含义

护理伦理评价是指在护理实践活动中,人们及护士依据一定的护理道德观念、标准和原则,对护理行为所做出的伦理价值的判断。它虽不像法律那样具有强制性,却是法律的必要补充,它以一种无形的力量制约着护士的行为,从而发挥更加广泛的作用。护理伦理评价一般有三种形式:一是护士同行之间的评价;二是社会对护士行为的评价;三是护士的自我评价。

Note

从护理伦理评价含义中可以看出,护理伦理评价主要有以下特点。

(1)评价主体具有广泛性:既有社会各界和医护人员的评价,又有患者及其家属的评价。

(2)护理伦理评价的客体是护士的执业行为,即护理伦理评价对象具有确定性。

(3)护理伦理评价的结果具有可判断性:通过对护理行为进行判断,得出该行为是善还是恶、是美还是丑、是道德还是不道德,以达到抑恶扬善的目的。

(二)护理伦理评价的作用

1.裁决作用 护理伦理评价是维护护理伦理原则和规范的权威,是护士心中的"道德法庭"。它依据一定的护理伦理原则和规范,对护士的行为进行善恶、荣辱的评判和裁决,以促进护士自觉地遵守护理伦理原则和规范,避免不道德的行为发生。

2.教育作用 护理伦理评价依据护理伦理原则和规范做出判断,使护士从护理伦理评价中摒弃不道德的行为,选择正确的道德行为。因此,广泛开展护理伦理评价活动是护理人员接受教育的有效形式,它使人们更能生动、具体地了解什么是善、什么是恶、什么该做、什么不该做,促使护士形成正确的护理观和高尚的医德品质,在护理过程中努力使善良动机和有益的效果统一起来。

3.调节作用 护理伦理评价是使护理伦理原则和规范转化为护理道德行为的重要杠杆。当人们受到赞赏时会感到荣幸,受到批评时会产生痛苦,自我评价"无愧我心"时会欣喜自慰,受到良心谴责时则会无地自容,因此,护理伦理评价对防止医疗过失、调整护患和医护关系、提高护理道德素质具有重要意义。

4.促进作用 护理伦理评价是护士行为和活动的监视器和调节器,可以提高护士的医德水平,加强护士的医德医风建设,有利于建立和谐的护患关系,促进社会主义精神文明。

二、护理伦理评价的标准和依据

(一)护理伦理评价的标准

道德评价的标准是善与恶,护理伦理评价的标准是一定社会和医学背景下的护理道德要求,是由护理道德规范体系所决定的。

1.护理行为是否有利于患者疾病的缓解、痊愈和生命安全 解除患者病痛,促进患者身心健康是护理科学的根本目的之一,也是评价和衡量护士的行为是否符合道德以及道德水平的主要标志。如果护理行为不利于患者身心健康,则不论其原因都是不道德的。

2.护理行为是否有利于人类生存环境的保护和改善 新的生物-心理-社会医学模式的建立,对护士提出了更高的要求。目前医学科学对健康和疾病有了全方位的认识,即它把患者看成完整的人,人是生物性和社会性的统一。护士不仅应从生物、心理、社会三个方面为患者提供护理服务,还承担着预防疾病、提高生命质量的重任。因此,护士必须做好预防保健工作,改善人类生存的环境。为了防止疾病的蔓延和恶化,护士要为患者创造一个优美而和谐的环境付出艰辛的劳动,要为人类健康而工作。

3.护理行为是否有利于促进护理科学的发展 护理行为是否有利于医学科学的发展是护理伦理评价的科学标准。护理学的主要任务是维护人的生命和增进人类健康,揭示生命运动的本质和规律,探索战胜疾病、增进人类身心健康的途径和方法。

以上三条标准体现了人类眼前利益和长远利益、个人利益和社会利益的关系,其实质和核心都是一切为了患者的身心健康。护士的护理行为凡是符合以上标准的就是道德的,反之则是不道德的。在实践操作中运用这些标准时,可能会遇到患者利益和社会整体利益存在矛盾等情况,处理时可参照护理伦理的具体原则。

(二)护理伦理评价的依据

护理伦理评价的标准和具体指标要求为我们进行医德评价提供了条件,但是进行护理伦理评价只靠标准并不能解决护理伦理评价中的全部问题。进行护理伦理评价不仅需要客观标准,还需要有评价的依据。护理伦理评价的依据包括以下三个方面。

1. 动机与效果 动机与效果二者辩证统一,是护理伦理评价的重要依据之一。动机是指护士自觉践行某一行为之前的主观愿望或意向。效果是指护士行为所产生的客观后果。动机标志着护士进行道德选择时,对某种价值目标的追求,而效果标志着护士行为过程的终结。一般来说,好的动机会产生好的结果,坏的动机则产生坏的结果。在这种情况下,动机与效果是统一的,对护理行为做出道德与不道德的判断很容易。但是,由于受多方面因素的影响和制约,在有些情况下,护理行为动机与效果会出现不一致,甚至产生矛盾,此时好的动机不一定引出好的结果,坏的动机反而可能歪打正着。因此,要将动机与效果联系起来分析,不可简单地以效果来判断动机,也不能以动机来代替效果。当好的动机产生坏的效果时,要客观地分析产生坏的效果的原因,避免简单地以效果否定动机,同样,当坏的动机产生好的效果时,也要联系动机分析效果,对这种效果做出公正的评价。好的动机产生坏的效果,可以在以后的实践中总结经验,不断改进,最终达到动机与效果的统一。坏的动机产生好的效果,也可以在以后的实践中得到澄清和验证,从而使动机与效果统一起来。总之,评价护士动机与效果的伦理是非,要坚持动机与效果的辩证统一。

2. 目的与手段 目的与手段是相互联系、相互制约的,两者的统一是护理伦理评价的另一个主要依据。目的是指护士经过自己的努力期望达到的目标。手段是指护士为达到目标所采取的措施、方法和途径。在评价护士的道德行为时,不仅仅要看其目的是否正确,还要看其是否选择了恰当的手段。正确评价护士道德行为应遵循以下五个原则:①有效性原则,即护士所采取的护理手段应当经过实践检验,证明对患者是有效的;②一致性原则,即护士使用的护理手段与治疗目的是一致的;③最优原则,即护士选用的护理手段必须是最优的,对于同一种疾病的护理手段是多种多样的,最优的护理手段是指给患者带来的痛苦最小、耗费最少、安全度最高、效果最好的手段;④知情同意原则,即为了达到患者康复的目的,护士将采取的护理方案和各种护理措施以及预后等情况告知患者或家属,并征得同意;⑤社会性原则,即一切护理手段的选择都要考虑社会后果,要权衡患者个人利益和社会整体利益,如果需要患者个人利益服从社会利益,就要从社会利益的角度做工作,做到不仅对患者个人利益负责,还要对社会整体利益负责。

3. 个人利益和集体利益 正确处理个人利益和集体利益的关系,也是护理伦理活动中评价护士与他人及社会关系应该重视的一个问题。①医学科学的发展决定了要正确处理个人利益与集体利益的关系。现代科学的发展日新月异,分科越来越细,新学科不断增加,因此在医疗、护理、科研等方面团结协作显得十分重要。这种团结协作不仅是医学发展的需要,也是节约人力、物力、财力,促进成果产出的需要。②社会主义医疗卫生事业必须保障人民健康,维护患者利益,这个性质决定了要正确处理个人利益与集体利益的关系。为保障人民的健康而进行的防病治病工作,需要医护人员所做的工作是无限的,而单个医护人员的力量显然是有限的。同时患者的病种、病情具有多样性和复杂性,仅仅依靠个人的力量,往往不能深刻地解释疾病的本质而做出正确的诊断,在选择最佳有效治疗护理手段时也会带来局限性。因此,要求医护人员把个人的力量融入集体之中,依靠集体的智慧和力量完成对患者的诊治和各项护理任务。如何处理医疗护理活动中个人与集体的关系,是护理伦理评价的一个重要问题。我们必须坚持个人和集体的统一:一方面,要提倡团队精神,依靠集体力量,把集体和广大患者的利益放在第一位;另一方面,也要尊重个人,重视个人的力量和作用,关心和照顾个人正当的利益。进行护理伦理评价时,应以此

Note

为准则,在任何情况下都不能背离这一准则。

三、护理伦理评价的方式

护理伦理评价的方式有社会舆论、传统习俗和内心信念。前两种方式是社会评价,属于客观评价;后一种方式是自我评价,属于主观评价。在进行护理伦理评价时,客观评价与主观评价是相互补充、相互促进、相辅相成的。因此,在进行护理伦理评价时,必须把三者有机地结合起来,以更好地发挥作用。

(1)社会舆论:又称公众的言论,是公众对护理行为发表的含有褒贬情感的议论、意见、看法和态度等。社会舆论是公众通过某种传播媒介对护理行为施加精神影响,从而达到调控和评价护理行为目的的一种方式。社会舆论分为社会性评价和同行评价。社会性评价是指国家机关、社会团体组织、患者及其家属和社会各界通过各种媒体对医疗卫生单位及护士的护理状况进行评判,发表议论,通过表扬或批评,肯定或否定,形成一种扬善抑恶的精神力量,从而增强护士对其行为的道德责任感。同行评价是医疗护理领域自身的评价,这种评价方式在医疗单位最常见,也是对护士实行直接监督的有效途径。

知识之窗

社会舆论形成的因素有以下几点。①存在某个涉及人们共同利益的问题或事件。②有许多个人对这个问题或事件发表意见。③在这些意见中,必有一种具有共同倾向性的意见。④这种共同的意见会直接或间接地对社会产生影响。其形成可来自群众的自发,也可来自国家、政党、社会团体以及大众传播工具(报刊、广播、电视等)有目的的引导,或两者的相互转化,即或先从群众中来,然后经有关权威方面加以传播,或先由有关权威方面提出,然后在群众中传播。

(2)传统习俗:又称传统习惯和风俗,是人们在长期的社会生活过程中逐渐形成和沿袭下来的习以为常的行为倾向、行为规范和道德风尚。护理伦理传统是传统习俗的一个组成部分,体现了护理职业特定的护理价值观。护理伦理的优良传统对护理伦理评价有着重要的积极影响,它能够增强护理道德信念,使人们以其为标准进行善恶判断,保证护理工作有序进行。由于受一定社会历史条件影响,护理伦理传统中也有消极的成分,因此,对传统习俗要进行具体分析,以区别良莠,充分发挥其积极作用。

(3)内心信念:护理伦理评价最基本的方式,是指人们根据一定社会的道德原则、规范形成的对某种道德观念、道德理想的真挚信仰。护士的内心信念是护士发自内心的对道德义务的真诚信仰和强烈的责任感,是对自己行为进行善恶评价的精神力量,护士在一定的内心信念影响下,会为自己履行了某种道德义务而感到精神愉悦、心安理得或问心无愧;而当自己做了不符合道德的行为时,会感到内心的自我谴责或羞愧不安。内心信念是发自内心的自我评价的动力,它以理智为前提,不仅具有自觉性的特点,还对自己的行为具有道德的内控作用。它可以激励人们按照自己的善恶观念支配自己的行为,避免不道德行为的产生。

社会舆论、传统习俗和内心信念这三种护理伦理评价方式不是独立存在的,而是相互制约、互为依据、相互渗透的。社会舆论具有广泛性的现实力量;传统习俗具有持久性的历史力量;内心信念具有深刻性的自我力量。它们的有机结合可促进护士良好道德品质的形成和完善,推动护理科学向前发展。

第二节 护理伦理修养

案例导入

某医院急诊科收治一名脑出血患者行开颅手术,术后连夜送至重症监护室。重症监护室护士刘某认真仔细护理患者,随时监测生命体征,应对病情一切变化,以提高抢救成功率为目标。次日凌晨 4 点,护士刘某发现患者突然呼吸急促,达 32 次/分,脉搏快而弱,血压低至 60/40 mmHg,双侧瞳孔不等大。护士刘某预感到患者可能存在颅内出血,一边迅速向值班医生报告,一边打开呼吸机,做好二次手术的一切准备工作。二次开颅手术进展及时顺利,证实了患者脑部又有一动脉破裂出血,由于发现早,医护密切配合,手术成功,患者得救。后期采访其护士长发现,刘某平日工作里对待患者认真负责,成功取得了重症监护室相关的各种专业证书,专业能力突出,已数次获得患者和家属的赞扬。

请思考:请同学们结合本案例谈谈护理伦理修养的重要性。

一、护理伦理修养的含义和意义

(一)护理伦理修养的含义

修养是指人们在政治、道德、学术以及技能等方面,进行勤奋学习和刻苦磨炼的功夫,以及经过长期的努力工作和学习达到的一种能力和思想品质。道德修养是指个人在道德意识和道德行为方面,自觉按照一定的道德要求所进行的自我锻炼、自我改造和自我提高的行为活动,以及经过这种努力所形成的相应的道德情操和达到的道德境界。

护理伦理修养是指护士为提高护理伦理品质和使护理伦理达到更高境界而自觉进行的自我改造、自我陶冶、自我锻炼和自我培养。

护理伦理修养不仅包括要根据护理伦理基本原则、规范进行的自我反省,而且也包括在护理活动中所形成的文明举止、端庄仪表、高尚情操等。

知识之窗

《左传》中有一则故事,说的是齐国有个人叫鲍叔牙,他一直以来都非常注重自己的修养。他不仅在仕途上有所成就,而且在品德和修身上也备受赞誉。他的修养和品德给人留下了深刻的印象,成为后来"修养"这个词语的代表。

"修养"是一个含义广泛的概念,"修"含有整治、锻炼、提高、完善的意思;"养"含有养成、长养、培养、涵养的意思。修养包括举止、仪表、情操等方面的造诣和水平。修养就是所谓的"修犹切磋琢磨,养犹涵养熏陶"。修养包括三个方面的内容,即思想意识修养、道德品质修养、科学文化修养。

(二)护理伦理修养的意义

护理伦理修养是促使护理伦理教育发生效用的内在动力,是将护理伦理的他律转化为自律的关键环节。

Note

1. 加强护理伦理修养是护理伦理修养自觉特点的需要 护理伦理社会作用的发挥和护士的护理伦理修养是紧密相关的。护理伦理教育只有通过受教育者的主观努力,才能更好地发挥作用。处于大体一致的环境和条件下的护士,同样的护理伦理教育,效果往往不尽相同。有的护士接受教育后,能很快将其转化成自己的护理伦理品质和行为;有的则转化很慢;有的则把教育内容当成口号,无动于衷,起的作用非常有限。出现这些情况的原因很复杂,但主要原因取决于护士护理伦理修养的自觉程度。因此,努力加强护士护理伦理修养是培养护士高尚护理伦理品质的重要手段。

2. 加强护理伦理修养是提高护士职业道德品质的需要 护理工作是一项极为平凡的工作,但护理工作的每一个环节都与患者的生命健康息息相关。护士护理伦理修养的水平,关系到患者的根本利益。现代护理学的发展对护士的职业道德品质提出了更多更高的要求,除了要有扎实的护理专业知识和技能,精通业务外,还要有高度的责任心,这是减少医疗护理事故和纠纷的关键。提高护理质量既要依靠护理科学技术的发展,又需自身的护理伦理修养作为保障。护理伦理修养的水平制约着护理质量。此外,由于护理职业的特点,护士的任务是防病治病、保障人民群众的身心健康,因此,护士护理伦理修养的好坏,对整个社会有着重要的影响,护士要具有高尚的职业道德品质,就必须切实加强护理伦理修养。

3. 加强护理伦理修养是护士自我完善的需要 护士良好的道德品质不是与生俱来的,也不可能自发地形成,而是在后天的社会实践中形成的。护士只有在护理活动中,努力学习护理伦理的基本原则、规范、范畴等护理道德知识,提高认识水平,并通过自身的修养将道德认识内化为自己的道德情感、意志和信念,进而外化自己的道德行为和习惯,才能形成高尚的护理道德品质。同时,对于在社会生活的每一个人来说,在道德品质上都有善有恶,从来就没有尽善尽美的"完人",护理伦理的范畴是随着时代而变化与发展的,所以护理伦理修养也是无止境的。必须以护理伦理的基本原则和规范不断地调整自己的护理观念和护理行为。例如,若护士对待患者只重视生理因素,忽视心理和社会的因素,只管技术护理,忽视社会护理服务,会导致护理伦理修养欠佳。护士良好的护理伦理修养在医疗卫生工作中起到言传身教的作用,对形成良好的医德风尚起着重要的作用。

4. 加强护理伦理修养是指导护士道德决策的需要 护理伦理修养在指导道德决策方面起着至关重要的作用,在面对复杂的医疗情境和道德困境时,护士需要依靠其深厚的护理伦理修养来做出明智且符合伦理标准的决策。护理伦理修养要求护士首先明确并内化伦理原则,如尊重、公正、不伤害和有利原则等。这些原则为护士在面对道德困境时提供了清晰的方向和判断标准;在做出决策时,护士需要权衡患者的利益、家属的期望、医疗团队的意见以及社会伦理要求等多方面的因素。护理伦理修养有助于护士在复杂的利益关系中保持冷静和客观,从而权衡各方利益,做出最符合伦理的决策;护理伦理修养要求护士不仅要关注当前的医疗行为,还要考虑其行为对患者、家属和社会可能产生的长远影响。这有助于护士在决策时更加全面和谨慎,避免短视行为带来的不良后果;在面对道德挑战时,护理伦理修养能够激发护士的道德勇气,使其敢于坚持自己的伦理信念,即使面临压力或冲突也不退缩。这种勇气是做出正确道德决策的重要支撑;当护士在道德决策上遇到困难时,护理伦理修养还鼓励其积极寻求专业指导,如与同事、上级或伦理委员会讨论。这种开放和协作的态度有助于护士获得更全面的信息和更专业的建议,从而做出更加明智的决策。护理伦理修养还强调护士在做出决策后要进行持续的反思和改进。通过回顾自己的决策过程和结果,护士可以不断总结经验教训,提高自己的伦理素养和决策能力。

总之,护理伦理修养不仅是深化护理伦理教育效果所必需的,也是护士树立正确的人生观、价值观和完善护理伦理品质的需要。护理伦理修养对于护士道德品质的提高和推动社会主义精神文明建设、推动护理事业的发展都具有重要的意义。

二、护理伦理修养的方法

（一）加强理论学习、注意内省和慎独

1. 护理伦理修养要加强理论学习

（1）护士要加强理论学习，树立正确的世界观、人生观、价值观。

（2）在理论学习中深刻理解护理伦理的基本原则、规范、范畴等伦理理论，明辨是非、美丑与善恶，提高遵守护理伦理规范和要求的自觉性，身体力行。

（3）学习马克思主义伦理学、护理伦理学、护理心理学、医学社会学、社会医学和行为科学等相关学科的新知识，以适应现代护理学的发展要求和医学模式转变的需要。提高对护理伦理时代性的理解，以利于探求护理伦理的深化与发展。

2. 护理伦理修养应注意内省和慎独 内省是指自觉地进行思想约束，反省、检查自己的言行。内省是靠自觉性来约束的，不自觉或自觉性不高就难以进行内在的自我反省，要注意经常地进行自我批评，加强护理伦理修养。护士在护理工作中难免存在某些缺点、弱点甚至错误，因此，要经常回忆和检点自己的思想、意识、言论、行为，自觉地改正自己的不足。

慎独既是一种修养方法，又是思想修养的境界，是指个人在独处的时候，仍然能谨慎遵守道德原则。

护士进行护理伦理修养时，要做到"慎独"。因为在大多数情况下，护士都是独立地进行工作，各项具体的护理治疗措施，常常是在无人监督之下进行的。提高慎独的自觉性要在"隐""微"之处着手，别人看不见、听不到的地方，正是护士锻炼自己护理道德品质的重要场所，是自我道德修养的"根据地"。一个护士有了良好的护理修养，并能达到"慎独"的境界，就可以自觉地按照护理伦理基本原则和规范行事，为患者服务，不做任何不利于患者的事。即使有了某些缺点和错误，也会因良心的责备而自觉地予以纠正或改进。

知识之窗

慎独的三种境界

慎独这一概念体现了在独处时仍能保持谨慎和自律的精神境界，其核心在于无论是否有人监督，都能坚持正确的道德准则和行为规范。以下是慎独的三种境界。①言行如一，为情操：这一境界强调言行一致，即所说的和所做的要保持一致。孔子曾曰："先行其言，而后从之。"②心口如一，为良知：心与口的一致性是诚信的表现。例如，杨震拒绝收受贿赂，在被劝说无人知晓时，他表示："天知，神知，我知，子知，何谓无知？"③始终如一，为坦荡：这一境界强调恒心和坚持，无论是在大善还是小善上，都要保持始终如一的态度。例如，刘备的"勿以恶小而为之，勿以善小而不为"。

（二）勇于实践，增强情感体验

护士的护理伦理修养不能脱离改造社会、改造世界的客观实践。与护理实践活动相结合，按照护理伦理基本原则和规范不断进行自我教育和自我改造，是护士护理伦理修养的根本方法。护理实践不仅是护士进行护理伦理修养的现实基础，也是检验护理伦理修养的唯一标准。护士不仅要通过理论学习来分清是非、善恶、美丑，更重要的是要身体力行，用正确的护理伦理来指导自己的行动，培养良好的品德。护理实践是不断进行护理伦理修养的动力，护理伦理修养在护理实践中得到不断提高、不断完善，而"闭门修养""面壁静坐""悟道思过"的方法是不可取的。

(三)虚心向他人学习,主动与他人交谈

"见贤思齐",虚心向他人学习,主动与他人交流也是护理伦理修养的好方法。虚心学习他人,首先应向医德模范学习,从他们那里汲取思想营养,以南丁格尔、林菊英、白求恩、吕士才、林巧稚、赵雪芳、叶欣、华益慰等为榜样,他们向护士展示了医护人员的理想人格,要主动了解他们的事迹,学习他们的优秀品质,以升华自己的护理道德境界。

| 知行领航站 |

林巧稚

林巧稚,我国妇产科学的主要开拓者、奠基人之一,首批中国科学院学部委员(院士)。她一生没有结婚,却在六十多年的从医生涯中,接生了五万多个小生命,被尊称为"万婴之母"。

(四)持之以恒,坚持不懈

高尚护理道德品质的形成,既非一蹴而就,也不能一劳永逸,必须持之以恒,坚持不懈。在护理实践中经常会遇到各种困难和曲折,这就要求护士有能自觉磨炼自己的顽强意志和克服困难的毅力。护士应坚持不懈地学习护理伦理理论知识,不断在护理实践中丰富充实,不断加强自我锻炼和修养,与时俱进,使自己真正成为一个具有社会主义高尚护理道德情操的医务人员。

三、护理道德境界

护理道德境界是指护士护理道德觉悟和水平高低的程度以及道德情操的状况。目前,护理道德境界可分为以下几种。

(1)利己主义的道德境界:达到这种境界的护士,他们的护理行为以个人的私利为目的,把护理职业作为获得个人名利的手段和谋取私利的资本。这样的护士尽管只是极少数,但其危害很大,影响极坏,必须重点加强教育,使之尽快转变。

(2)兼顾公私的道德境界:此种境界的护士能够正确处理好个人、集体、国家三者之间的利益关系,他们以患者利益为重,工作认真负责,是护士的主体,经过护理伦理教育和修养,可以达到更高的护理道德境界。

(3)大公无私的道德境界:达到这一护理道德境界的护士以无私奉献作为人生最大的快乐和幸福。他们对患者十分热诚,对工作精益求精,专心利他。这是护理道德境界的最高层次,它代表着人类护理伦理修养的发展方向。

护理伦理修养的目的,就是促使护士的道德水平和道德情操从低层次向高层次提高,以至达到"业于至善"和"慎独"的护理道德境界,使护士的护理伦理修养得到提高和升华。

本 章 小 结

本章阐述了护理伦理评价的标准、依据、方式和方法,介绍了护理伦理修养的含义、意义和方法。针对护理伦理修养的目的和意义,提出了护士的护理伦理修养的提高与升华,同时也为护士提高护理伦理修养提供了方法。

Note

能力检测

一、单选题

1.护理伦理评价的依据应坚持的辩证统一是指（　　　）。

A.动机与目的、效果与手段的统一　　　　B.动机与效果、目的与手段的统一

C.动机与手段、目的与效果的统一　　　　D.目的与效果、目的与手段的统一

E.目的与动机、动机与效果的统一

2.以下哪项是护士进行护理伦理评价的主观评价？（　　　）

A.社会舆论　　B.内心信念　　C.传统习俗　　D.他人教唆　　E.社会压力

3.在护理道德境界中,哪项是最高层次？（　　　）

A.利己主义的道德境界　　　　　　　　B.兼顾公私的道德境界

C.大公无私的道德境界　　　　　　　　D.先公后私的道德境界

E.先人后己的道德境界

二、多选题

以下哪些是护理伦理修养的方法？（　　　）

A.加强理论学习,注意内省和慎独　　　　B.勇于实践,增强情感体验

C.虚心向他人学习,主动与他人交谈　　　D.持之以恒,坚持不懈

E.培养慎独精神

三、简答题

1.什么是护理伦理评价？

2.护理伦理评价的标准有哪些？

（孟书静）

扫码看答案

主要参考文献

[1] 屈海宏,陈倩.护理伦理与法律法规[M].北京:中国医药科技出版社,2022.

[2] 任静,陈英.护理伦理与法律法规[M].北京:人民卫生出版社,2018.

[3] 何宪平.护理伦理学[M].3版.北京:高等教育出版社,2014.

[4] 王芳.护理伦理与法律法规[M].北京:北京出版社,2021.

[5] 傅学红,乔瑜.护理伦理与法律法规[M].武汉:华中科技大学出版社,2022.

[6] 刘俊荣,范宇莹.护理伦理学[M].3版.北京:人民卫生出版社,2023.

[7] 钟会亮,吕慕.护理伦理与法律法规[M].北京:人民卫生出版社,2024.

[8] 张绍昇,彭骅.护理伦理与法律法规[M].2版.北京:中国医药科技出版社,2023.

[9] 曹永福."柳叶刀"的伦理:临床伦理实践指引[M].南京:东南大学出版社,2012.

[10] 马香,陈小红.护理伦理与法律法规(数字案例版)[M].武汉:华中科技大学出版社,2021.

[11] 秦晓慧,邱大石.护理伦理与法律法规[M].北京:北京大学医学出版社,2019.

[12] 翟晓梅,邱仁宗.公共卫生伦理学[M].北京:中国社会科学出版社,2016.

[13] 边林,刘云章,方新文,等.理论与实践:医学伦理学概论[M].石家庄:河北人民出版社,2021.

[14] 肯尼斯·W.古德曼,科林·L.索斯科尔恩,斯蒂文·S.库格林.公共健康伦理学案例研究[M].肖巍,译.北京:人民卫生出版社,2008.

[15] 保颖怡.护理伦理与卫生法律法规[M].2版.北京:人民卫生出版社,2017.

[16] 王墥,曹明显.护理伦理与法规[M].上海:同济大学出版社,2021.

[17] 王高峰,林斌松,陈志红.卫生法规[M].北京:中国协和医科大学出版社,2021.

[18] 李国宝,李倩,罗欣.卫生法律法规[M].长沙:湖南大学出版社,2023.

[19] 王璀,王丹心,毛玉霞.护理伦理与法律法规[M].北京:中国科学技术出版社,2018.

[20] 全国护士执业资格考试用书编写专家委员会.2024全国护士执业资格考试指导[M].北京:人民卫生出版社,2023.

[21] 许练光.卫生法律法规[M].3版.北京:人民卫生出版社,2015.

[22] 瞿晓萍,赵爱平,杨艳,等.护士人文修养实践[M].上海:上海交通大学出版社,2024.

[23] 罗羽,谭静.护理伦理学[M].重庆:重庆大学出版社,2022.